Cyndi Lee

Yoga für den Körper, Buddha für den Geist

Aus dem Amerikanischen von Claudia Seele-Nyima

Titel der amerikanischen Originalausgabe:
Yoga Body, Buddha Mind
erschienen bei Riverhead Books, Penguin Group (USA) Inc.,
375 Hudson Street, New York, NY 10014, USA

This edition published by arrangement with Riverhead Books, a member of Penguin Group (USA) Inc.

ISBN 978-3-89901-544-7

Übersetzung: Claudia Seele-Nyima
Layout: Kerstin Fiebig | ad department . Bielefeld
Lektorat: Susanne Klein
Illustrationen: Cyndi Lee
Fotos: David Bartolomi
Druck & Verarbeitung: Westermann Druck Zwickau GmbH

www.weltinnenraum.de

1. Auflage 2012

Bibliografische Information der Deutschen Nationalbibliothek:
Die Deutsche Nationalbibliothek verzeichnet diese Publikation in der Deutschen Nationalbibliografie; detaillierte bibliografische Daten sind im Internet über http://dnb.d-nb.de abrufbar.

Dieses Buch wurde auf 100 % Altpapier gedruckt und ist alterungsbeständig.
Weitere Informationen hierzu finden Sie unter www.weltinnenraum.de.

Cyndi Lee

YOGA FÜR DEN KÖRPER, BUDDHA FÜR DEN GEIST

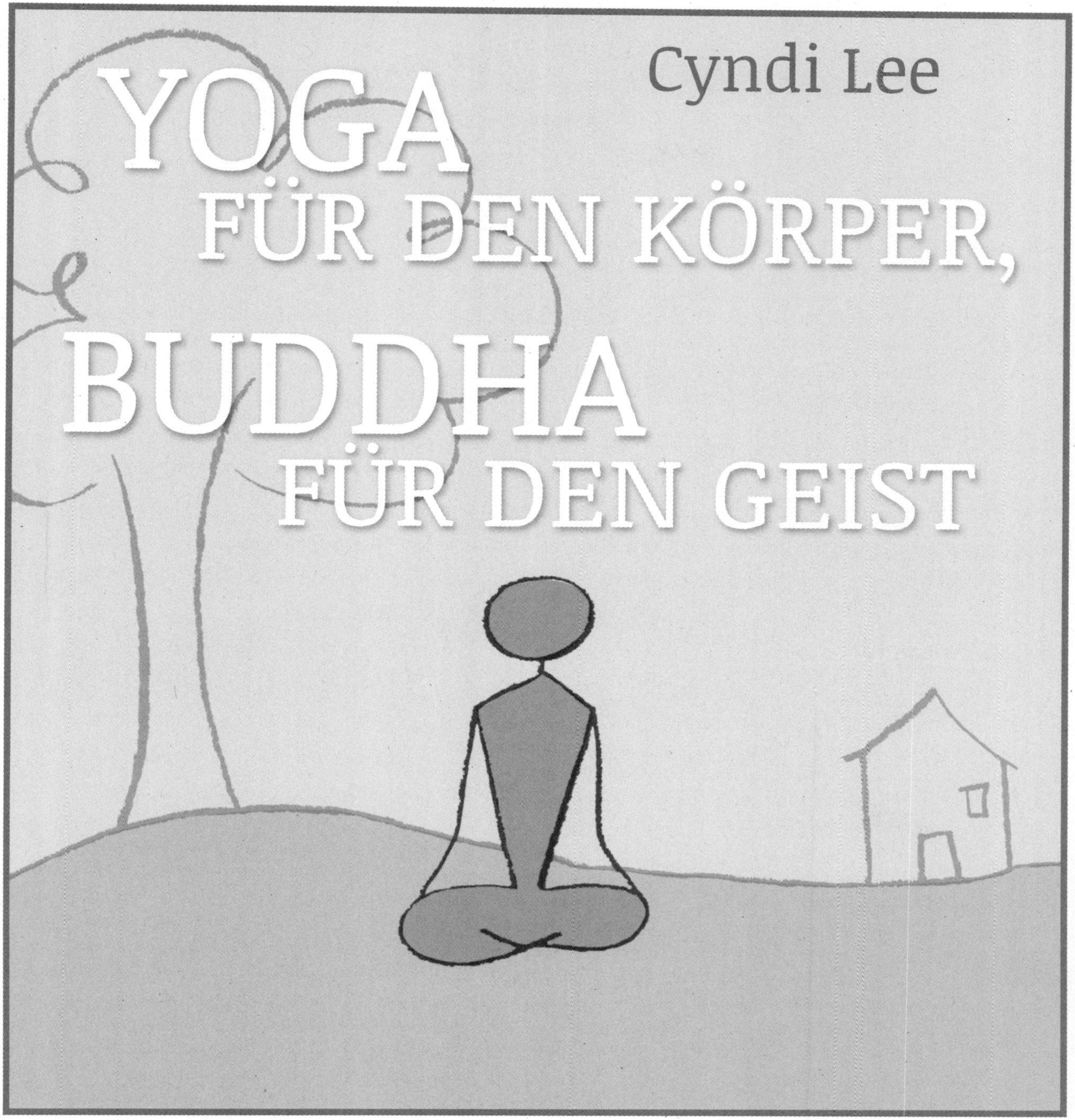

Für all meine Lehrer,
besonders Gelek Rinpoche und Chögyam Trungpa Rinpoche,
und für all meine Schüler,
besonders die OMmies

Dank

Ein Dankeschön an Melvin McLeod – hätte er mir nicht seine Ermutigung, Großzügigkeit und Anleitung zuteilwerden lassen und mir nicht die Gelegenheit gegeben, in den letzten drei Jahren eine Yogakolumne für die Shambhala Sun zu schreiben, gäbe es dieses Buch nicht.

Vor längerer Zeit hat meine liebe Schülerin Jean Gallagher, Lehrerin für kreatives Schreiben und Dichterin, die erste kleine Fassung dieses Buches gelesen, als es noch im Entstehen begriffen war. Sie half mir, es sehr zu verbessern, und es gefiel ihr! In einem tiefen Gassho verneige ich mich vor ihr!

Sehr dankbar bin ich Shayna Samuels dafür, dass sie mir einen Zeitrahmen gesetzt, mich an Abgabefristen erinnert und dann das Manuskript, noch bevor es an den Verlag ging, zweimal überarbeitet hat.

Meine dankbare Wertschätzung gilt auch meiner geduldigen Lektorin Amy Hertz für ihre Unterstützung und die Leidenschaft, die sie dem Yoga entgegenbringt, dafür, dass sie meine Dharma-Schwester ist, und für zwei entscheidende Ratschläge, die genau das waren, was ich brauchte. Ihr Assistent, Marc Haeringer, war bei jedem Schritt auf dem Weg überaus hilfreich.

Ein großes Dankeschön auch an meine Agentin, Sarah Jane Freyman, die mich darauf hinwies, dass in mir ein Buch schlummerte, und mir die nötigen Hilfsmittel an die Hand gab, es zutage zu fördern.

Umarmungen und Verneigungen für Catherine Lippincott, Publizistin und Yogini, und Brian Liem, Programmdirektor des OM Yoga Center und OM-Yoga-Lehrer, die bereit waren, in diesem Buch als Yoga-Modelle zu fungieren. Margi Young und Jennifer Brilliant richteten ihren scharfen, aber freundlichen Adlerblick auf unsere Asanas.

Mein aufrichtiger Dank gilt den guten, engagierten und talentierten Yogalehrerinnen und -lehrern am OM Yoga Center, die gleichermaßen mit Herz und Hand bei der Sache sind, um diese Yogapraxis und die buddhistischen Lehren mit all unseren Schülerinnen und Schülern zu teilen.

Danke auch allen am Empfang und denjenigen, die im Büro jedes Mal die Stellung gehalten haben, wenn ich verschwand, um an diesem Buch zu arbeiten.

Dass OM ein Zuhause und eine Familie ist, liegt in Wahrheit an jenen Menschen bei OM, die den Part der Schüler übernommen haben. So vieles haben wir gemeinsam durchlebt, und ich kann euch gar nicht sagen, wie viel ihr mir alle bedeutet! Danke, dass ich all diese Geschichten mit euch ausprobieren durfte, und dafür, dass ihr mich auf meinem Weg begleitet.

Ich habe das große Glück gehabt, von vielen Lehrern etwas über Yoga und das Leben lernen zu dürfen, und bin ihnen allen dankbar, besonders der sanften und klugen Judith Lasater und dem meisterhaften Rodney Yee.

Meinem lieben Vater danke ich für das Talent zur Bewegung, einen Hang zum Kommunizieren und eine spirituelle Sehnsucht, die sich als Freude zeigt. Er hat mich stets inspiriert. Ich danke meiner Mutter für ihre ruhige, zuverlässige Unterstützung – sie gibt mir Selbstvertrauen und Zuversicht.

David Nichtern ist nicht nur mein Ratgeber Nummer eins und mein großartiger Ehemann, sondern auch ein brillanter Dharma-Lehrer, der mich in die Lehren von Chögyam Trungpa eingeführt und mein Leben für immer verändert hat. Danke, dass du immer und immer wieder für mich da bist.

Inhalt

Eins

Erwachte Vereinigung

Körper, Atem und Geist

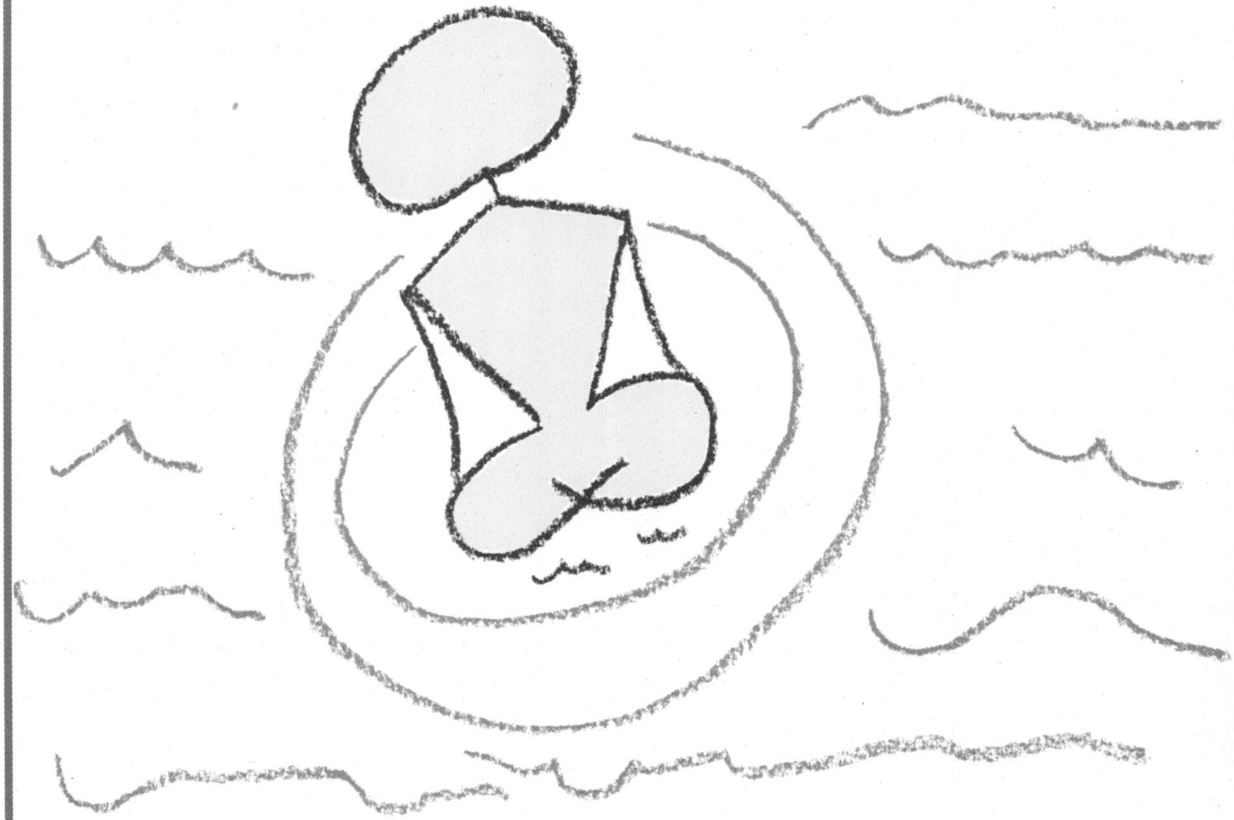

Es geschah ohne Vorwarnung bei einer Tagestour den Fluss hinunter. Ich mag Wasser absolut nicht und bin bestenfalls eine schwache, unsichere Schwimmerin. Leute, denen ich vertraute, hatten jedoch gesagt, es mache Spaß und sei überhaupt nicht beängstigend; wer tatsächlich aus dem Boot falle, könne sich auf einen kleinen Felsen ziehen und vom folgenden Boot sofort wieder aufgenommen werden. Also ließ ich mich darauf ein – und rutschte direkt an der allerersten Flusskurve hinaus. Keine Warnung, kein tiefes Einatmen ging diesem Sturz in eiskaltes, heftig aufgewühltes Wasser voraus. Da war ich nun, gefangen unter einem Schlauchboot in den Wildwasser-Stromschnellen des Rio Pacuare in Costa Rica.

Keine Atemluft mehr in der Lunge, und niemand sah, wo ich war. „Wow, so läuft das also ab!“, dachte ich und hatte schon einen kurzen Artikel der New York Times vor Augen: „Yogalehrerin bei einem von ihr geleiteten Retreat in Costa Rica ertrunken.“ Meine Gedanken überschlugen sich, und ich hatte das Gefühl, dass meine Lunge sich zusammenkrampfte, aber dennoch gelang es mir irgendwie, nicht in Panik zu geraten.

Meine jahrelangen Yoga-, Atem- und Meditationsübungen hatten mich genau auf diesen Moment vorbereitet. Dadurch, dass ich Atemgewahrsein, die Lenkung und das Anhalten des Atems praktiziert hatte, wusste ich intuitiv, dass ich es viel länger ohne Atemluft aushalten konnte, als es angenehm war. Durch meine täglichen Körperdrehungen und Umkehrhaltungen war ich nun imstande zu erkennen, wo unten und oben war, und konnte eine überaus fließende Balance bewahren. Durch Meditation war ich geübt darin, auf die vor mir liegende Aufgabe konzentriert zu bleiben – selbst dann noch, als Gedanken über meinen eigenen Tod in meinem Kopf um sich griffen. Ich hangelte mich am Bootsboden entlang und tauchte in den Stromschnellen wieder auf.

Nach einer sehr langen Minute kam ein Yogaschüler angeschwommen, der zugleich auch Bodybuilder war, ergriff mich am Kragen und ließ mich in sein Boot plumpsen. Von Gelek Rinpoche, einem tibetischen Lama, hatte ich erfahren, welch eine große Chance es ist, den Lehren des Buddha in unserem Leben zu begegnen – so selten wie eine Schildkröte, die ihren Kopf inmitten des Ozeans aus einem Gummireifen herausstreckt. In diesem Augenblick fühlte ich mich genau wie diese Schildkröte. In der sicheren Zuflucht von Boot Nummer zwei sitzend, mit hämmerndem Herzen, voller Adrenalin und nach Luft schnappend, war ich so verängstigt wie nie zuvor. Unter dem Boot hatte ich jedoch keine Angst gehabt. Ich war ganz wach, ausgeglichen und ruhig. Achtsamkeitsmeditation, Yogahaltungen und Atemgewahrsein sind zwar alle jeweils für sich genommen wirkungsvolle

Praktiken, die unser Leben tief beeinflussen können, aber ich zweifle nicht im Geringsten daran, dass es in jenem lebensbedrohlichen Moment die Kombination aus allen dreien war, die mir das Leben rettete.

Ich bin eine leidenschaftliche Anhängerin des Yoga und habe das Glück gehabt, ihn in den vergangenen zwanzig Jahren mit vielen Schülern teilen zu können. Außerdem praktiziere ich seit über zehn Jahren den Tibetischen Buddhismus. Es hat sich ganz natürlich so ergeben, dass beide Linien in meinem Unterricht miteinander verschmolzen sind. Yoga und Buddhismus bieten Einsichten und Erfahrungen, die sich gegenseitig ergänzen und zusammen dazu beitragen, sich einer grundsätzlichen Aufgabe zu stellen, vor der die Menschen stehen: Was fange ich mit diesem Körper und diesem Geist an?

Meditation

1972 nahm ich erstmals Yogaunterricht, um leicht an einen Sportschein im College zu kommen. Keine andere sportliche Betätigung hatte mir jemals in solchem Ausmaß das Gefühl vermittelt, gereinigt zu sein, so als hätte ich von innen heraus eine Dusche genommen, und das gilt auch heute noch für mich – selbst nach zwanzig Jahren professionellem Tanz. Ich hatte inspirierende Lehrerinnen und Lehrer und war hochmotiviert. Schon nach kurzer Zeit konnte ich meinen Atem über eine Minute anhalten oder fünf Minuten im Kopfstand bleiben. Es hatte mich gepackt.

Dennoch geriet die „spirituelle" Seite bei mir ins Hintertreffen. Ich erfasste sie einfach nicht, oder, wie ein Freund von mir sagte, sie erfasste mich nicht. Meine Lehrer zitierten Patañjali, dem das Yogasutra zugeschrieben wird, mit den Worten: „Yoga ist, wenn die Bewegungen des Geistes zur Ruhe kommen." Dann schalteten sie das Licht aus und sagten: „Schließt die Augen und bewegt keinen einzigen Muskel!" Sie setzten sich ganz aufrecht hin, ihre Lider senkten sich, und dann schienen sie irgendwie in eine große Wolke der Glückseligkeit einzutauchen. Ich versuchte es ebenfalls, doch die Bewegungen meines Geistes kamen nicht zur Ruhe. Ich hatte viele Gedanken, und nicht nur glückliche. Nach all den detaillierten Anleitungen, wie ich mit meinem Körper arbeiten sollte, fühlte ich mich nun – ohne Informationen, die sich auf meinen Geist bezogen – im Stich gelassen. Ich tat mein

Bestes, um mich zumindest wohl zu fühlen, doch dann war der Unterricht schon wieder vorbei. Als ich dann auf der Straße ging, war zwar mein Körper stark, sauber, frisch und offen, aber ich fühlte mich dennoch unzulänglich und unausgeglichen.

Es stellte sich heraus, dass meine Erfahrung gar nicht so ungewöhnlich war. Die meisten Praktizierenden sind zwar nach dem Yogaunterricht körperlich besser in Form als vorher, aber ihr persönliches Erwachen ist unter Umständen immer noch schwer fassbar für sie. Yogastellungen zu üben ist zwar eine einzigartige Methode zur Stärkung der Muskeln, Verbesserung der Atmung, zur Entgiftung und zur Beruhigung des Nervensystems, doch das Gefühl harmonischer Verjüngung am Ende der Unterrichtsstunde löst sich unter Umständen schnell wieder auf, wenn wir wieder auf dem Pflaster vor dem Eingang zum Yogastudio stehen. Der Körper der Praktizierenden verändert sich zwar, doch ihr Geist ist immer noch sprunghaft, ihr Herz immer noch unter Schichten von Anspannung und Furcht begraben.

Immer wieder habe ich es als Lehrerin gesehen: Wenn Sie normalerweise ein ausgeprägtes Wettbewerbsverhalten an den Tag legen, werden Sie Ihre Yogapraxis wahrscheinlich mit derselben Aggressivität und demselben Konkurrenzgeist betreiben, die auch Ihr sonstiges Leben prägen. Sind Sie dagegen eher lax in Ihrer Einstellung, spiegelt es sich ebenfalls in Ihrer Yogastellung wider. Und diese Neigung kann sich, falls Sie leicht zu frustrieren sind, durch die Herausforderungen der Yoga-Asana-Praxis sogar noch verstärken. Ich selbst habe die Erfahrung gemacht, dass die körperliche Hatha-Yoga-Praxis allein als Medizin nicht stark genug ist, um derartige Verhaltensmuster in der heutigen Welt zu verändern.

Meine Unzufriedenheit mit dem Yoga rief bei mir eine unbestimmte Sehnsucht nach mehr hervor, ein trauriges Gefühl der Leere. Die Empfehlung meines Vaters kam mir wieder in den Sinn, bei schlechter Stimmung solle man etwas tun, was einem anderen Menschen hilft, und so begann ich nach einem Weg zu suchen, wie ich weniger ichbezogen sein und dennoch ich selbst bleiben konnte. Ich hatte etwas über Maitri gelesen, den Aspekt der liebenden Güte im Tibetischen Buddhismus, und es drängte mich, mehr darüber herauszufinden. Als daher ein Freund mich einlud, an einem Retreat teilzunehmen, bei dem Seine Heiligkeit der Dalai Lama lehrte, ging ich hin. Es war ein zweiwöchiges Intensiv-Retreat. Die Vorgehensweise in der ersten Woche war langsam, Übersetzer erklärten uns Westlern die Lehren dieser großen Lamas. Manche Lehrer trugen Straßenanzüge, manche kunstvolle Gewänder und exotische Haartrachten. Ich hatte keine Ahnung, wer sie waren oder was sie sagten, aber es gefiel mir, dort zu sein. In der zweiten Woche erklärte Seine Heiligkeit, was es heißt, ein Bodhisattva zu sein – jemand, der sein Leben der Aufgabe widmet, anderen zu helfen –, und ohne Zögern legte ich das Bodhisattva-Gelübde ab.

In der Eingangshalle war ich überrascht zu erfahren, dass ein anderer Freund, Rudy Wurlitzer, sich ebenfalls dort aufhielt und sich außerdem schon seit Langem mit den Lehren des Buddhismus beschäftigte. Ich war dankbar, als er mich unter seine Fittiche nahm und ich ihn zu Lehrvorträgen in der Stadt begleiten konnte. Unablässig wiederholte er: „Ich glaube, Gelek Rinpoche ist der richtige Lehrer für dich, aber ich weiß nicht, wann er in New York City ist." An einem Abend wenig später besuchte ich meinen Freund Philip Glass, und bevor ich ging, schrieb er mir eine kurze Notiz auf die Rückseite eines Blattes Papier und faltete es. Ich wusste nicht, dass Phil ein Schüler von Gelek Rinpoche war, aber als ich zu Hause seine Notiz öffnete, entdeckte ich, dass sie auf die Rückseite einer Mitteilung stand, in der die nächste Veranstaltung mit Gelek Rinpoche in New York angekündigt wurde. Ich rief Phil an und fragte: „Meinst du, es wäre okay, wenn ich dort hinginge?" – „Ich glaube sogar, es bedeutet, dass du hingehen sollst!", war seine Antwort. Natürlich tat ich das, und als ich mich Rinpoche vorstellte, schien er meinen Namen bereits zu kennen. Ich hatte meinen Lehrer gefunden.

Buddhismus

Rinpoche lehrte mich die Grundvoraussetzung des Buddhismus – dass Leben Leiden ist – und die buddhistischen Praktiken, die uns letztendlich aus dem Leiden hinausführen, sodass wir nicht immer nur hineingeraten. Wir beginnen damit, dass wir still sitzen und unseren Geist stabilisieren. Aus der umfassenden Weite heraus, die sich während der Praxis des Ruhigen Verweilens einstellt, spüren wir nach und nach ganz natürlich unser Herz. Dann bietet uns der Buddhismus Übungen der Liebenden Güte, die uns helfen, Mitgefühl mit uns und anderen zu kultivieren und entsprechende Gewohnheiten zu entwickeln. Wir bleiben aufmerksam und ohne zu urteilen bei unseren Gefühlen und fassen auf diese Weise den Mut, uns um unser zartes Herz zu kümmern, indem wir uns so akzeptieren, wie wir sind, mit allen Schwächen und Mängeln. Während sich diese Freundschaft mit uns selbst zu einer guten Gewohnheit entwickelt, erkennen wir nach und nach auch das Herz anderer und werden dazu inspiriert, zu ihnen ebenfalls freundlich zu sein. Wir haben nun die Zutaten für das Rezept, wie wir intelligent, gefühlvoll und spontan mit uns selbst, miteinander, mit unserer Familie und der Welt interagieren können: wache Aufmerksamkeit, die an nichts festhält; Mitgefühl, wohlwollende Energie und disziplinierte Kraft.

Diese Lehren laden uns ein, uns für das zu öffnen, was wir wirklich sind, statt woanders nach Verbundenheit zu suchen, denn die Saat eines erwachten Herzens tragen wir bereits in uns: Sie ist unser Erbe als Mensch. Nur können wir einfach nicht immer spüren, wie unser schönes Lotusherz blüht, weil wir in Vorstellungen von Angst, Neid, Zorn, Hass und Gier feststecken.

Buddhistische Meditationstechniken bringen ans Licht, dass keine dieser Emotionen beständig ist, und mit zunehmender Übung lernen wir, sie aufkommen und wieder verschwinden zu sehen und trotzdem ruhig und fest auf unserem Sitz oder unseren Füßen zu bleiben. Wir lernen, wie wir für alles gegenwärtig bleiben können, zum Beispiel, wie wir unser Gewahrsein auf die Rückbeuge richten, die wir gerade ausführen, statt darauf, was wir über Rückbeugen denken. Und dann lädt uns Liebende Güte dazu ein, uns in unsere Rückbeugen zumindest mit einem inneren Lächeln und ein bisschen weniger Miesepetrigkeit hineinzubegeben.

Neugier auf das, was wirklich geschieht, gewinnt allmählich die Oberhand über die Angst, dass unsere Vorstellung dessen, was uns gefällt, nicht erfüllt wird. Wenn wir nicht auf das Ergebnis unseres Handelns fixiert bleiben, sondern uns mehr dafür interessieren, die jeweilige Erfahrung unseres Lebens dann zu machen, wenn sie tatsächlich stattfindet, dann öffnen wir uns für die Möglichkeit, Gleichmut zu erfahren; es entsteht eine Balance von Körper und Geist, von Herz und Geist, von Innenschau und äußerem Gewahrsein, von Geben und Nehmen. So können wir konstant ruhig bleiben, während wir mit der Energie der Welt um uns mitschwingen.

Nachdem ich an mehreren Retreats teilgenommen, Dharma-Bücher gelesen und meditiert hatte, verstand ich den Buddhismus allmählich etwas besser. Meistens stellte ich fest, dass er mir in meinem Leben half. Ich wurde gefestigter, geduldiger und war mir der anderen mehr bewusst. Im Lauf der Zeit und mit der Ermutigung meines Lehrers begann ich das, was ich von ihm gelernt hatte, an meine Yogaschüler weiterzugeben. Die buddhistischen Lehren und Techniken passten hervorragend zur Yoga-Asana-Praxis.

Ich wandte Meditationsanleitungen auf Yogastellungen an und wurde dadurch langsam genug, um meinen Atem, mein Herz und meinen Geist spüren zu können. Statt auf Glücksgefühle aus zu sein und sie dadurch erreichen zu wollen, dass ich abdriftete, begab ich mich mitten in die Erfahrung hinein, nahm meine physischen Empfindungen und die damit einhergehenden Gedanken wahr. Ich merkte, dass ich jedes Mal, wenn der Lehrer sagte: „Und jetzt machen wir Rückbeugen", denselben Gedanken hatte, nämlich den, dass ich Rückbeugen nicht mochte. Mein Verhältnis zu Rückbeugen veränderte sich jedoch durch das einfache Erkennen dieses Denkmusters. Dadurch, dass ich diese Gewohnheit losließ, konnten meine Sinnesorgane gelöster werden, und ich begann, jede einzelne Rückbeuge neu zu erleben. Ich entdeckte, dass meine Rückbeugen jedes Mal anders waren, und fand das interessant. Nun durfte ich ganz und gar bei meiner Hauptperson sein – mir selbst – und versuchte nicht mehr, meine Gedanken zurückzuhalten, meine Sinne zu unterdrücken und anders zu sein.

Dennoch war ich verwirrt, als meine Meditationslehrer sagten, Achtsamkeitsmeditation sei das „In-Einklang-Bringen von Körper und Geist". Ich verstand es zwar theoretisch, doch nachdem ich ein ganzes Wochenende lang auf dem Meditationskissen sitzend zugebracht hatte, dachte ich: „Welcher Körper?" Ging und stand der Buddha denn nie, ging er niemals Treppenstufen hinauf?"

Yoga

Aus der Geschichte wissen wir, dass der Buddha tatsächlich extreme Yogaübungen praktizierte – Fasten, Schlafentzug, langes Atemanhalten, stundenlang auf einem Bein stehen – und sie letztendlich für unzulänglich befand. Er erkannte, dass das Bestreben, unserem Körper und der Welt zu entrinnen, im Grunde nur noch mehr Verlangen erzeugt. So zu tun, als habe er keinen Körper oder als sei dieser etwas Schlechtes, war für ihn im Prinzip dasselbe wie dem Verlangen des Körpers immer nur nachzugeben. Den Körper ignorieren funktioniert auch nicht, denn solange wir uns in einem Körper befinden, wird dieser weiterhin versuchen, auf die eine oder andere Weise unsere Aufmerksamkeit auf sich zu ziehen. In dem Bemühen, ihrem Verlangen zu entfliehen, hatten der angehende Buddha und seine Yoga-Kollegen das Aufkommen jeglicher echter Gefühle im Keim erstickt und sich davor abgeschottet. Ihre Furcht vor dem Verlangen hatte alles Glückspotenzial in ihnen ausgelöscht, denn wer kann schon fröhlich sein, wenn der Körper krank ist und dahinsiecht?

Als dem Buddha dies klar wurde, erkannte er, dass es möglich war, die Dinge anzuerkennen, statt sie zu leugnen, sich für die wahre Natur der menschlichen Erfahrung zu öffnen und zermürbendes Asketentum durch Mitgefühl zu ersetzen. Zur Bestürzung seiner Yogi-Freunde steuerte er nun einen ausgeglichenen Gesundheitszustand an und begann damit, dass er etwas Reispudding zu sich nahm. Diese Tat führte zu der faszinierenden Auffassung des mittleren Weges: nicht zu fest und nicht zu locker.

Dann ließ er sich am Fuß eines Baumes nieder, wartete und beobachtete. Vieles geschah, während er unter dem Baum saß. Schöne, sexy Frauen versuchten ihn zu verführen. Eine Armee kam aus dem Nichts und beschoss ihn mit Pfeilen. Die Natur attackierte ihn persönlich mit Stürmen, die ausschließlich über ihm regneten. All diese Dinge ereigneten sich zwar, aber nur in seinem Geist. Als er dies schließlich verstand, erweckte ihn diese Erkenntnis – *bodhi* heißt „Erwachen" und *Buddha* „der Erwachte".

Diese Achtsamkeitspraxis veranlasste ihn dazu, seine eigenen Gedanken und ihre fortwährende Bewegung zu beobachten: Gefühle wandeln sich in andere Gefühle, das ist ganz natürlich und weder gut noch schlecht. Dadurch, dass der Buddha dann zusätzliches Mitgefühl in seine Achtsamkeitspraxis einbrachte (während er Yoga übte!), fand er heraus, dass er seinen Körper nicht nur als Mittel nutzen konnte, geistige Gelüste und Verlangen zu durchschneiden, sondern auch, um hilfreiche Zustände zu entwickeln, wie zum Beispiel freundlich, wahrhaftig und zufrieden zu sein.

Nach vierzig Nächten unter dem Baum erhob er sich und begann sich wieder in der Welt zu bewegen. (Ich frage mich, ob er nach einer solch langen Meditationssitzung jemals wieder Lust hatte, die Haltung „nach unten blickender Hund" einzunehmen).

Patañjali soll sein Yogasutra etwa 150 Jahre nach der Zeit des Buddha verfasst haben. Obwohl Yoga häufig mit dem Hinduismus in Zusammenhang gebracht wird, ist es sehr eng angelehnt an Sankhya, eine der sechs klassischen indischen Darshanas oder philosophischen Systeme (wörtl. „Sichtweisen"). Sankhya ist ein Versuch, das Wesen aller Existenz damit zu erklären, dass sie aufgeteilt wird in Purusha, das, was unveränderlich ist, und Prakriti, die Materie. Der Sankhya-Philosophie zufolge ist die Trennung dieser beiden Zustände die Ursache allen Leidens; der Weg zur Befreiung führt dementsprechend durch das Zügeln der Gedanken, das Zurückziehen der Sinne und Kontrollieren des Körpers, damit wir uns mit unserem wahren Selbst verbinden können. Diese Vereinigung (oder Wiedervereinigung) wird als Yoga-Zustand bezeichnet.

Die Praktiken nach innen gerichteter Konzentration in Verbindung mit diesem Zustand werden im Yogasutra des Patañjali als achtgliedriger Weg beschrieben: Yama („Zügelung"/ethische Leitlinien), Niyama (Selbstdisziplin/Verhaltensregeln), Asana („der Sitz"/Körperhaltungen), Pranayama (Atmen), Pratyahara (Disziplinierung/„Zurückziehen" der Sinne), Dharana (Konzentration), Dhyana (Meditation) und Samadhi (Versenkung/ Sammlung). Die acht Glieder beginnen damit, dass sie unser Verhalten in der äußeren Welt verfeinern; dann führen sie uns immer mehr nach innen bis hin zum Samadhi. Die meisten Yoga-Praktizierenden befassen sich heute mit dem dritten Glied, Asana, ein Programm bestehend aus Körperhaltungen, die den Körper reinigen und die notwendige physische Stärke und Ausdauer verleihen, die wir für lange Zeiten der Unbeweglichkeit brauchen.

Asana

Das Wort *yoga* leitet sich vom Sanskrit-Begriff *yuj* her, was „anjochen, zusammenbinden, anspannen" bedeutet und häufig als „Vereinigung" übersetzt wird. Für eine Vereinigung müssen mindestens zwei Dinge zusammenkommen und eins werden; insofern ist Yoga ein anderes Wort für „Beziehung". Nichts existiert aus sich selbst heraus, und Yoga erinnert uns durch die körperliche Asana-Praxis daran. Das Wort *hatha* bedeutet „Kraft, Hartnäckigkeit, Unterdrückung". Hatha Yoga besteht aus einer Reihe von Körperübungen, die dazu gedacht sind, Haut, Muskeln und Knochen auszurichten. Die Asanas oder Haltungen bilden ein System, um die Architektur des Körpers neu zu organisieren, sodass das Abflussrohr unseres Körpers wieder frei wird. Dieser Prozess öffnet die Kanäle für unseren Atem und unsere Energie, die nun frei fließen; neurale Netzwerke werden neu geordnet und in positiver Weise beeinflusst. Wenn diese Balance sich einstellt, entsteht im ganzen Körper ein Gefühl der Ausgeglichenheit. Diese Gelassenheit der Empfindungen ist eine Unterstützung und ein Reservoir für entspanntes Gewahrsein im Geist und im Herzen.

Doch wer vermag zu sagen, was zuerst kommt – ein ausbalancierter Körper oder ein offener, umfassender Geist? In Wirklichkeit ist beides flüchtig, eher ein Prozess als ein Produkt, eher eine Erfahrung als etwas, das man herstellt. Beides – Prozess und Erfahrung – impliziert eine Situation, die in Bewegung, im Fluss ist und uns „mitnimmt".

Asana-Praxis bietet uns Körpertechniken für diese Gratwanderung zwischen Leichtigkeit und Festigkeit. Das Wort *asana*, häufig als „Sitz“ (bisweilen auch im Sinne von „Sitzfläche“) übersetzt, bezieht sich auf den Teil des Körpers, der mit der Erde verbunden ist. Asana kann auch „mit etwas (in der Meditation) sitzen“ bedeuten. Mitten in den Geschehnissen in uns und außerhalb von uns zu sein – das können wir durch die Asana-Praxis erforschen. So erkennen wir allmählich, wie der Körper unseren Geist widerspiegelt.

Der Prozess ist vergleichbar mit dem der Meditation: Wir bringen unseren Körper in verschiedene Formen und „sitzen mit“ dem, was aufkommt. Ebenso wie in der Meditationspraxis sind wir aufgefordert, eine unvoreingenommene Haltung gegenüber dem einzunehmen, was wir beobachten. Nach eigenem Ermessen können wir dann sinnvoll entscheiden, wie wir mit unserem Körper arbeiten und dabei ausgeglichenes Gewahrsein, die Ausrichtung des Körpers in den Asanas – auch Alignment genannt – und Anstrengung als Mittel einsetzen wollen.

Erwachte Vereinigung

Am OM Yoga Center üben wir die sogenannte Vinyasa-Form des Yoga, eine Reihe fließender Bewegungsabfolgen, die mit rhythmischem Atmen koordiniert werden. Wir gehen an den Vinyasa-Stil so heran, dass wir dem Detail sehr viel Aufmerksamkeit widmen, insbesondere im Hinblick auf die Ausrichtung bzw. das Alignment. Auf diese Weise wollen wir gewährleisten, dass die Schüler sich nicht verletzen und den größtmöglichen Nutzen aus ihrer Praxis ziehen. Ein gleichwertiges Element des OM Yoga ist Meditation in Bewegung, bei der die Praktizierenden ihre geistigen und körperlichen Gewohnheiten beobachten und mit ihnen vertraut werden, sich aus dem Griff der Gedankenaktivität lösen und sanft im Asana verweilen sollen. Bei alldem gilt es, Vipassana aufrechtzuerhalten. Klare Einsicht, die bewirkt, dass die Yoga-Praktizierenden sich für die Welt um sie herum öffnen und dass eine gesunde Balance in Bezug auf die verfeinerte innere Vision der Yogapraxis entsteht. Der Flow, die Präzision und die Achtsamkeit für unsere Yogapraxis werden dabei von buddhistischen Prinzipien gestützt.

All diese Übungen ruhen auf dem weichen philosophischen Polster des Yoga namens Ahimsa (Nicht-Verletzen) und auf Maitri, der Liebenden Güte des Buddhismus. Was nützt es, wach und aufmerksam zu sein, wenn unser Herz nicht wie unsere Lunge sein kann: bei jedem Pulsschlag gebend und nehmend? Achtsamkeit hilft uns zu erkennen, wenn wir in raue Gewohnheiten verfallen, und erzeugt eine Distanz zwischen diesem Impuls und der Handlung, die normalerweise darauf folgt. Sie schafft einen Raum für uns, den wir nutzen können, um in unsere Herzen einzutauchen und mit einer Perle der Freundlichkeit wieder heraufzukommen.

Für Yoga-Übende ist das äußerst hilfreich. Da für die meisten von uns ein wesentlicher Teil unserer Selbstidentität mit der äußeren Erscheinung und körperlicher Gesundheit zu tun hat, ist unser Körper eine ausgezeichnete Reflexionsfläche, um unsere Gewohnheiten zu erkennen und Ahimsa und Maitri auf das, was aufkommt, anzuwenden. Während wir eine der grundlegenden Körperhaltungen wie den nach unten blickenden Hund einnehmen, kommt im wortlosen Gespräch zwischen unserem Körper und unserem Geist alles auf, was auch in unseren Beziehungen auftritt: Frustration, Aggression, Liebe, Zärtlichkeit, Langeweile. Yoga und Meditation helfen uns zu erkennen, wie unser gewohnheitsmäßiger Umgang mit Anstrengung ist – entweder zu angespannt oder zu lasch –, und uns ganz natürlich dafür zu sensibilisieren, wie wir mit Körper, Sprache und Geist agieren. Das wird als „rechtes Handeln" bezeichnet; es setzt sich zusammen aus Rhythmus, Bewegung, Richtung, Energie und Absicht, aber niemals Aggressivität.

Wenn wir dieses Herz-Geist-Training, darauf anwenden, wie wir die Yoga-Asanas ausführen, wird es zu einem Übungsweg, in Form unserer selbst die ganze Welt zu verstehen. Es gibt uns die Mittel an die Hand, mit allen Beziehungen genau hier auf der Yogamatte zu arbeiten, während wir gleichzeitig fitter werden. Und für uns aktive Menschen, die wir gleichzeitig Meditierende und Yogis und außerdem noch Mütter, Führungskräfte und Jogger sind, ist es hilfreich, Praktiken zu kombinieren. Yoga hilft Buddhisten, ihre Meditation zu verkörpern. In dem Maße, wie der Körper Meditierender beweglicher, stärker und funktionsfähiger wird, wandelt er sich auch zu einer Stütze für die Meditationspraxis, im Gegensatz zur bisherigen vertrauteren und schmerzhaften Ablenkung durch knirschende Knie und knatschende Wirbelsäulen. Desgleichen trägt der spezifische Fokus auf buddhistischer Achtsamkeit und Mitgefühl dazu bei, dass Yoga-Übende geistig unvoreingenommen, aufmerksam und mit sich und ihrer Umgebung in Verbindung sind – welche physische Haltung auch immer sie einnehmen –, und demonstriert die vergängliche Natur aller Dinge, einschließlich der Körperbeherrschung.

Wenn ich am Ende des Yogaunterrichts mit gekreuzten Beinen dasitze, fühle ich mich eins mit den Elementen. Mein Atem ist der Wind und mein Geist ein Floß, das auf den Gezeiten des Prana dahintreibt. Das Feuer in meinem Bauch strahlt nach außen ab und bewirkt, dass sich der Schweiß auf meiner Haut anfühlt wie Regen und Erde, die sich vermischen. Mein Herz ruht im unermesslichen, weiten Raum. Dann erhebe ich mich von der Matte und widme mich wieder dem Betrieb des Yogazentrums. Hoffentlich mache ich heute keine lebensgefährliche Erfahrung, aber ich bin immer noch dankbar für meine Übungswege. Das Leben mag vielleicht keine Wolke der Glückseligkeit sein, doch durch die Weisheit und das Mitgefühl des Yoga und Buddhismus komme ich inzwischen überaus gut damit zurecht.

Zwei

Ruhiges Verweilen

Meditieren

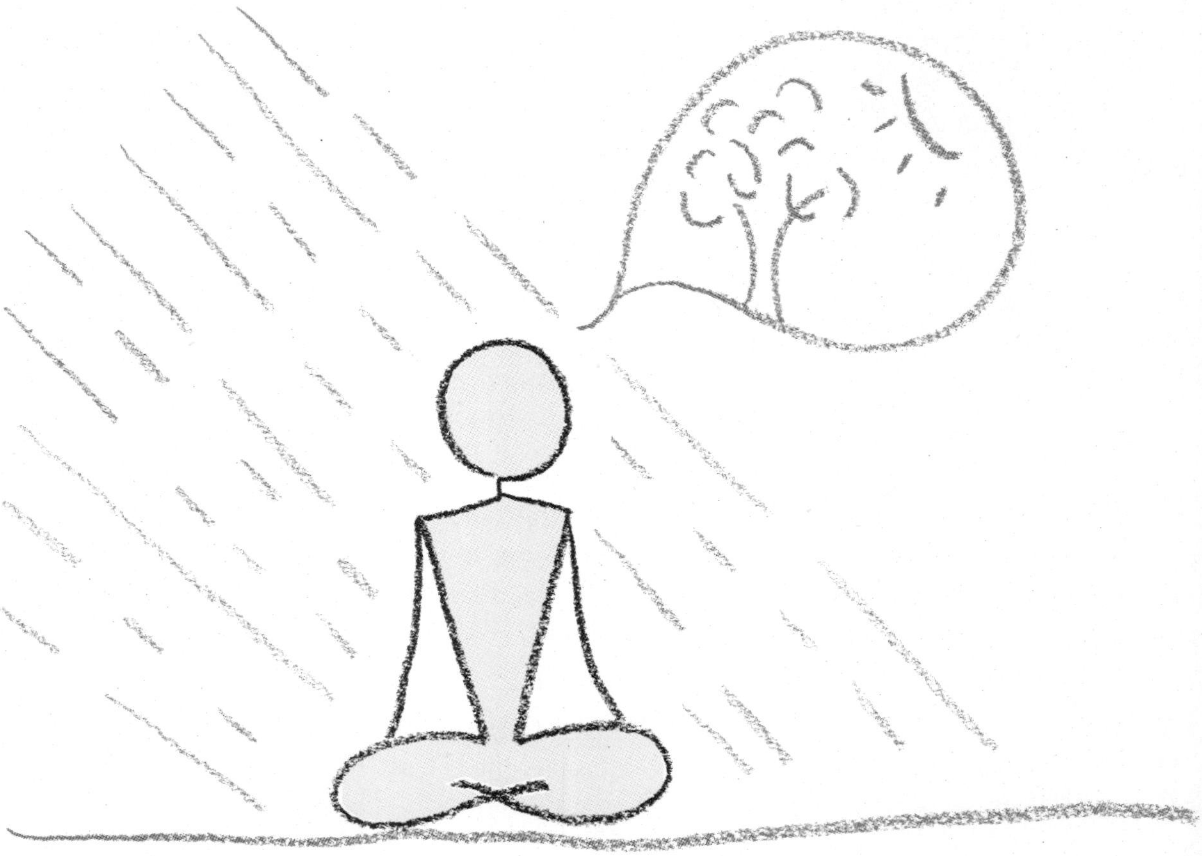

Buddha-Geist

In letzter Zeit fühle ich mich ein wenig schuldig, wenn ich Anfänger in Yoga unterrichte – besonders wenn sie von einem Ort, an dem es kalt ist, und einer stressreichen Arbeit zu einem schönen, warmen Retreat in die Karibik gereist sind. Und noch mehr, wenn sie vom Bild einer gesunden, strahlenden Yogini am Strand angelockt worden sind, die – oh! – so glückselig und heiter aussieht.

Ich gebe nun eines der bestgehüteten Geheimnisse der Welt preis: Yoga üben ist nicht dasselbe wie Entspannung! Mir ist klar, dass diejenigen, die auf der Suche nach einer Siesta-ähnlichen Yoga-Erfahrung zu Retreats kommen, möglicherweise enttäuscht sind, aber den eigenen Körper auf den Kopf zu stellen, von innen nach außen zu drehen und anschließend sogar drei oder vier Atemzüge lang in dieser Position zu bleiben ist einfach kein Zuckerschlecken – ganz zu schweigen davon, sich wieder aus verschlungenen „Brezel-Haltungen" zu lösen. Was diese Leute im Grunde suchen, ist ein vollkommener Windhauch, der die große, gemütliche Hängematte, in der sie ein Nickerchen machen, leicht in Schwingung versetzt, während die Wellen als beruhigende Hintergrundbegleitung sanft ans Ufer wogen ... das ist entspannend.

Die Yoga-Asana-Praxis ermöglicht zwar die Erfahrung von mehr Weite im Körper, doch das erfordert Zeit und Geduld. Solange die Yogini am Strand nicht mit bewusster Achtsamkeit und Leichtigkeit praktiziert, schwindet jegliche äußere Annehmlichkeit – Strand, Himmel, Wasser – dahin, sobald ihr Rücken sich verspannt, denn ihre gesamte innere Erfahrung dreht sich dann nur noch um ihr Missbehagen.

Die Antwort liegt, wie sich dann herausstellt, nicht darin, die äußere Umgebung zu ändern, in der wir uns befinden, sondern darin, dass wir die innere Umgebung unseres Geistes verstehen. Es heißt, unser Geist sei wie das Wetter: wechselhaft, und wir könnten ihm nicht entkommen. Ganz gleich, wohin wir gehen und wie das Wetter draußen ist: Unser Geist bestimmt, ob wir uns stürmisch oder heiter fühlen, kalt oder warm, entspannt oder eingesperrt.

Wie können wir lernen, uns nicht so leicht von Erscheinungen der Außenwelt erschüttern zu lassen? Wie können wir lernen, im Auf und Ab des Lebens gefasst zu bleiben? Wie kann Yoga uns helfen, in jeder Situation eine gewisse Annehmlichkeit zu finden? Wie kann unser Yoga zu einer Lebenspraxis werden? Es hängt alles von unserem Standpunkt ab.

Die Geschichte von Shakyamuni Buddha ist ein gutes Beispiel dafür. Er wuchs als Prinz in einem schönen Palast mit jedem nur erdenklichen Luxus auf – Essen, Unterhaltung, Erziehung, Bedienstete,

Frau und Kind ihm liebevoll zugewandt –, und doch war er mit seiner Situation unzufrieden und neugierig auf die größere Welt draußen. Der König hatte den Palastwachen die strikte Anweisung erteilt, sie sollten nicht zulassen, dass sein Sohn die Palastanlage verließ. Doch es gelang ihm dennoch aus dem Palast zu schlüpfen. Bei diesen Ausflügen sah er zum ersten Mal einen Kranken, einen Greis und einen Toten – und er verstand, dass das, was er bei diesen Leuten sah, auch ihm selbst ebenso wie allen anderen Menschen zustoßen würde.

Ihm fiel auf, dass alles sich stetig verändert, und er erkannte, dass diese vollkommene Welt nicht ewig währte. Nachdem er auch einem Asketen begegnet war, war es ihm unmöglich, sich innerhalb der Begrenzungen eines falschen Universums noch wohlzufühlen, denn er wusste, selbst das würde sich ändern. Also verließ er den Palast mitten in der Nacht und begann seine Suche nach einem tieferen Verständnis des Daseins, unter anderem durch die Praxis des Yoga und der Meditation. Schließlich gab er seine Erkenntnisse in Form seiner Lehren weiter – angefangen bei den Vier Edlen Wahrheiten –, und im Lauf der Jahrhunderte entwickelte sich daraus das, was wir heute als „Buddhismus" bezeichnen. Der Buddhismus lehrt uns die Wahrheit von der Unbeständigkeit – die Tatsache, dass alles sich wandelt. Wir können von diesen Veränderungen gebeutelt werden, oder wir können lernen, auf ihnen zu „reiten". Manchmal vollzieht sich die Wandlung so langsam, dass wir sie nicht mitbekommen und in unseren bequemen, aber schläfrigen Gewohnheiten steckenbleiben. Dann wiederum ist sie so schnell, dass wir in Panik geraten, überreagieren und dabei zu viel Energie aufwenden oder aber, im Gegenteil, wie gelähmt sind.

Es ist nicht ungewöhnlich, solcherart auf Veränderung zu reagieren. Der Buddha hat dies in der Ersten und Zweiten Edlen Wahrheit hervorgehoben. Die Erste Edle Wahrheit lautet, dass Leiden existiert. Wenn wir auf Veränderung ausschließlich so reagieren, dass wir sie leugnen oder uns darüber aufregen, dann geht das Leben entweder an uns vorbei, oder wir sind den Großteil der Zeit unglücklich. Die Zweite Edle Wahrheit ist: Wir erschaffen unser Leid selbst. Gemäß der buddhistischen Philosophie sind nicht die Geschehnisse unseres Lebens die eigentliche Ursache des Leidens, sondern vielmehr unsere Einstellung dazu: inwieweit wir wollen, dass Situationen oder Menschen anders sind, dass sie für immer verschwinden oder bleiben oder aber sich in genau der Weise ändern mögen, wie wir es gerne hätten.

Veränderung ist unvermeidlich. Deswegen kann das Entwickeln geschickter Mittel, durch die wir wach und aufmerksam bleiben können, nur zu unserem Nutzen sein, auch wenn die Veränderung sich so langsam dahinwälzt wie der schlammige Mississippi. Ebenso profitieren wir davon, uns zu entspannen und durchzuhalten, wenn das Leben dem Ritt auf einem bockenden Wildpferd gleicht.

Welche geschickten Mittel sind das, und wie können wir sie entwickeln? Die Dritte Edle Wahrheit besagt, dass wir frei von Leiden sein können, und die Vierte Edle Wahrheit sagt uns, wie wir das bewerkstelligen können. Eines der wichtigsten Elemente des Weges ist rechtes Verständnis, das aus der Praxis der Achtsamkeitsmeditation – bezeichnet als Shamatha oder Ruhiges Verweilen – erwächst.

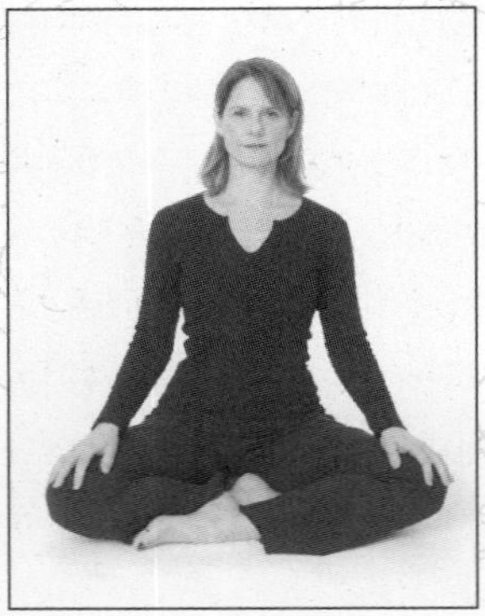

Shamatha

Shamatha-Praxis ist eine Technik, durch die wir in unserer veränderlichen Welt zentriert bleiben können. Dabei geht es nicht darum, dass wir einen unwandelbaren Zustand der Glückseligkeit herbeiführen, sondern dass wir den Mut aufbringen, alle Geisteszustände, die wie das Wetter aufkommen und wieder verschwinden, bewusst durchleben. Es ist eine Praxis, zu dem zu erwachen, was um uns herum geschieht, während wir uns mittendrin befinden, genau hier und jetzt; mit anderen Worten: um die Praxis, im gegenwärtigen Moment zu sein.

Wenn wir in der Lage sind, die Dinge nicht mehr anders haben zu wollen, als sie sind, und zu lernen, auf der Bewegung zu „reiten", dann kommen wir in einen ausgeglichenen Zustand bedingungsloser Zufriedenheit. Dieser Zustand wird als Santosha bezeichnet und ist einer der Niyamas, der Leitprinzipien des Yoga. Diese Ausgeglichenheit, Zufriedenheit oder Gelassenheit stellt sich ganz natürlich ein, wenn wir in dem, was geschieht, ausharren können, ohne uns zu wünschen, es möge anders sein. Chögyam Trungpa, ein namhafter buddhistischer Lehrer, pflegte zu sagen: „Lehnt euch hinein!" Statt also zu versuchen, Dingen auszuweichen – der Streckung des hinteren Oberschenkelmuskels beim nach unten blickenden Hund, der Angst vor Umkehrhaltungen, der Nähe in Beziehungen –, begeben wir uns noch tiefer hinein. Es erfordert viel Mut, sich für die reiche Vielfalt, die das Leben bietet, zu öffnen. Darum müssen wir es üben. Und so wird Shamatha ausgeführt:

Unseren Sitz einnehmen

Wir beginnen, indem wir uns wieder mit der Erde verbinden – einfach dadurch, dass wir uns auf ihr niederlassen. Das ist der erste Schritt in die Richtung, wieder mit unserer Realität in Beziehung zu treten, statt sie überwinden zu wollen oder zu versuchen, sich ihr durch Flucht an einen anderen Ort zu entziehen.

Mit gekreuzten Beinen auf dem Boden zu sitzen kann jedoch äußerst unbequem sein. Wir haben zwar bereits erläutert, dass unsere Praxis eine Methode ist zu lernen, uns auch in unangenehmen Situationen wohlzufühlen, doch das soll Sie nicht davon abhalten, Ihre Umgebung anzupassen und sich eine unterstützende Situation zu schaffen, sobald Sie erst einmal erkannt haben, wo Sie sich befinden. Anders ausgedrückt: Greifen Sie, wenn nötig, auf Zubehör und Hilfsmittel zurück.

Vielleicht möchten Sie ein oder zwei Kissen unter Ihre Sitzfläche schieben – dadurch wird die Hüfte offener und die Wirbelsäule aufrechter. Schließen Sie die Augen. Schmiegen Sie sich mit den Gesäßknochen in die Unterlage, sodass Ihr Sitz fest auf dem Kissen verankert ist. Die Handflächen sind nach unten gewandt und liegen auf den Oberschenkeln knapp oberhalb der Knie. Diese Handhaltung bzw. dieses Mudra heißt „den Geist ausruhen“, und vielleicht merken Sie, wie dadurch jegliche überreizte Energie, die Sie möglicherweise spüren, sanft gedämpft wird, als legte sich ein weicher Deckel darüber.

Spüren Sie das Gewicht der Arme auf Ihren Schenkeln, eine Einladung an Ihre Beine und Ihr Becken, sich in Richtung Boden sinken zu lassen. Spüren Sie, ob sich die Brust entsprechend etwas hebt, was Ihr Herz leicht, hell und beschwingt werden lässt.

Wandern Sie mit Ihrem geistigen Auge die Leiter Ihrer Wirbelsäule hinauf, so als wüchsen Sie aus dem Boden heraus nach oben. Ihre Rippen heben sich, weg vom Becken. Lassen Sie zu, dass der Bauch weich und entspannt ist. Ihre Rückenwirbel reichen bis oben zwischen die Ohren; versuchen Sie daher, Ihren Kopf etwas hin- und herzubewegen und festzustellen, ob Sie spüren können, wie der Schädel zart auf der Spitze Ihrer Wirbelsäule balanciert.

Entspannen Sie den Kiefer, und lassen Sie die Zunge im Mund nach unten sinken. Die inneren Augenwinkel sind ganz gelöst.

Spüren Sie die Stärke Ihrer Körperrückseite, und gewinnen Sie Selbstvertrauen daraus, eine Erinnerung an Ihre grundlegende Güte. Spüren Sie, dass die Vorderseite Ihres Körpers im Gegensatz dazu weich und verletzlich ist, und rufen Sie sich dadurch in Erinnerung, dass Sie für alles, was auch immer aufkommt, offen sein wollen.

Öffnen Sie nun langsam die Augen, und lassen Sie Ihren Blick etwa anderthalb Meter vor sich auf dem Boden ruhen. Halten Sie Ihren Blick sanft und weit, ohne dass er verschwommen wird. Stellen Sie sich vor, Sie hätten einen Panorama-Blick.

Das wird „den Sitz einnehmen" genannt. Die Erde ist unser Zeuge für alles, was wir erleben. Sie ist unsere Stütze und wird uns nie im Stich lassen. Wir beginnen also damit, dass wir unseren Sitz einnehmen und uns des Rechts, mit Selbstvertrauen und in Bescheidenheit zu sitzen, erneut als unser Erbe vergewissern.

Den Atem beobachten

Im Zentrum unserer Erfahrung zu bleiben ist uns dadurch möglich, dass wir im gegenwärtigen Moment verweilen. Da die meisten von uns einen ruhelosen, abschweifenden Geist haben, brauchen wir einen Bezugspunkt, eine Wegmarkierung, die uns fest im gegenwärtigen Moment verankert, etwas, das stets im Jetzt ist. Am gebräuchlichsten ist da der Atem. Unser Atem findet nie in der Vergangenheit oder in der Zukunft statt, sondern stets genau hier und jetzt.

Beobachten Sie, wie der Atem aus- und einströmt. Versuchen Sie, ihn nicht im Geringsten zu beeinflussen. Atmen Sie einfach ganz natürlich. Lassen Sie Ihren Geist jedes Mal, wenn Sie ausatmen, entspannt und gelöst werden und auf Ihrem Atem herausströmend mit dem Raum und allem um Sie herum verschmelzen.

Wenn Sie merken, dass Sie sich in Gedanken verfangen haben, ist das überhaupt kein Problem. Nehmen Sie diese Aktivität einfach zur Kenntnis, sagen Sie sich selbst: „Denken", und kehren Sie anschließend wieder zu Ihrem Atem zurück.

Mit unserem Geist vertraut werden und sich auf ihn einlassen

Mitunter haben wir die Vorstellung, Meditation sei vor allem eines: friedvoll. Doch sobald wir uns hinsetzen und zur Ruhe kommen, werden wir mit Sicherheit feststellen, dass der Geist voller Gedanken ist. An einem ruhigen Samstagmorgen schreckte ich während eines Wochenend-Meditations-

Retreats aus einem dichten Gehirnnebel mit dem Gedanken auf: „Oh nein, ich bekomme Ärger, weil ich solch einen Lärm mache!“ Dann blickte ich um mich und sah schnell, dass ich in der Meditationshalle saß und niemanden außer mir selbst gestört hatte. So dicht und laut war meine geistige Aktivität an jenem Morgen!

Die meisten von uns haben eine konstante innere Geräuschkulisse, die man mit einem Roman von James Joyce vergleichen könnte: ohne Zeichensetzung, ohne Unterbrechung, nur ein kontinuierlicher Bandwurmsatz aus Geschwätz, Plänen, Bedauern und Radiomusik. Eigentlich ist unser Geist die ganze Zeit über so aufgewühlt, aber nur wenn wir unsere körperliche Aktivität zur Ruhe kommen lassen, nehmen wir unsere geistige Aktivität wahr. Ein Gewahrsein unserer Geistesaktivität zu entwickeln – darin liegt der Kern der Praxis der Achtsamkeitsmeditation.

Wie ein Huhn Eier legt, so bringt unser Geist Gedanken hervor. Das wird jedoch nicht als Problem betrachtet, und Meditationspraxis ist auch kein Versuch, daran etwas zu ändern. Der Prozess, die Gedanken immer wieder zu benennen – innerlich „Denken“ zu sagen, sobald wir bemerken, dass wir dies tun –, ist eine Technik, die uns hilft, das Gewahrsein unserer gewohnten Geistesaktivität zu verbessern und jeden Gedanken loszulassen, sobald wir seiner gewahr werden.

Versuchen Sie bitte nicht, all Ihre Gedanken abzublocken. Viele Menschen meinen, bei der Meditation gehe es darum, dass der Kopf leer wird. Einen leeren Geist zu haben hat sich jedoch erwiesenermaßen noch nie positiv auf Menschen ausgewirkt. Eine Meditationssitzung ist nicht deswegen besser, weil weniger Gedanken da sind, und eine Sitzung ohne Gedanken ist nicht die beste. Es gibt hier kein „gut“ oder „schlecht“. Entscheidend ist einfach, auf die Tatsache aufmerksam zu werden, dass wir im Allgemeinen eine Mauer aus Gedanken errichten, die uns unter Umständen von unserer gegenwärtigen Erfahrung entfernt.

Versuchen Sie nicht, zwischen Gedankenarten zu unterscheiden und z.B. hässliche Gedanken loszulassen und bei den angenehmen zu verweilen. Durch die Praxis der Achtsamkeitsmeditation werden Sie dahin geführt, dass Sie wiederkehrende Denkmuster, die typisch für Sie sind, erkennen können. Ganz gleich, welcher Gedanke gerade aufkommt, sagen Sie, ohne ihn in irgendeiner Weise zu beurteilen, sanft zu sich selbst: „Denken“, und richten Sie Ihre Aufmerksamkeit wieder auf die Bewegung des Atems. Dieser Prozess, aufmerksam zu werden und wieder ins Jetzt zurückzukehren, wird immer wieder ablaufen. Das ist die Praxis, wie wir mit den Abläufen unseres Geistes vertraut werden können. Die bekannte Meditationslehrerin Pema Chödrön nennt diesen Prozess „mit sich selbst Freundschaft schließen“.

Berühren und loslassen

Wenn Sie einen Gedanken bemerken, berühren Sie ihn, indem Sie fühlen, wie er beschaffen ist. Ist er aggressiv, traurig, beängstigend, langweilig, inspirierend? Nehmen Sie, ohne den Gedanken zu unterdrücken, seine Gefühls- und Sinnesqualität wahr, und lassen Sie diese Empfindung nachklingen. Lassen Sie sie dann wieder los, und kehren Sie wieder zum Atem zurück.

So kommt vielleicht von irgendwoher eine Erinnerung an Tante Elfriedes Apfelkuchen auf – vielleicht spüren Sie sie als ein Gefühl der Wärme, in das Sie voll und ganz einsinken können. Dann sagen Sie sich: „Denken“, und kehren wieder zum Atem zurück. Ohne die Shamatha-Meditation würde dagegen Folgendes geschehen: Sie haben einen Gedanken an Tante Elfriedes Apfelkuchen, dann wünschen Sie, dass Sie jetzt sofort ein paar Minuten vom Meditationskissen aufstehen und sich in der Bäckerei nebenan ein Stück Kuchen kaufen könnten, woraufhin Ihnen einfällt, dass Sie kein Geld haben, also zur Bank gehen müssen, die jedoch wiederum in der anderen Richtung liegt; und nun fangen Sie an zu debattieren, ob Sie nicht doch lieber das Auto nehmen sollen oder einfach das Eis essen sollen, das schon im Kühlschrank liegt. Aber wäre es nicht gut, beides zu essen, Eis und Apfelkuchen, andererseits haben Sie sich vorgenommen, bis zu Ihrem Geburtstag keinen Nachtisch mehr zu essen, wobei Sie immer noch nicht wissen, wie Sie ihn dieses Jahr feiern wollen. Kommt Ihnen das bekannt vor? Das wird „Storyline“ genannt und folgt häufig unmittelbar auf den Anfangsgedanken. Es liegt auf der Hand, dass so etwas Sie von der Sinneserfahrung wegführt und ganz und gar in die Vergangenheit oder Zukunft befördert. Natürlich ist es in Ordnung, wenn so etwas vorkommt: Sobald Sie es bemerken, nehmen Sie es zur Kenntnis, ohne zu urteilen, und nennen es einfach „Denken“.

Die Gedanken sehen, wenn Sie aufkommen, ihre Beschaffenheit genau wahrnehmen – sie „schmecken“ –, benennen und immer wieder zum Atem zurückkehren: Das ist eine Technik, durch die wir nach und nach erkennen, dass wir alle zwar viele – häufig wiederkehrende – Gedanken haben, jedoch keiner davon fest und beständig ist. Wenn wir beständig auf unserem Meditationssitz ausharren, erkennen wir, dass alle Gedanken, glückliche und traurige, einfach an die Oberfläche kommen und dann wieder verschwinden. Wir können auf dem Meditationskissen ebenso viele Erfahrungen durchleben, wie wenn wir nicht darauf sitzen, und darum wird dies als Praxis bezeichnet.

Weg ohne Ziel

Nun haben Sie die Shamatha-Technik bzw. „Ruhiges Verweilen" gelernt: den Sitz einnehmen, den Atem beobachten, mit dem Geist vertraut werden, berühren und loslassen. Wenn aber gute Gedanken keinen Vorrang haben vor den schlechten und einem leeren Geist kein Wert beigemessen wird, was ist dann das Ziel? Wie können wir feststellen, ob wir überhaupt weiterkommen?

Schon allein wegen dieser Frage ist die Meditationspraxis für viele von uns eine Herausforderung. Versuchen Sie, an die ganze Sache nicht so heranzugehen wie an ein Arbeitsvorhaben. Denn in der Tat ist dies eine Gelegenheit, die Gewohnheit abzulegen, Dinge zu managen, unser Leben zu organisieren, unsere Liste abzuarbeiten und vorwärtszukommen. Meditation ist keine aufgabenorientierte Aktivität. Im Grunde ist sie nur in geringem Maße überhaupt eine Aktivität. Es geht dabei genau so sehr um Empfänglichkeit.

Letztendlich lautet die Anweisung daher: Richten Sie nur 25 Prozent der Aufmerksamkeit auf Ihren Atem. Lassen Sie Ihr geistiges Gewahrsein sich auf die Umgebung ausdehnen. Versuchen Sie nicht, Geräusche, Gerüche oder Ihre Welt in irgendeiner Weise auszublenden.

Der Yogalehrer Eric Schiffmann sagte einmal, als er eine Meditationssitzung anleitete, dem Anschein nach sei es zwar umgekehrt, aber in Wirklichkeit sei nicht Ausdehnung egoistisch, sondern Schrumpfen. Lassen Sie Ihre Meditation einen Prozess der Öffnung sein – offen werden für Ihren Geist, Ihre Gefühle, das, was die Welt Ihnen bietet. Wenn Sie dabei nichts beurteilen oder anders haben wollen, kann dieser Prozess Sie bzw. das, was Sie zu sein meinen, wie auch das, was Sie Ihrer Einschätzung nach aufnehmen können, erweitern und ausdehnen.

Neuanfänge

Häufig sind Meditierende anfangs erst einmal frustriert, weil sie das Gefühl haben, sie könnten nicht jeden Gedanken fassen, bevor er aufkommt. Andere wiederum meditieren dreißig Jahre, bevor sie sich wieder an die Technik erinnern, geistig „Denken“ zu sagen. Zwischen diesen beiden Extremen gibt es einen Mittelweg – eigentlich eher eine Einstellung als eine Handlungsvorgabe im eigentlichen Sinne. Versuchen Sie, nicht übertrieben wachsam zu sein und die wild umherlaufende Viehherde Ihres Geistes nicht einzupferchen; gleichzeitig sollten Sie aber auch nicht abdriften und das Gewahrsein insgesamt verlieren, bis Ihr Geist davon geweckt wird, dass Ihr Hinterteil einschläft.

Wenn Sie erkennen, dass Sie abgedriftet sind, erneuern Sie Ihre Sitzhaltung und beginnen Sie noch einmal ganz von vorne – kein Problem.

Sollten Sie merken, dass Sie sich den Kopf zerbrechen, weil Sie sich so stark auf das konzentrieren, was in Ihnen vorgeht, dann lösen Sie sich von der Technik, schließen Sie die Augen, atmen Sie ein paarmal tief ein, nehmen Sie wieder Ihre Haltung ein, und fangen Sie noch einmal an. Das ist kein Problem – denn dies ist ein Prozess, der niemals zum Abschluss kommt. Man kann immer wieder von vorn beginnen.

Tipps und besondere Hinweise

• Die richtige Umgebung zu schaffen ist wichtig. Obwohl wir die Außenwelt nicht aussperren wollen, ist es sinnvoll, einige Grenzen für die Praxis festzusetzen. Sorgen Sie dafür, dass der Anrufbeantworter eingeschaltet und das Handy abgeschaltet ist.

• Legen Sie eine bestimmte Zeit für die Sitzmeditation fest, und halten Sie sich daran. Anfangs ist eine Dauer von dreißig Minuten gut. Selbst wenn Sie am Ende nur noch an Ihren Fußnägeln herumfummeln: Bleiben Sie während der gesamten vorgesehenen Zeit sitzen. Am Ende wird sich diese Disziplin in eine wirkungsvolle Freundin verwandeln.

• Versuchen Sie, regelmäßig zu praktizieren, aber setzen Sie sich nicht unter Druck, wenn Sie es nicht tun. Einmal pro Woche ist in Ordnung, einmal pro Tag ist in Ordnung. Finden Sie heraus, was in Ihrem Zeitrahmen funktioniert, und setzen Sie es in die Realität um. Finden Sie einen Mittelweg zwischen dem starren Einhalten einer Verpflichtung und Faulheit.

• Vielleicht fühlen Sie sich mit der Zeit körperlich unwohl – der Rücken schmerzt, die Hüften wimmern, die Beine schlafen ein. Es ist in Ordnung, dass Sie Ihre Stellung verändern, wenn die Schmerzen überhandnehmen. Wenn Sie sich bewegen, behalten Sie weiterhin die Technik bei, den Atem zu beobachten und Gedanken zu benennen, indem Sie innerlich „Denken" sagen.

Denken Sie daran, dass zwischen Praxis und Perfektion ein Unterschied besteht. Meditieren ist etwas, dass Sie lediglich praktizieren können. Einerseits können Sie es nie perfekt machen, andererseits können Sie es immer perfekt machen, solange Sie mit einer offenen Einstellung an die Sache herangehen. Nachdem Sie eine Zeitlang meditiert haben, werden Sie feststellen, dass Ihre Praxis, ebenso wie alles andere im Leben, munter, schwierig, langweilig, gewöhnlich, merkwürdig, fröhlich oder magisch sein kann. Wahrscheinlich alles auf einmal in nur dreißig Minuten.

Unsere Praxis besteht nicht darin, irgendetwas davon zu ändern, sondern wir üben, still zu sitzen, während unser geistiger Film abläuft; wahrzunehmen, wenn wir uns von einer bestimmten Szene oder einem Dialog mitreißen lassen, und wieder zum gegenwärtigen Moment zurückzukehren – immer wieder aufs Neue.

Lassen Sie Ihre Meditation eine Praxis des Erwachens sein, bei der Sie sich mit allem, was ist, verbinden. Sie ist tiefgehend, aber deswegen braucht sie nicht schwierig zu sein. Denken Sie daran: Sie sitzen einfach still da und schauen den Film Ihres Geistes an. Versuchen Sie, entspannt zu bleiben, und sehen Sie, ob Sie an Ihre Praxis mit einer gesunden Mischung aus Achtsamkeit, Verspieltheit, Präzision und Neugierde herangehen können.

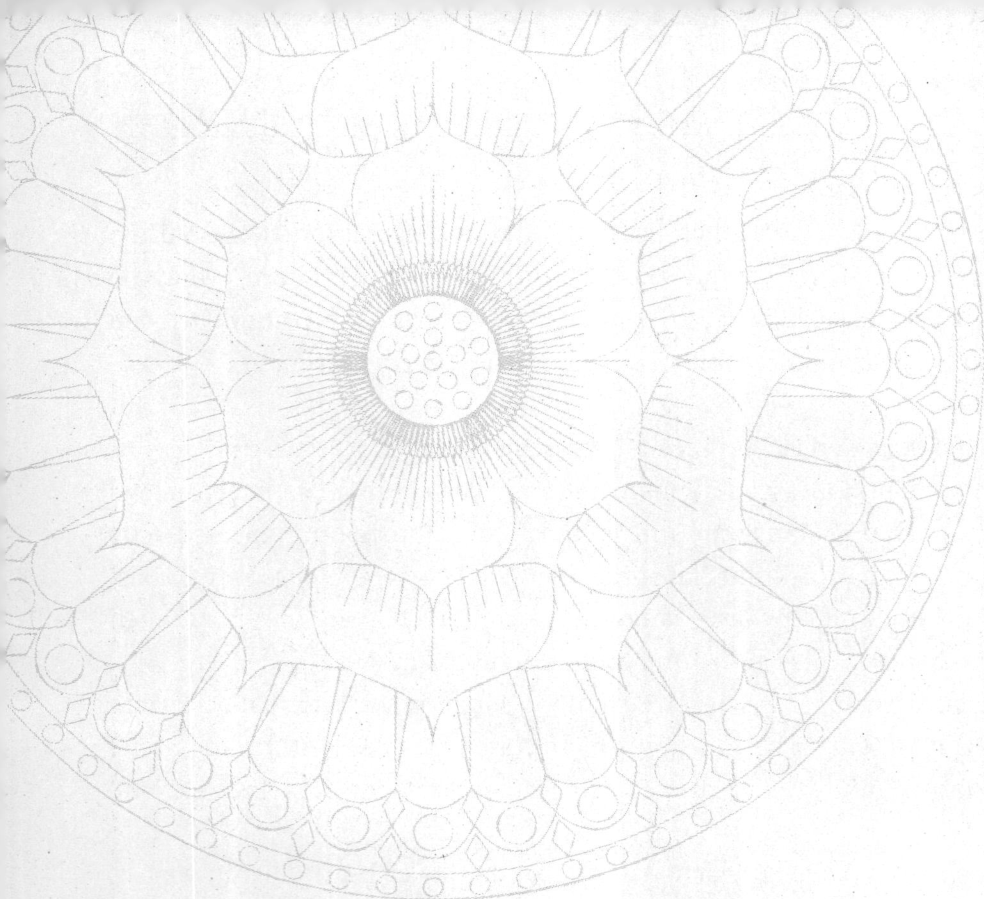

Drei

Die unsichtbare Brücke

Atmen

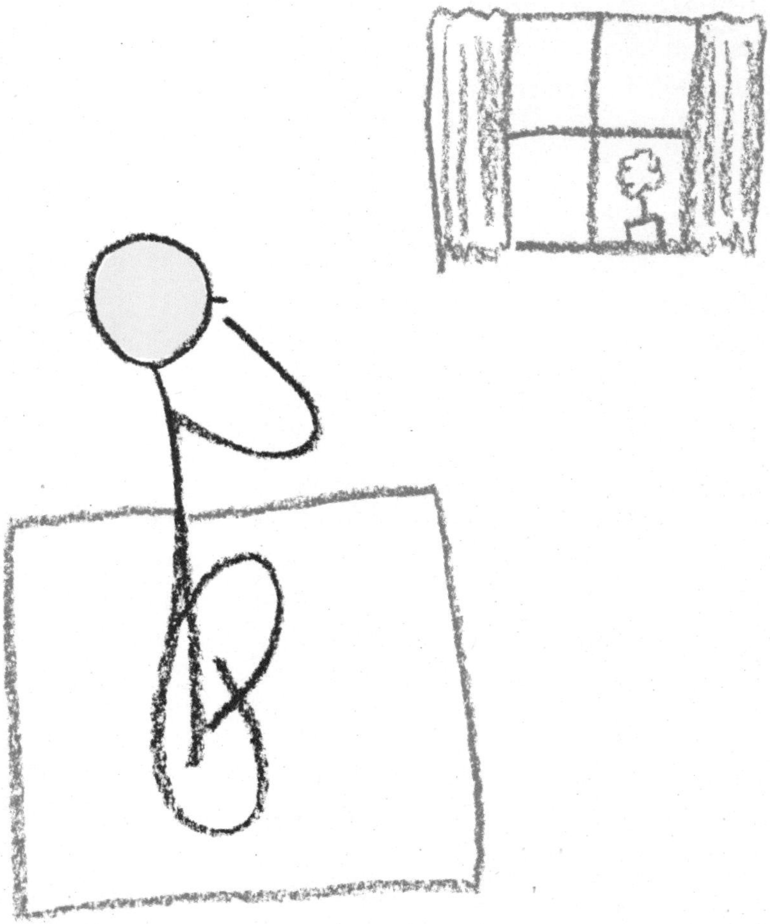

Yoga-Körper

Downtown Manhattan ist nun schon seit über zwanzig Jahren mein Zuhause. Von den Ereignissen des 11. September war meine Wohnung zwar nicht so schlimm in Mitleidenschaft gezogen wie viele andere, aber noch während der zwei folgenden Monate konnten mein Mann und ich die Brände riechen. Besonders intensiv war es in den ersten Wochen nach den Anschlägen. In dieser Zeit wachte ich regelmäßig mitten in der Nacht auf. Langsam wurde mir klar, dass die rauchgeschwängerte Luft mich weckte, weil ich sie unbewusst nicht in meinen Körper aufnehmen wollte. In der ganzen Stadt wurde über das Thema Luftsicherheit gesprochen, und das verband uns als Einwohner. Es gab jedoch noch eine weitere Ebene der Sorge, die langsam an die Oberfläche unseres Bewusstseins drang: Die Leute begannen vorsichtig zu thematisieren, dass der Rauch von den Überresten unserer Mitmenschen aus New York herrührte, die ums Leben gekommen waren. Dies war eine intensive, bis in die Tiefen des Körpers dringende Beziehung mit all jenen, denen wir uns so von Herzen verbunden fühlten, und die einschneidende Erfahrung, die wir schon allein beim Atmen machten, war unsere elementarste Methode, diesen Austausch, dieses Geben und Nehmen von Leben in verschiedenen Formen, anzuerkennen und weiterzuführen.

Auf unseren Atem zu achten ist der unmittelbarste Weg, uns in Erinnerung zu rufen, dass wir mit der gesamten Natur verbunden sind – einschließlich der menschlichen Natur. Der biologische Rhythmus des Atems steht mit dem ganzen Universum in Beziehung: Alles in der Natur vibriert, pulsiert, dehnt sich aus und zieht sich wieder zusammen, fortwährend, selbst Dinge, die dem Anschein nach fest sind, wie Fußböden oder Felsen. Sie vibrieren nur in einem langsameren Rhythmus.

Der Atem verbindet unsere Außen- und Innenwelt miteinander. Je mehr wir also des Atems gewahr werden, desto mehr lösen wir die Grenze zwischen diesen beiden Welten auf, ebenso wie die Grenze zwischen uns und anderen. Atem ist ein fortwährender Austausch mit anderen – wir atmen alle dieselbe Luft. Es heißt ja auch: Unsere heutige Atemluft wird morgen jemand am anderen Ende der Welt atmen.

Selbst die geringste Andeutung von Atemgewahrsein kann schon unser Leben verändern: Ob wir angespannt sind, im Stau stehen, ein unerwartetes Schreiben vom Finanzamt erhalten, immer ändert sich unser Atem. Gewöhnlich wird er schneller und flacher, oder er hört sogar während einiger Augenblicke voller Anspannung ganz auf. Haben wir erst einmal gelernt zu erkennen, wie unsere eigene Form der Atemreaktion gewöhnlich aussieht, dann ergibt sich für uns die Gelegenheit, die

Ein- und Ausatmung bewusst wieder ins Gleichgewicht zu bringen. Dieses Wiederherstellen der Balance bringt das Nervensystem zur Ruhe und ändert unsere Beziehung zu dem, was uns überhaupt erst in Aufruhr gebracht hat. Statt zuzulassen, dass unsere Reaktion auf ein Ereignis unseren Atem beeinflusst, können wir lernen, den Atem zu nutzen, um unsere Beziehung zu dem Ereignis zu ändern. Der Atem ist die unsichtbare Brücke zwischen unserem Geist und unserem Körper.

In unserer Meditationspraxis richten wir etwa 25 Prozent unserer Aufmerksamkeit auf den Atem. Bei dieser Technik greift man auf den Atem als primäres Objekt oder Ausgangspunkt zurück, um „im Körper“ zu sein. Bei der Meditation geht es jedoch nicht um den Atem, sondern vielmehr darum, den Geist zu beobachten. Den Atem nutzen wir lediglich als Anhaltspunkt, um im gegenwärtigen Moment zu bleiben, denn er ist nie in der Vergangenheit oder in der Zukunft, sondern stets im Hier und Jetzt.

Das ist ein Unterschied im Vergleich zu yogischen Atemübungen, bei denen wir lernen, unsere Aufmerksamkeit auf die Bewegung des Atems zu richten und dies als Methode anzuwenden, um die physische und energetische Verbindung von Körper und Geist besser verstehen zu lernen. Dies wird als Atemgewahrsein bezeichnet. Atemgewahrsein ermöglicht uns zu sehen, wo das Zirkulieren der Windenergie in unserem Körper blockiert ist und wo sie frei zirkuliert. Mit dieser Information können wir sinnvoll entscheiden, wie wir den Atem auf verschiedene Weise so beeinflussen, dass er unser Nervensystem beruhigt, unsere Nebenhöhlen reinigt und unseren ganzen Körper mit Sauerstoff versorgt – was zu Wohlbefinden und einer harmonischen Verjüngung führt.

Pranayama

Wir atmen immer. Dennoch ist jeder unserer Atemzüge einzigartig, so wie Wellen, die ans Ufer rollen, wie Schneeflocken oder Fingerabdrücke. Bevor wir sie genauer betrachten, sehen sie alle gleich aus. Den alten Yogis zufolge ist uns allen im Leben eine bestimmte Anzahl dieser einzigartigen Atemzüge gegeben. Indem wir jeden Atemzug ausdehnen, können wir unsere Lebenszeit verlängern. Darum wird empfohlen, langsam und tief zu atmen und auf den Atem zu achten. Atmen ist die einzige Körperfunktion, die sowohl willentlich steuerbar als auch unwillkürlich sein kann. Wir mögen zwar nicht in der Lage sein, jeden einzigen Atemzug zu beobachten, doch wir können den Prozess in Gang setzen, indem wir Übungen zur Beobachtung und Beeinflussung des Atems ausführen, die als Pranayama bezeichnet werden. Pranayama heißt Kontrollieren oder auch Erweitern (*ayama*) der Lebensenergie (prana). Prana wird auch aufgefasst als „Hervorbringen mystischer Schwingung" – dieser unbeschreiblichen Energie, die im Sonnenlicht, im Wasser, in der Erde, den Pflanzen, Tieren, Menschen, im Wind oder Atem vorhanden ist.

Wir Menschen können diese universelle Lebenskraft am unmittelbarsten über die wellenähnliche Natur des Atmens spüren. Dadurch werden wir daran erinnert, dass wir trotz des fortwährenden Wandels aller Dinge im Leben im Frieden sein können, solange wir im Rhythmus bleiben.

Wann immer Sie das Gefühl haben, Sie seien nicht mehr im Einklang, sollten Sie sich einen Moment Zeit nehmen und dafür sorgen, dass Ihre Ein- und Ausatmung länger und gleichmäßiger ist. Sie werden sich umgehend ausgeglichener fühlen. Der Akt, unseren Atem achtsam zu beobachten, kann ebenso tiefe Auswirkungen haben wie der Anblick der Meereswellen – es kann uns ein Gefühl von Lebendigkeit und Weite vermitteln.

Das nennen wir also „neu beginnen". In jedem Augenblick steht es uns zur Verfügung! Das einzige Problem ist, dass wir es vergessen. Wie können wir die positive Gewohnheit entwickeln, regelmäßig neu zu beginnen?

Den Atem lokalisieren

Wir können damit beginnen, dass wir uns mit der Atem-Anatomie unseres Körpers vertraut machen. Versuchen Sie es einmal damit:

Setzen oder legen Sie sich hin und berühren Sie die unteren Rippen vorne. Folgen Sie der Form Ihrer Rippen an den Seiten entlang bis nach hinten, so weit, wie Sie können. Erfühlen Sie nun die zweitunterste Rippe von unten nach oben. Erkunden Sie dann den Bereich zwischen der untersten und der zweituntersten Rippe. Dieser Muskel wird als Interkostal- oder Zwischenrippenmuskel bezeichnet. Er ermöglicht dem Brustkasten, sich wie ein Blasebalg auszudehnen und zusammenzuziehen, wenn wir ein- und ausatmen. Erkunden Sie weiter Ihren Brustkorb, bis Sie ganz oben angelangt sind. Nehmen Sie bewusst wahr, welche Form Ihre Rippen haben, dass sie einer Leiter ähneln, die bis unter die Achselhöhlen hinaufgeht; dass sie am Rücken bis zum Nacken hinaufreichen. Nehmen Sie sich Zeit zu spüren, dass Ihre Rippen sich an einigen Stellen mehr bewegen als an anderen. Gibt es Bereiche in Ihrem Brustkorb, die Ihnen angespannter oder freier zu sein scheinen?

Gibt es Stellen, die empfindsamer oder weniger empfindsam sind? Können Sie Ihren Atem zu den angespannten oder toten Stellen lenken?

Nun, da Sie Ihren Brustkorb kennengelernt haben, legen Sie sich auf den Rücken, die Knie gebeugt und die Füße flach auf dem Boden, weit auseinander und mit nach innen gerichteten großen Zehen, sodass Ihre Knie ganz natürlich zusammenfallen und die Oberschenkelmuskeln sich dadurch entspannen können. Legen Sie die Handflächen auf ihren Unterleib unterhalb des Nabels. Atmen Sie ganz natürlich. Die Hände heben und senken sich im Rhythmus Ihres Atems, wie ein kleines Floß, das auf dem Meer schwimmt.

Schieben Sie nach einigen Minuten die Hände hoch bis knapp oberhalb des Nabels, sodass die unteren Rippen auch noch mit eingeschlossen sind. Wie fühlt sich der Atem dort an? Ist er angespannter, mehr oder weniger fließend? Fühlen sich Ihre Hände schwer an? Können Sie die Bewegungen Ihres Zwerchfells spüren, wie es mit jeder Einatmung nach unten sinkt und sich bei jedem Ausatmen wie ein Schirm nach oben hebt? Das Zwerchfell ist ein perfektes Beispiel für eine Zwischenverbindung: Es verbindet und trennt gleichzeitig die oberen, eher zum Himmel gehörigen Organe Herz und Lunge von den Eingeweiden, den Organen des Unterleibs, die eher der Erde zuzuordnen sind.

Zu guter Letzt legen Sie die Hände auf Ihre Brust und lassen Sie den Atem hier Ihre Hände bewegen. Seien Sie neugierig auf alle Bereiche: Erforschen Sie den Bereich unter den Achselhöhlen, zwischen allen Rippen, die rechte Seite im Vergleich zur linken. Können Sie Ihren Atem spüren, wie er sich in die Rückseite Ihres Körpers hinein- und gegen den Boden bewegt?

Übung: Geführtes Atemgewahrsein

Setzen Sie sich bequem im Schneidersitz hin, ggf. auf ein oder zwei Kissen, die Ihre Hüften so weit erhöhen, wie es nötig ist, damit Ihre Wirbelsäule aufrecht aus dem Blumentopf Ihres Beckens nach oben wachsen kann. Finden Sie eine vertikale Beckenposition, indem Sie das Steißbein und das Schambein sich einander annähern lassen. Bleiben Sie etwa fünf Minuten so sitzen. Wenn Sie sich an eine Wand lehnen wollen, legen Sie ein kleines Kissen an Ihre Wirbelsäulenbasis, sodass Sie aufrecht sitzen können, ohne sich zurückzulehnen.

Berühren Sie während dieser Übungen ruhig jederzeit Ihre Rippen, Ihren Bauch oder Ihre Brust. Stellen Sie sich vor, Sie hätten an den angespannten Stellen Nasenlöcher und würden dort tief atmen.

Schließen Sie die Augen, und nehmen Sie die Bewegung des Atems wahr. Vergewissern Sie sich, dass Sie durch die Nase ein- und ausatmen. Ist es nicht interessant, dass der Atem sich allein dadurch, dass Sie auf ihn achten, schon leicht ändert – obwohl Sie ihn gar nicht bewusst verändern?

Vertiefen Sie langsam die Einatmung, und dehnen Sie die Ausatmung aus. Gehen Sie nicht von einem Moment zum anderen zur tiefsten Einatmung über, sondern langsam, indem Sie immer tiefer und voller atmen, nach und nach, Atemzug für Atemzug. Spüren Sie, wie der Atem die Rippen bewegt, was die Zwischenrippenmuskeln wärmt, und wie sich dadurch wiederum der Atem vertiefen kann. Bleiben Sie weiterhin aufmerksam.

Spüren Sie nun, wie der Atem im Körper nach unten strömt. Lassen Sie ihn den ganzen Weg bis zu Ihren Leisten hinabwandern, in die Höhlungen am Übergang zwischen Beinen und Becken. Fühlen Sie dann, wie der Atem allmählich Ihren Oberkörper bis oben zu Ihren Schlüsselbeinen auffüllt, vergleichbar mit Wasser in einem Glas.

Lassen Sie die Ausatmung ebenfalls vom Gesäß aus beginnen. Auch wenn Sie wissen, dass Ihr Atem Ihre Nase hinauf- und aus ihr herausströmt: Stellen Sie sich dennoch vor, Sie würden aus Ihrem Herzen ausatmen. Spüren Sie, wie diese Herz-Ausatmung die Brust weitet und möglicherweise leichte, freudige und mutige Gefühle hervorruft.

Nun lassen Sie Ihre Einatmung erneut wie einen Wasserfall den ganzen Weg zu den Leisten hinabströmen und dann langsam den ganzen Oberkörper bis oben auffüllen. Beim Ausatmen lassen Sie ihn wie eine Fontäne aufsteigen, die Ihrem offenen Herzen entspringt.

Verknüpfen Sie Ihren Geist mit dem Atem. Wenn Sie feststellen, dass Sie abdriften, beginnen Sie wieder von vorn. Versuchen Sie, tiefe, volle Atemzüge zu machen, ohne sich auf dem Höhepunkt des Einatmens anzuspannen und ohne sich zu versteifen, wenn Sie ganz ausgeatmet haben. Falls es doch geschieht, machen Sie sich nichts daraus. Es erfordert unter Umständen Jahre der Übung, bevor der Atem frei und gleichmäßig wird.

Wiederholen Sie die Übung, so oft Sie wollen.

Beruhigender Atem

Beruhigender oder auch regelmäßiger Atem wird als Sama Vritti bezeichnet und heißt wörtlich „gleiche“ oder „ausgeglichene Bewegung“. Gleich lange ein- und auszuatmen ist die beste Methode, unser Nervensystem und dadurch wiederum unseren Geist zu beruhigen.

Setzen Sie sich bequem mit gekreuzten Beinen hin. Atmen Sie vollständig aus. Zählen Sie beim Einatmen bis fünf. Zählen Sie beim Ausatmen bis fünf. Ist das zu lange oder zu kurz, dann ändern Sie die Länge so, wie es Ihnen heute angenehm ist. Wiederholen Sie dies, so oft Sie wollen.

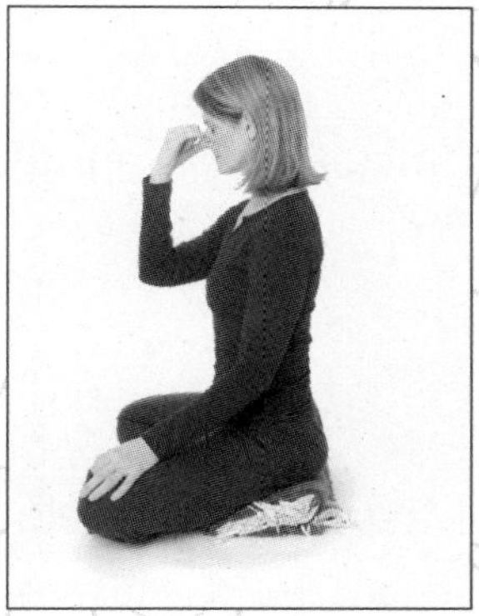

Beruhigende Wechselatmung

Beruhigender Atem mit wechselnder Seite wird als Surya Chandra Sama Vritti bezeichnet, was „Sonne Mond gleichmäßige Bewegung“ heißt. Im Yoga bezieht sich die linke Körperseite auf den Mond und gilt als kühlend, empfangend und weiblich. Die rechte Seite entspricht der Sonne, heiß, aktiv und männlich. Beim Atmen die Nasenlöcher abzuwechseln ist eine Methode, in diesen beiden Aspekten unserer Energie ein Gleichgewicht herzustellen. Es heißt, dass die Nasenlöcher von Natur aus abwechselnd mehr oder weniger geöffnet sind – wenn eines offen ist, ist das andere zumindest teilweise blockiert. Während eines kurzen Moments dazwischen sind sie beide geöffnet, und wir machen ganz natürlich die Erfahrung von Gleichgewicht. Ansonsten fühlen wir uns vielleicht manchmal eher zu praktischen Dingen hingezogen und manchmal eher zum Poetischen.

Machen Sie das Zeichen für OK mit Ihrer linken Hand, indem Sie Daumen und Zeigefinger zusammenlegen; das wird als Jñana-Mudra oder Mudra der Weisheit bezeichnet. Eine Mudra ist ein Siegel, ein Energiekreis. Machen Sie mit der rechten Hand die Vishnu-Mudra, indem Sie die ersten beiden Finger – Zeige- und Mittelfinger – auf die Handfläche legen. Verbinden Sie Ring- und kleinen Finger und bringen Sie diese Mudra an Ihre Nase. Achten Sie darauf, dass Sie nicht die Nase in Richtung Finger senken, sondern die Hand bis auf Nasenhöhe anheben. Heben Sie das Handgelenk leicht an, um Ihren Daumen an den rechten Nasenflügel und den Ringfinger an den linken Nasenflügel anzulegen.

Verschließen und öffnen Sie jedes Nasenloch abwechselnd, damit der Atem ein- und ausströmen kann. Seien Sie beim Ausführen dieser Übung ganz sanft zu Ihrer Nase. Versuchen Sie, sie nicht zur Seite zu quetschen.

Beginnen Sie mit einer vollständigen Ausatmung. Schließen Sie das rechte Nasenloch, und atmen Sie links ein, während Sie dabei bis fünf zählen. Verschließen Sie das linke Nasenloch. Heben Sie den Daumen und atmen Sie aus dem rechten Nasenloch aus, während Sie bis fünf zählen. Atmen Sie dann durch das rechte Nasenloch auf fünf wieder ein. Verschließen Sie das rechte Nasenloch und heben Sie den linken Ringfinger. Atmen Sie aus dem linken Nasenloch auf fünf aus.

Beginnen Sie von vorn. Wiederholen Sie die gesamte Abfolge dreimal.

Nicht zu fest, nicht zu locker

Eines Tages spielte ein Musiker ein Saiteninstrument. Er wollte vom Buddha wissen: „Wie soll ich meditieren?"

Der Buddha fragte: „Wie stimmst du denn dein Instrument?"

„Nicht zu fest, nicht zu locker", antwortete der Musiker.

„Genauso sollst du auch meditieren", sagte der Buddha.

Wie sollen wir den Atem in unserer Asana-Praxis einsetzen? Wie bei der Meditationspraxis ist die Aufmerksamkeit auf die Atembewegung gerichtet, damit der Geist auf den Körper ausgerichtet bleibt. Sie können jedoch auch Ihr Atemmuster vertiefen, wie in der Technik des beruhigenden Atems.

Wenn Sie in Ihrer Asana-Praxis auf Geräusch und Beschaffenheit Ihres Atems achten, erhalten Sie dadurch ein unmittelbares Feedback zur Qualität Ihrer Praxis in jedem Augenblick. Wir wollen nicht, dass unser Geist die Dinge zu eng oder zu weit gefasst sieht; ebenso wenig wollen wir, dass unsere Muskeln sich alle auf einmal ganz anspannen oder lockern; und dementsprechend soll auch unser Atem solcherart fließen, dass ein Gleichgewicht zwischen willentlich gesteuerter und unwillkürlicher Kraft besteht.

Wir wissen bereits, dass die Asana-Praxis sehr intensiv sein kann, daher nutzen wir unseren Atem teilweise als Methode, auch in schwierigen Situationen Gleichgewicht, Stabilität und Gelassenheit zu finden. Wenn der Atem zu rau, schwer oder laut wird, machen Sie eine Stresssituation noch stressreicher. Zu mühsames Atmen kann Ihr Nervensystem in Aufruhr versetzen. Die Art, wie Sie atmen,

Ihre Aufmerksamkeit und Ihre körperliche Aktivität sollten sowohl miteinander als auch mit dem, was Sie praktizieren wollen, im Einklang sein. Wollen Sie Grobheit, Aggression, Druck ausüben, Festhalten, Aufregung praktizieren? – Natürlich nicht! Lassen Sie Ihren Atem das widerspiegeln, was Sie praktizieren wollen.

Stellen Sie sich Ihren Körper als eine Röhre vor, und lassen Sie den Atem durch die Mitte der Röhre fließen, ohne dass er an den Kanten entlangreibt. Lauschen Sie dem Atemgeräusch. Es sollte nur so laut sein, dass Sie selbst es hören. Lassen Sie Ihr bewusstes Atmen so sein, als spielten Sie ein Instrument: nicht zu fest, nicht zu locker.

Viele denken bei Yoga nur an Dehnen und Strecken. Wenn wir aber nur versuchen, größer zu werden, immer weiter und weiter nach außen, dann wäre das, als würden wir tief einatmen ... und überhaupt nicht mehr ausatmen. Das ist nicht Ausdehnen, das ist Festhalten! Ohne Verbindung zum Atem wäre Yoga nur eine Reihe erstarrter Formen, die unsere bereits vorhandenen Auffassungen darüber verfestigen, wer wir sind und was unser Körper zu tun imstande ist.

Mit dem rechten Verständnis und ein bisschen Erfahrung in der Pranayama-Praxis kann der Rhythmus des Ein- und Ausatmens Ihre Führung sein, wenn Sie Ihre Yogapraxis erlernen oder vertiefen. Schließlich wird es zu einem nahtlosen Prozess des Ausdehnens und Zusammenziehens, einem Prozess, in dem Sie die Mitte berühren und von dort wieder nach außen strahlen, immer und immer wieder. Wenn wir in unserem Körper, Geist und Atem diese natürliche Schwingbewegung erleben, fühlen wir uns allmählich mit den wechselnden Jahreszeiten, der Abfolge von Tag und Nacht, mit den Gezeiten und dem Herzschlag aller Lebewesen verbunden. Wir beginnen, Yoga – Vereinigung – zu praktizieren, mit allem und allen. Und wenn wir dazu imstande sind, werden wir die Erfahrung machen, dass die drei Aspekte unseres Daseins, Körper, Atem und Geist, sogar noch mehr im Gleichgewicht sind.

Vier

Der mittlere Weg

Stehen

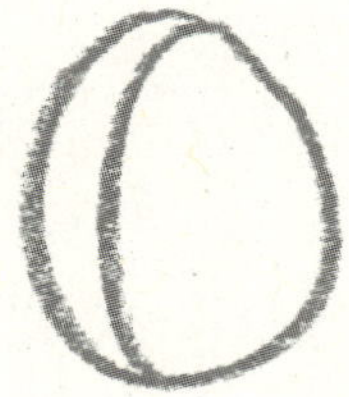

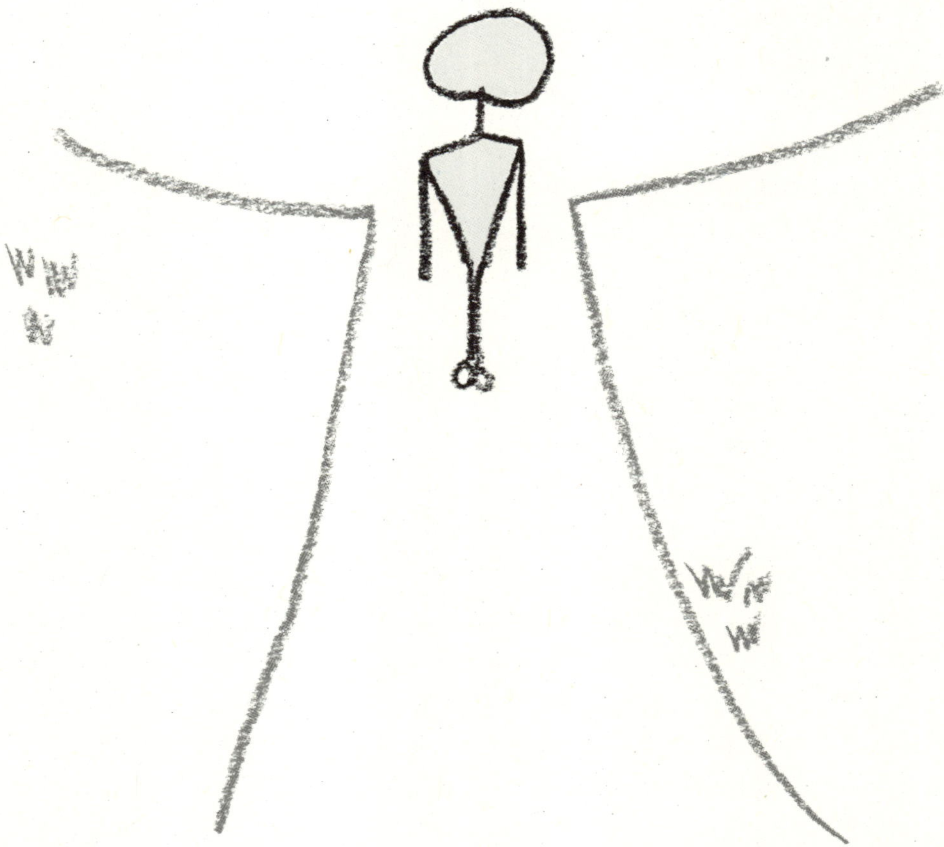

Yoga-Körper

Es ist noch nicht lange her, da sah mein Vater, der erst vor Kurzem zum Yoga gefunden hat und in Bezug auf die Praxis voller Neugierde ist, wie ich in Sukhasana (Schneidersitz) dasaß, und er fragte: „Wie heißt diese Haltung?" Als ich ihm erklärte, es sei die sogenannte „leichte Haltung", war seine Antwort ein kurzes Schnauben, gefolgt von der Bemerkung: „Leicht für wen?" Gute Frage, Dad!

Das Yogasutra von Patañjali besagt, dass Yoga-Asanas mit Ausdauer und Leichtigkeit praktiziert werden sollen. Das Wörterbuch definiert Leichtigkeit als Freisein von Schmerz, Mühe, Unbehagen, Angst oder großer Anstrengung – ein ruhiger Geisteszustand. Doch wie können wir auch nur eine dieser verschiedenen Formen der Freiheit spüren, solange wir diesen großen, groben Körper haben, der steif und angespannt ist, schmerzt und schwach ist und immer noch plumper wird?

Alles in allem ist es eine Sache der Wahrnehmung. Selbst die offiziellen Definitionen von Leichtigkeit teilen sich zu gleichen Teilen in körperliche und geistige auf, sodass „Freisein von großer Mühe" beiden Kategorien zufällt.

Candace Pert, ehemalige Leiterin der Abteilung für die Biochemie des Gehirns am National Institute of Mental Health, erklärt: „Letztendlich kann ich nur feststellen, dass das Gehirn nicht vom Körper zu trennen ist. Bewusstsein ist nicht nur im Kopf. Es geht auch nicht um die Frage der Vorherrschaft des Geistes über den Körper. Wenn man berücksichtigt, dass die DNA den Tanz der Peptide steuert, dann ist der Körper die äußere Manifestation des Geistes."

Mit anderen Worten: Unser Geist ist überall in unserem Körper. Der Weg zu Festigkeit und Leichtigkeit besteht darin, beides bewusst zu vereinen. Während unsere Yogapraxis das physische Durchhaltevermögen für die Meditation erhöht, können wir bewusst mit Leichtigkeit an die Sache herangehen, sodass wir dadurch auch körperlich die Erfahrung einer Öffnung machen.

Diese Vorstellung der Vereinigung ist am Kern unserer Praktiken des Hatha-Yoga und der Meditation. Die Wissenschaft sagt uns, dass jede Zelle in unserem Körper dieselben Eigenschaften hat wie der ganze Mensch – Atmung, Ausscheidung, Pulsieren –, daher wissen wir theoretisch, dass in jedem Winkel unseres physischen Wesens Bewusstsein ist. Das Problem liegt darin, dass wir nicht die Gewohnheit entwickelt haben, Geist und Körper als miteinander verbunden zu erleben bzw. dies nachzuvollziehen und nachzuempfinden. Vielleicht vergessen wir sogar, dass wir einen Körper haben, bis er hungrig wird oder zu groß für unsere Kleidung oder bis er zu viel Sonne abbekommt. Wir geben ihm Nahrung, kleiden ihn, baden ihn und treten durch ihn in Beziehung zu anderen Menschen, doch davon abgesehen behandeln wir ihn tendenziell wie einen Nachbarn aus dem Untergeschoss, der dem sprechenden Kopf in der oberen Etage unterlegen ist.

Häufig nehmen wir unseren Körper als eine äußere Umgebung wahr, die wir bewohnen. Wenn wir durch Meditationspraxis lernen, in wechselnden Umgebungen und Situationen zentriert zu bleiben, dann könnte man sagen, dass unser Körper die unmittelbarste äußere Umgebung ist, die wir kennen. Und genau wie jede andere äußere Umgebung ändert sich auch unser Körper fortwährend. Viele von uns wünschen sich allerdings, er würde sich nicht so verändern, wie er es von sich aus tut. Die meisten wären gerne dünner, größer, hätten lieber längere Beine oder einen größeren Busen oder etwas anderes, das außerhalb ihrer Kontrolle liegt. Wenn wir älter werden, wünschen wir uns tendenziell einen stärkeren, zuverlässigeren Körper, eine gute Verdauung, elastische Haut und genug Haare auf dem Kopf. Selbst wie wir unseren Körper gerne hätten, ändert sich. Wie können wir aber jemals einen Ort der Entspannung, der Akzeptanz, der Leichtigkeit finden und gleichzeitig so arbeiten, dass wir dadurch körperlich jenes Selbstvertrauen, jene Festigkeit entwickeln, die von starken Knochen, beweglichen Muskeln und gesunden Organen herrührt? – Es geht darum, den Mittelweg einzuschlagen.

In unserer gesamten Praxis wie auch in diesem Buch werden wir die dynamische Beziehung zwischen oben und unten, außen und innen, aktiv und empfangend, männlich und weiblich, Anstrengung und Loslassen, Fließen und Struktur, Form und Raum erkunden. Wir können unsere Untersuchung mit der Grundlage aller Asanas beginnen: Tadasana.

Tadasana

Tadasana heißt Berghaltung, und ebenso wie ein Berg verbindet sie Himmel und Erde. Die Prinzipien des Tadasana sind die vorbereitende Grundlage dafür, zu erlernen, wie wir die Vier Edlen Handlungen – Stehen, Gehen, Sitzen und Liegen – mit Kraft, Selbstvertrauen und Anmut ausführen können. Die Ausrichtungs-, Handlungs-, Drehungs- und Koordinierungstechniken, die angewandt werden, um in Tadasana die Balance zu finden, bilden die Grundlage jeder anderen Yogahaltung.

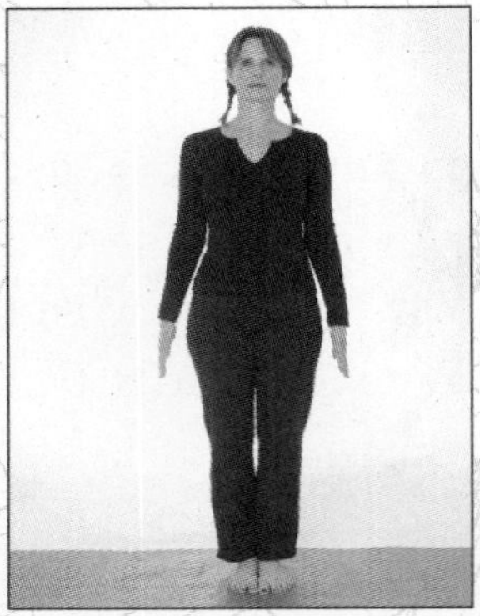

Himmel und Erde verbinden

Stellen Sie sich aufrecht hin, die Füße nebeneinander, Zehen und Fersen berühren sich. Falls Sie Anfänger sind, Gleichgewichtsprobleme haben oder es Ihnen aufgrund der Form Ihrer Beine schwerfällt, Ihre Füße zusammenzubringen, dann positionieren Sie Ihre Füße direkt unter Ihre Gesäßknochen.

In Tadasana bilden Ihre Füße das Asana oder den „Sitz" der Haltung. Um eine starke Verbindung mit der Erde herzustellen, heben Sie die Füße einzeln an und stampfen Sie auf den Boden. Spüren Sie, wie der stützende Untergrund unter Ihnen beschaffen ist. Spüren Sie die Oberflächenstruktur des Bodens unter Ihren Füßen.

Beugen Sie sich nun nach vorne, und drücken Sie die Oberseite des Gelenks am großen Zeh mit Ihrem Daumen und das entsprechende Gelenk am kleinen Zeh mit Ihrem Zeigefinger. Berühren Sie als Nächstes die inneren und anschließend die äußeren Fersen an jedem Fuß. Diese vier Punkte werden als die Eckpunkte der Füße bezeichnet. Arbeiten Sie daran, die Balance in der Mitte dieser Punkte zu halten. Die Mitte ist etwa die Vorderseite der Ferse oder dort, wo bei altmodischen Schuhen eine Gamasche wäre.

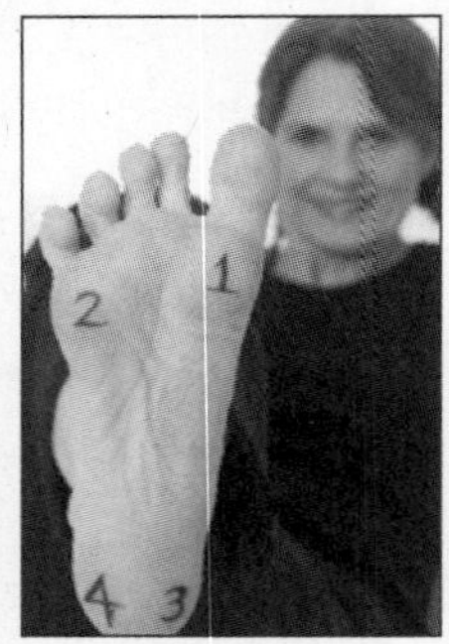

Richten Sie sich wieder auf, und heben Sie, während die vier Eckpunkte der Füße auf dem Boden bleiben, nur die Zehen an und fächern Sie sie weit auseinander. Schauen Sie, ob Sie den Abstand zwischen allen Zehen beibehalten können, wenn Sie sie einen nach dem anderen, angefangen beim kleinen Zeh, wieder auf den Boden senken. Machen Sie sich vertraut mit Ihren eigenen Zehen. Welche lieben sich und wollen sich nicht trennen? Welche lassen sich nur mit viel Anstrengung zusammenbringen? Spüren Sie die Luft zwischen Ihren Zehen? Erkennen Sie eine Beziehung zwischen diesen Beobachtungen und Ihren Schuhen – Stilettos, Flip-Flops, Turnschuhe? Benutzen Sie ruhig Ihre motorisch geschickteren Finger, um den Abstand zwischen allen Zehen anzugleichen.

Ebenso wie beim Meditieren, wenn Sie einfach nur aufgefordert sind zu sehen, was was ist, erforschen Sie Ihren Körper weiter mit Neugier und Unvoreingenommenheit. Was auch immer Sie über sich selbst erfahren: Es ist der erste Schritt in die Richtung, dass Sie Ihre Bewegungsmuster erkennen und sehen, wie Ihre Yogapraxis Ihnen helfen könnte, den Körper mehr ins Gleichgewicht zu bringen.

Wandern Sie den Körper entlang nach oben, legen Sie die Hände auf die Hüften, und erfühlen Sie Ihre Beckenknochen. Ist eine Hüfte höher als die andere?

Legen Sie die Hände auf die Mitte der Brust und fühlen Sie, wie Ihr Herz schlägt. Welche anderen Bewegungen spüren Sie hier?

Berühren Sie Ihren Scheitel und fühlen Sie das Gewicht Ihrer Hände dort.

Lassen Sie eine Hand auf dem Kopf, und legen Sie die andere auf Ihr Kreuzbein. Spüren Sie die Beziehung zwischen diesen beiden Knochen.

Lassen Sie die Hand auf dem Kreuzbein und legen Sie die andere auf Ihr Herz. Was spüren Sie hier?

Lassen Sie die eine Hand auf Ihrem Herzen und legen Sie die andere auf Ihren Scheitel. Wer ist heute der Boss – Ihr Kopf oder Ihr Herz?

Heben Sie beide Arme in Schulterhöhe zur Seite an. Strecken Sie jede einzelne Fingerspitze aus, während Sie die Arme langsam wieder an den Seiten herabsinken lassen.

Verbinden Sie Ihre Füße wieder mit der Erde und dehnen Sie sich über Ihren Scheitel nach oben aus. Behalten Sie dieses Gefühl von Energie, die sich in alle Richtungen ausdehnt, bei.

Lassen Sie die Zunge im Mund nach unten sinken, und entspannen Sie den Kiefer – ahhh. Heben Sie die Mundwinkel leicht an. Spüren Sie, wie sich der Gaumen öffnet, und stellen Sie sich vor, dass diese Öffnung sich bis zum Scheitel ausdehnt. Fühlen Sie, wie Ihr Gesicht sich vorne lockert und in Richtung Hinterkopf sinkt.

Lassen Sie Ihre Augen in der Mitte der Augenhöhlen ruhen. Halten Sie sie geöffnet, und sehen Sie, was sich direkt vor Ihnen befindet. Können Sie die Augen entspannen und immer noch fokussiert bleiben, sodass Sie das, was Sie gerade sehen, in sich aufnehmen?

Spüren Sie Ihren Atem. Spüren Sie das Licht um Sie herum. Nehmen Sie den Geschmack in Ihrem Mund wahr. Hören Sie die Geräusche um Sie herum.

Das Synchronisieren von unten und oben, rechts und links, vorne und hinten – in alldem bringt man körperlich zum Ausdruck, dass man sich mit Himmel und Erde verbindet. Der Himmel repräsentiert unsere Vision oder angestrebten Ziele, und die Erde ist das Handeln, das zum Verwirklichen der Träume erforderlich ist. Der Himmelsaspekt bezieht sich auf Kreativität und Vision, kann sich jedoch als Träumer, der den Kopf in den Wolken hat, ausdrücken. Der Erdaspekt ist das

Erdverbundene und äußert sich darin, dass Dinge erledigt werden, allerdings mit einer Natur des Sichabmühens, das niemals über den Tellerrand hinausschaut. Das Potenzial, beides zu verbinden, liegt allein im Bereich der Menschen.

Tadasana ist der Bezugspunkt für alle anderen Haltungen, weil es unsere körperliche Ausrichtung bestimmt. Es hilft uns aber auch, zu einem tieferen Verständnis zu gelangen, wie wir Körper und Geist ausrichten und aufeinander abstimmen können – auf einem Mittelweg zwischen Absicht und Tat.

In Tadasana zu stehen ruft uns ins Gedächtnis, dass der yogische Weg der Mitte niemals bedeutet, nur nach links, nach oben oder nur nach vorn zu gehen. Im Yoga bewegen wir uns stets in mehrere Richtungen gleichzeitig. Um uns nach oben zu strecken, sin¬ken wir nach unten. Um nach außen auszustrahlen, verbinden wir uns mit unserer Mitte. Um die Fingerspitzen auszustrecken, ziehen wir unsere Arme in die Schultergelenke. Um intensiver zu sehen und zu hören, entspannen wir unsere Augen und Ohren.

Tadasana ist dem Anschein nach eine einfache, statische Haltung, doch bei näherer Untersuchung entdecken wir, dass es sehr lebendig ist. Genau wie bei einem Berg gibt es frei fließende und blockierte Energieströme, Flüssigkeiten und Winde. Es gibt Beziehungen, die von den topographischen Gegebenheiten unserer Körperlandschaft geschaffen werden. Es gibt langsame, subtile Bewegungen, deren Beobachtung Geduld erfordert. Die Berghaltung Körper und die Berghaltung Geist werden zu Spiegeln, die sich gegenseitig reflektieren, so wie ein Berg sich in einem See spiegelt.

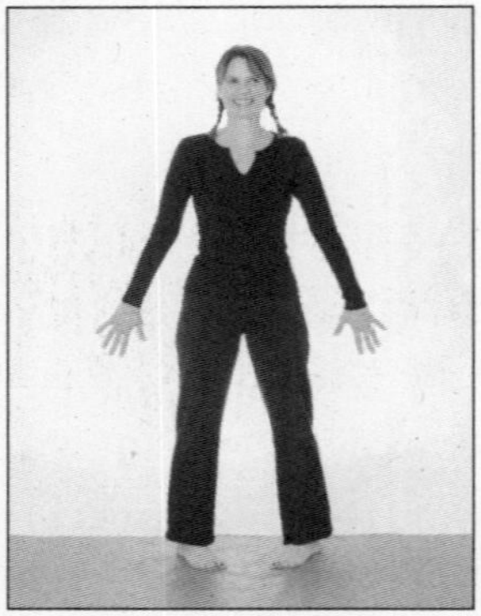

Männliches und Weibliches koordinieren

Becken und Beine

Außer mit „Kraft“, „Hartnäckigkeit“ oder „Anstrengung“ wird *hatha* auch mit *ha*, „Sonne“, und *tha*, „Mond“, übersetzt. In der Yogaphilosophie wird die Sonne mit Hitze und Aktivität in Zusammenhang gebracht, die mit dem männlichen Aspekt in uns allen in Beziehung stehen. Der Mond ist der weibliche Aspekt, der unsere kühle, empfangende Natur ausdrückt. Um vollständig zu sein, müssen wir uns mit beiden Seiten vertraut machen und eine gesunde Verbindung zwischen beiden entwickeln. Lassen Sie uns jetzt also diese Beziehung in Becken und Schultern erkunden, den beiden Bereichen, in denen Ausdruck und Empfänglichkeit am stärksten ausgeprägt sind. Die Arme und Beine können nach innen und außen drehen. Legen Sie sich auf den Rücken, spielen Sie etwas damit herum, und nehmen Sie wahr, was in Brust und Becken vor sich geht. Wenn Arme und Beine in Richtung Körper drehen, richtet sich unsere Energie nach innen und beruhigt sich oder wird möglicherweise sogar unterdrückt. Diese Drehung nach innen wird als Innenrotation bezeichnet.

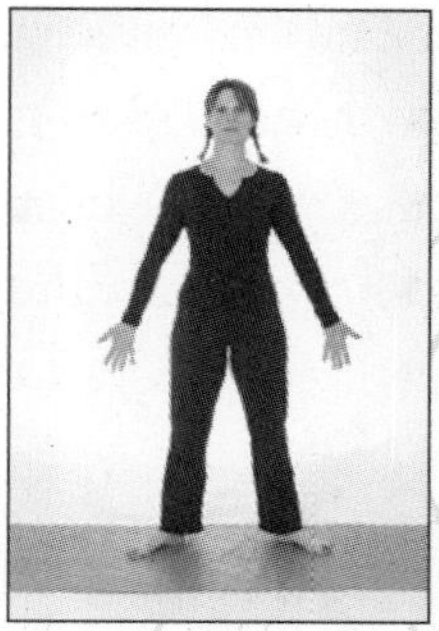

Wenn Arme und Beine nach außen drehen, haben wir zwar mehr körperliche Freiheit, fühlen uns aber vielleicht zu exponiert. Unsere Energie wird in einem hinausströmenden Fluss ausgedrückt. Das bezeichnet man als Außenrotation.

Wir brauchen in jeder Position Drehungen nach innen und außen, um den Mittelweg in unserer Skelettausrichtung und schließlich in unserem Energiekörper zu finden.

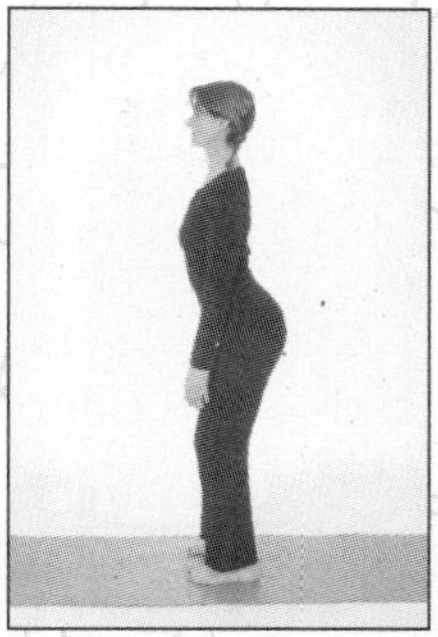

Stehen Sie in Tadasana, und versuchen Sie mit dieser Übung ein Gleichgewicht im Becken zu finden. Lassen Sie die Knie locker, und drehen Sie die Beine nach innen, sodass die Füße einwärts gerichtet sind. Kippen Sie Ihr Becken, um Ihr Gesäß nach hinten und aufwärts zu drehen. Das bezeichnet man als Innenrotation der Beine. Es bezieht sich auf den weiblichen Aspekt Ihrer Energie, die sehr leicht und schwerelos ist. Die Innenrotation zieht das Schambein zurück zwischen die Oberschenkel und vertieft die Leistenbeuge, wodurch Atem und Prana in den Beckenboden fließen können und Raum für Bewegungen im Gelenk geschaffen wird.

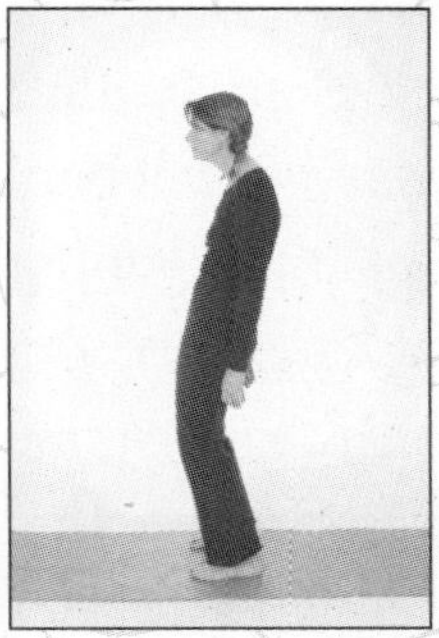

Doch ohne das Element der Außenrotation wäre das Bild nicht vollständig. Versuchen Sie es daher nun umgekehrt: Ziehen Sie das Becken unten ein Stück ein, und lassen Sie Knie und Zehen nach außen zeigen. Dies wird als der männliche Aspekt betrachtet, der erdverbunden ist, aber ohne etwas Vorstellungskraft jene Art nach unten strebender Energie werden könnte, in der Sie stecken bleiben könnten – wie in Treibsand.

Um das Weibliche und Männliche in Ihrem Becken zu vereinen, bringen Sie Ihr Becken wieder in die gekippte Neigung der Innenrotation. Versuchen Sie, die tiefe Stellung in den Leistenbeugen beizubehalten, während Sie langsam Ihr Steißbein nach vorne in Richtung Schambein ziehen und so Ihre inneren Schenkel und Fersen zusammenbringen. Nun sollten Sie spüren, dass Ihre Beine parallel ausgerichtet sind; die Zehen weisen gerade nach vorne, das Gewicht ruht gleichmäßig auf den vier Eckpunkten der Füße. Wenn Schambein und Steißbein sich annähern, unterstützt dies einen dynamischen Tonus im Beckenboden, eine aufstrebende Energie, die eine gute Stütze für die erdnahen Unterleibsorgane bildet.

Die Balance zwischen Innen- und Außenrotation schafft eine neutrale Ausrichtung, auch als parallele Ausrichtung bezeichnet. Jeder von uns benötigt einen anderen Grad der Innen- und Außenausrichtung, um zur Mitte zu gelangen. Es kommt darauf an, wo Sie beginnen. Ist Ihr Becken von Natur aus eher gekippt, dann brauchen Sie mehr Steißbeinenergie; ist es eingezogen, ist mehr Aktion des Schambeins zur Vertiefung der Leistenbeugen erforderlich. Bei fast niemandem besteht von Natur aus schon ein perfekt ausbalanciertes Verhältnis von 50:50. Während der gesamten Praxis wird Ihr Becken sich verändern, daher müssen Sie dieses Weiblich-männlich-Gespräch, wie alles andere in Ihrer Praxis, jeden Tag aufs Neue wiederaufnehmen.

Schultern und Arme

Im Bereich der Schultern und Arme haben wir unser Hauptinstrument für nonverbale Kommunikation: winken, umarmen, geben und empfangen. Da Kommunikation dann am besten ist, wenn sie zweigleisig ist, wollen wir nun erforschen, wie Innen- und Außenrotation uns in diesem Bereich sowohl mit ausgehenden als auch mit hereinkommenden Möglichkeiten versorgt.

Beginnen Sie, indem Sie Ihre Schultern zur Brust hin einsacken lassen, und lassen Sie den Oberkörper schlaff in sich zusammenfallen. Diese Haltung ist im Yoga unbedingt zu vermeiden. Es ist gut, dass Sie sie jetzt einmal fühlen, damit Sie sie gegebenenfalls wiedererkennen. Die Nebeneffekte dieser Haltung sind flache Atmung und Depressionen.

Hier nun die Anleitung, wie Sie diese Haltungstendenz korrigieren können: Stecken Sie Ihre Daumen in die Achselhöhlen, als würden Sie sich an die Hosenträger fassen und sie hochziehen. Heben Sie die Achseln, und spüren Sie, wie sich Ihre Brust dadurch öffnet. Halten Sie Ihre Daumen dort, und bringen Sie Ihre Mittelfinger in der Mitte Ihrer Schlüsselbeine zusammen. Ziehen Sie von dort eine Linie nach außen zu Ihren Schultern, sodass sich die Schlüsselbeine mit der Bewegung Ihrer Finger verbreitern. Gleiten Sie nun mit Fingern und Händen aufwärts und über die Schlüsselbeine, wie ein Pizzabäcker, der eine lange Rolle Pizzateig rollt. Lassen Sie die Pizzateig-Energie nach oben wandern, über den oberen Teil Ihrer Schultern hinaus. Lassen Sie sie den Rücken hinabfließen, indem Sie die Schulterblätter in den Brustkorb hineinziehen.

Stellen Sie sich vor, Ihre Schulterblätter seien zwei große, warme Hände auf Ihrem Rücken, die Ihr Herz und Ihre Lunge stützen (männlich). Gleichzeitig lockern Sie die Brust, ohne dass sie einsinkt. Ihr Rücken kann so die Basis sein, auf der die Vorderseite ruht (weiblich).

Reiben Sie die Handflächen schnell aneinander, um etwas Hitze zu erzeugen. Legen Sie diese warmen Hände auf Ihre Nieren, den Bereich am Rücken zwischen Rippen und Becken, sodass die Wärme Ihrer Hände diesen Bereich „zum Schmelzen bringt" und lockert. Atmen Sie in Ihre Hände hinein, und spüren Sie, dass dort Weite und Ausdehnung möglich sind. Bewegen Sie Ihre Hände zu den Seiten hin, und hüllen Sie sich dann ganz in diese Energie wie in einen gemütlichen Umhang, der vorne schließt. Ziehen Sie dabei die vorderen Rippen zueinander.

Das Heben der Achselhöhlen und Schlüsselbeine ist Außenrotation, eine öffnende Bewegung. Die Gegenbewegung, das Einhüllen mit dem Nierenumhang, schafft eine Ausrichtung nach innen, die die ausgehende Energie umfängt. Erkunden Sie, wie viel von jeder Sorte Sie brauchen, um Harmonie zu finden.

Stehen Sie in Tadasana, die Arme hängen seitlich herab. Aktivieren Sie die Außenrotation, um Ihre Oberarmknochen genau in die Mitte Ihrer Schultergelenkpfannen zu bringen. Bei dieser Außendrehung weisen die Handflächen vom Körper weg. Drehen Sie Ihre Arme von Ihren Ellenbogen bis zu den Fingerspitzen, sodass die Handflächen jeweils an den Körperseiten sind. Achten Sie darauf, die Außenrotation des Oberarms beizubehalten, um Herz und Lunge zu unterstützen. Diese Art der Gegendrehung bringt das Männliche und Weibliche in Ihren Armen ins Gleichgewicht. Durch diese ganzheitliche Qualität wird die Fähigkeit ausgebildet, bei Aktivitäten, die mit Gewichtsbelastung verbunden sind, Schweres zu halten – einschließlich des eigenen Körpers.

Das Koordinieren männlicher und weiblicher Drehungen im Oberkörper integriert Arme, Schultern, Rücken und Brustkorb. Im Gegenzug bewirkt diese Ausrichtung, dass unsere Arme die Himmelsorgane Herz und Lungen stützen und dass der Rücken wiederum die Arme stützt, sodass sie noch freier, empfänglicher und ausdrucksstärker werden.

Beine, Becken und Hüften sind unsere wichtigsten Hilfsmittel zur Fortbewegung bzw. Mittel, um durch die Welt zu gehen. Arme, Schultern und Brust wiederum sind das, was wir vorrangig nutzen, um geradewegs aus dem Herzen heraus kommunizieren. Sind diese beiden Bereiche im Gleichgewicht – auch miteinander – dann können wir uns allmählich mit Himmel und Erde verbinden, können unsere Herzensbestrebungen mit unserem geerdeten und gerichteten Handeln verbinden.

Denken Sie daran: Nicht zu fest, nicht zu locker

In meiner Kindheit und Jugend ging ich jeden Sonntag mit meinen Eltern zur Kirche. Eine wundervolle alte Dame dort war eine große Anhängerin von Zuneigungsbekundungen. Sie umarmte stets jeden, und mich ganz besonders. In den ersten Jahren umfing und drückte mich ihr Bauch, und schließlich reichte ich weit genug hinauf, um von ihrem ausladenden Busen verschlungen zu werden. Im Teenager-Alter hörte ich, wie sie zu meiner Mutter sagte, dass ich meinen Kopf immer auf ihrem Balkon ablegte, doch bald schon werde sie diejenige sein, die ihren Kopf auf meiner Brust ablege! Ich war ihr wirklich von Herzen zugetan, aber ich muss zugeben, wenn sie mich umarmte, war ich dem Ersticken nahe. Zu lange, zu fest! Heutzutage ist mir eine liebevolle Umarmung lieber, die zwei Herzen zusammenbringt, aber mich trotzdem noch atmen lässt.

Mit dem Händeschütteln verhält es sich ähnlich wie mit Umarmungen: Es sind Hand-Umarmungen, und dasselbe Syndrom macht sich bemerkbar. Ein Handschlag wie ein schlaffer Waschlappen, bei dem die Hand fast aus der Hand des Gegenübers fällt: zu locker. Oder der Macho-Handschlag, bei dem die Finger weiß werden: zu fest. Ein guter, fester Händedruck ermöglicht einen beidseitigen Austausch und kann eine sehr befriedigende Erfahrung sein. So wie wir mit unserem Geist nicht zu fest oder zu locker arbeiten, so sollen wir auch in unserer Muskelarbeit den Mittelweg der Anstrengung nehmen und lockerer werden. Häufige Fragen im Yogaunterricht sind: Soll ich in dieser Haltung mein Gesäß zusammenpressen oder locker lassen? Meine Bauchmuskeln anspannen oder entspannen? Die Antwort ist stets dieselbe: ein rätselhaftes Ja. Tun Sie beides gleichzeitig in dem Bewusstsein, dass der Grad des Aktivierens und Loslassens in verschiedenen Haltungen mit verschiedenen Menschen an verschiedenen Tagen variiert. Was wir suchen, ist ein Weg, uns auf etwas einlassen zu können, ohne zu „klammern“. (Erinnern Sie sich an Festigkeit und Leichtigkeit?) In diesem Zusammenhang habe ich über den Abend, an dem mein Freund mir einen Heiratsantrag machte, nachgedacht. Es machte mich zwar glücklich, dass wir unsere Beziehung vertieften, aber verlobt zu sein – das konnte ich mir nicht so recht vorstellen. Ich dachte einfach, man lernt sich kennen, man lebt zusammen und dann heiratet man vielleicht. Wozu dann noch eine so lange Verlobungszeit? Doch als Dave mir den Antrag machte, sagte er: „Ich will mit dir verlobt sein. Ich will, dass wir uns voll und ganz auf unser gemeinsames Leben einlassen, dass es wach ist und lebendig. Es ist nicht nötig, direkt zum nächsten Punkt auf der Tagesordnung überzugehen. Lass uns diese Zwischenzeit genießen und uns wirklich auf den Reichtum unseres gemeinsamen Lebens einlassen." Ich sagte: „Wow! Okay."

Lassen Sie uns nun die Erfahrung erkunden, wie wir unsere Muskeln als ein kontinuierliches Pulsieren aktiver Energie einsetzen können, nicht als ein Festklammern, das sich nie ändert (also genau die Art von Ehe, die Sie bestimmt nicht wollen!).

Stehen Sie in Tadasana. Spannen Sie alles an: Zehen, Finger, Gesicht, Gesäß, Bauchmuskeln, alle Muskeln. Lassen Sie dann locker – so lange, bis Sie ganz schlaff sind.

Bauen Sie nun, angefangen bei den Füßen, Tadasana wieder auf, und finden Sie dabei den Mittelweg zwischen Festklammern und Loslassen.

Pressen Sie Fuß- und Beinknochen in die Erde, während Sie Ihre Beinmuskeln liebevoll an die Knochen heranziehen. Spüren Sie, wie Ihre Beinmuskeln die Knochen stützen? Stellen Sie sich vor, dass diese Muskeln kontinuierlich nach oben fließen, wie Socken, an denen gezogen wird, während die Knochen sich nach unten stemmen.

Können Sie, ohne die Leisten, den Unterleib oder das Gesäß anzuspannen, spüren, dass Schambein und Steißbein miteinander in Beziehung stehen? Wie können Sie diese Bereiche bewusst energetisieren und trotzdem noch offen sein für die natürlichen Schwingungen, die dort gerade sind? Es ist in Ordnung, wenn es nur in Ihrem Geist stattfindet und Sie nicht sicher sind, ob Sie etwas spüren. All diese Arbeit beginnt mit der Absicht.

Lassen Sie nun den Atem tiefer werden, und fühlen Sie, wie sich die Brust, die seitlichen Rippen und der Rücken bewegen. Können Sie dieses volle Atmen erkunden, ohne dass Ihre Brust dabei aussieht, als wären Sie gerade in die Armee eingetreten? Aktivieren Sie Ihre Arme. Ziehen Sie die Muskeln nach oben und an die Knochen heran, während Sie sie über die Fingerspitzen hinaus ausstrecken. Spannen Sie die Hände zu Karate-Händen an. Lassen Sie sie als schlaffe Nudelhände hängen. Und nun versuchen Sie, Hände des Mittelwegs zu finden, indem Sie jeden Finger einen Buddha sein lassen – einen erwachten Buddha!

Schaukeln Sie mit dem Kopf hin und her, und versuchen Sie, einen Balancepunkt zu finden, an dem der Kopf auf dem Hals sitzen kann. Lassen Sie die Haut um das Rund Ihres Halses herum gleichmäßig und glatt wie eine Haut-Halskette sein, die aus Perlen gefertigt ist, mit einem regelmäßigen Abstand zwischen den einzelnen Kugeln.

Der Kopf befindet sich über Ihrem Herzen, Ihr Herz über den Hüften, die Hüften über Ihren Füßen.

Buddha-Geist

Sukhasana

Asana-Praxis heißt, den Körper in eine spezielle Anordnung zu bringen und dann mit dem, was aufkommt, zu sitzen. Was das betrifft, ist jedes Asana gleich. Wir können die Methode des Verbindens von Himmel und Erde und der Koordination von männlich und weiblich und „nicht zu fest, nicht zu locker" in jeder Haltung anwenden. Jede beinhaltet zu gleichen Anteilen körperliches Erwachen und geistige Aufmerksamkeit. Form und Inhalt gehen Hand in Hand.

Die Herausforderung von Sukhasana (der leichten Haltung) besteht nicht darin, dass wir uns verknoten wie eine Brezel und dann auf den Boden plumpsen. Sie umfasst auch unseren geistigen Zustand, wenn wir an unsere Praxis herangehen; das, was aufkommt, wenn wir dabei sind, und wie wir uns dazu in Beziehung setzen. Lassen Sie die Meditationspraxis allmählich Ihre Asana-Praxis durchdringen, indem Sie die bereits erläuterten Meditationstechniken, mit dem Geist vertraut zu werden, den Gedankenverlauf zu beobachten und jegliches Projektdenken oder Streben loszulassen, anwenden. Und manchmal lassen Sie einfach all diese Anleitungen los und gehen ganz unbefangen an die Sache heran. Atmen Sie aus. Beginnen Sie von vorn. Wenn Yoga als eine Praxis bezeichnet wird, was praktizieren wir dann und wofür praktizieren wir? Sukha wird manchmal auch mit „(offener) Raum" wiedergegeben. Das Gegenteil ist *dukkha*, „Leiden", von Krishnamacharya auch als „dunkler Raum" bzw. „dunkles Zimmer" bezeichnet. In *The Solace of Open Spaces* schreibt Gretel Ehrlich: „Raum repräsentiert geistige Gesundheit, kein reines, abgestumpftes oder ‚abgehobenes' Leben, sondern eines, das jede Vorstellung oder Situation sinnvoll einbezieht." Ist das nicht genau so, wie wir leben wollen?

Fünf

Weg ohne Ziel

Vinyasa-Flow

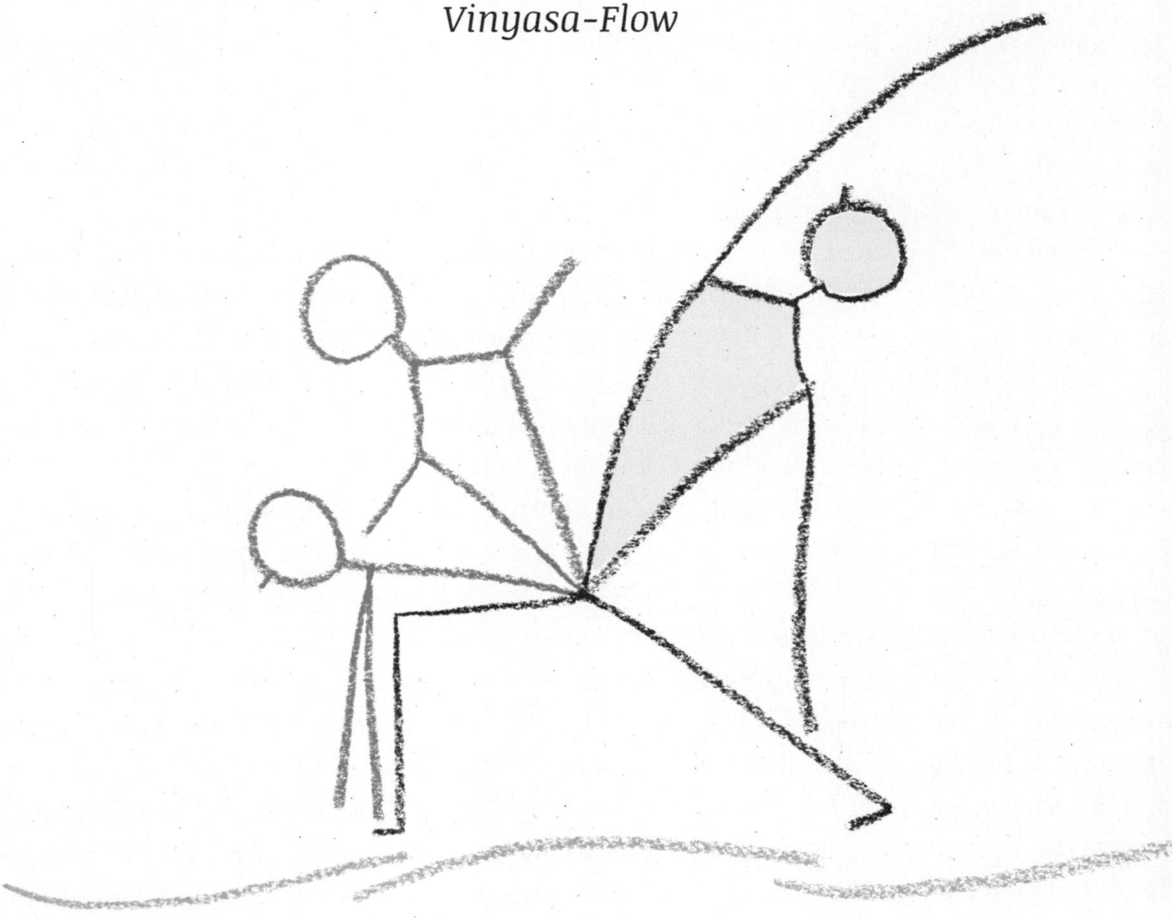

Buddha-Geist

„Jeder Schaffensakt ist zunächst ein Akt der Zerstörung." Pablo Picasso

Es ist Freitagabend, und ich lasse den Wagen die Autobahnausfahrt 70 hinunterrollen. Geistig bin ich jedoch bereits am Strand. Ich genieße das Gefühl des Sands an meinen Füßen, die aus der winterlichen Gefangenschaft in den Schuhen befreit sind. Ich denke an all die Menschen und Tiere am Strand, die ich gesehen habe – Quallen, Jogger, Parkaufseher, radschlagende Kinder, Hunde mit ihren Herrchen und Frauchen, die ihnen gleichen – und an die vielen Abenteuer im Sand, die mein Mann und ich gemeinsam erlebt haben. Dazu gehört auch der übliche Kopfstand (oder auch zwei), um die Wellen aus dieser Perspektive zu betrachten. Egal, wie das Wetter ist: wir lassen unsere Augen auf dem Horizont ruhen und unseren Atem auf dem Auf und Ab der Wellen.

In Wirklichkeit bin ich zwar immer noch an der Abfahrt 70 und komme gerade bei dem dortigen McDonald's an, doch im Kopf habe ich meine lebendigen Erfahrungen am Strand, die in unmittelbarem Gegensatz stehen zu den eineinhalb Stunden, die ich brauche, um auf dem sehr langen Long Island Expressway dorthin zu kommen. Ich versuche, der Langeweile auf der Fahrt zu entgehen, indem ich Radio höre, im Geist meine Woche durchgehe und mich auf andere nichtkörperliche Aktivitäten einlasse, die meinen Geist von seinem Aufenthaltsort entfernen.

Ich bezweifle jedoch, dass es klug ist, den enormen Anteil meines Lebens, in dem ich keine herausragende Erfahrungen mache, zu ignorieren, ganz zu schweigen davon, dass es kaum ratsam sein dürfte, so wenig aufs Fahren zu achten. Wie kann ich zu meinem Leben erwachen, während ich es lebe? Und warum sollte ich den Wunsch haben, das zu tun?

Wenn wir in Gedanken versunken sind, verpassen wir unser Leben. So einfach ist das. Klischeehaft ausgedrückt, würden wir sagen: „Halte inne, und nimm den Duft der Rosen wahr." So wie ich meinen Tag am Strand schon plante, als ich noch nicht einmal die Autobahn verlassen hatte, so neigen wir alle dazu, geistig abzuschweifen und auf Reisen zu gehen, wenn unsere äußeren Aktivitäten uns langweilen. Ein ganz praktischer Grund, aufmerksam und präsent in unserer Welt zu sein, ist der, dass wir die nächste Autobahnausfahrt nicht verpassen sollten oder auch den Moment, wenn der nächste Wäschetrockner im Waschsalon frei wird oder der nächste gutaussehende Mann in unser Leben tritt. Für manche dieser alltäglichen Angelegenheiten haben wir zwar Signale, wie die Zeitschaltuhr am Herd oder den Ruf des Bankkassierers „der Nächste, bitte!", aber wenn diese Hinweise nicht vorhanden sind, dann driften wir ab und versäumen etwas. Letzteres ist, als würden wir aus unserem eigenen Leben aussteigen, und wenn das geschieht, sind wir von anderen isoliert.

Dadurch, dass wir wach und präsent in unserer Welt bleiben, statt uns ein Dasein in unserer eigenen Gedankenblase zu schaffen, können wir voll am Verkehrsfluss, am Fluss des Lebens, an der sich ständig veränderten Form unseres Lebens teilnehmen. Wenn wir auf unsere Welt achten, ganz gleich, wie schnell sie sich verändert (wenn wir die Autobahn entlangrasen), oder auch, wenn die Veränderung sehr langsam vonstattengeht (Falten und graue Haare), dann bestätigen wir von Neuem unsere Verbindung mit dem Leben in seiner Gesamtheit. Diese Verbindung kann als Vollständigkeit empfunden werden, die auch Yoga genannt wird und Vereinigung mit allem bedeutet – und das schließt auch ein, dass wir mit uns selbst wiedervereinigt sind.

Wir alle wissen dies intuitiv, erinnern uns jedoch daran, dass es schwierig ist. Darum üben wir wiederholt bestimmte Aktivitäten, z.B. zu beobachten, wie unser Atem ein- und ausströmt, immer wieder. Oder im Kreis gehen. Oder wirklich jeden Tag den Sonnengruß ausführen. Wenn wir imstande sind, die erforderliche Konzentration zu entwickeln, um bei diesen gewöhnlichen Ereignissen zu bleiben, dann werden wir auch nach und nach die geringfügigen Veränderungen und den natürlichen Reichtum unseres täglichen Lebens wahrnehmen.

Gehmeditation

Gehmeditation ist eine Technik, wach und aufmerksam zu bleiben, während wir uns durch den Raum bewegen. Es ist für uns eine Methode zu erkennen, dass wir auch in Bewegung immer noch präsent sind und nicht nur irgendwohin gehen oder irgendwoher kommen. Das ist besonders für Menschen wie mich, die viel mit dem Flugzeug unterwegs sind, sehr hilfreich. Oben am Himmel zu sein ist im wahrsten Sinne des Wortes, als würde man den Boden unter den Füßen verlieren. Es ist ein Gefühl, als sei man im Nirgendwo, in einem Schwebezustand zwischen Raum und Zeit. Die gängigste Lösung in einer solchen Situation ist, irgendetwas zu tun, das man kennt, nur um die Zeit (und den Raum) hinter sich zu bringen: einen Film ansehen, lesen, schlafen, noch mehr Honig-Erdnüsse essen. Seit Kurzem blicke ich bei solchen Gelegenheiten aus dem Fenster und betrachte den weiten Himmel.

Das lockert meine „Gehirn-Faust“, und ich bin ganz erfüllt von der Schönheit der „Welt der Erscheinungen“ – schneeweißen Wattewolken und leuchtendrosa Sonnenstrahlen. Statt dass mich die Klimaanlagenluft im Flugzeug matt werden lässt, fühle ich mich dadurch, dass ich bei meinem Flug durch den Raum auf jeden Berggipfel, jeden Flusslauf und jede Patchwork-Farm achte, pulsierend und lebendig.

Die Technik für Gehmeditation ist fast dieselbe wie die der Sitzmeditation. Statt jedoch den Atem als Orientierungspunkt zu benutzen, um präsent zu bleiben, nutzen wir die physischen Empfindungen der Füße auf dem Boden, während wir Schritt für Schritt gehen. Mit offenen Augen, den Blick nach vorn gerichtet, entwickeln Sie nach und nach ein Gefühl für die Umgebung, während Sie sich durch die Welt bewegen. Gehen Sie langsamer als beim normalen Laufen, aber nicht so langsam, dass es zu einer forcierten, gehemmten Angelegenheit wird. Sie können Gehmeditation sogar praktizieren, wenn Sie die Straße hinuntergehen. So sehen Sie vielleicht Dinge in Ihrem Häuserblock, die Sie in den ganzen zwanzig Jahren, die Sie schon dort wohnen, nie bewusst wahrgenommen haben.

Gehmeditation trägt dazu bei, dass uns bewusst wird, wo wir uns genau jetzt befinden und wie sich dies mit jedem Atemzug, jedem Schritt verändert. Sie wird traditionell als Teil einer längeren Meditationssitzung durchgeführt, um dem Körper etwas Erholung zu gönnen. Nach fünfzig oder sechzig Minuten Sitzen gehen die Meditierenden etwa fünfzehn oder zwanzig Minuten. Normalerweise gehen sie im Kreis oder an den Seiten der Meditationshalle entlang. Dadurch werden wir auch daran erinnert, dass wir nicht gehen, um irgendwohin zu gelangen – ebenso wenig, wie wir meditieren, um irgendwohin zu gelangen.

Die Praxis der Meditation ist keine Methode, um besser zu werden oder irgendetwas loszuwerden, sondern um herauszufinden, was vor sich geht, und es genau dann, wenn es geschieht, voll und ganz zu erleben. Wenn Sie weitergehen, wird die Aktivität an sich zum Selbstzweck. Mit der Zeit entwickelt sich durch die Praxis Neugierde, und die zweckorientierte Mentalität schwindet. Während Sie im Kreis gehen, erkennen Sie allmählich Orientierungspunkte: den Schatten vor einem Fenster, die Struktur einer Bodendiele, die sich gelöst hat, das Geräusch der Heizung neben der Tür. Und bei jedem Kreis merken Sie, dass diese Dinge gleich bleiben und doch jedes Mal anders sind. Und ebenso ist es auch mit Ihnen.

Gehmeditation gilt als eine Übergangspraxis zwischen Sitzmeditation und dem Bestreben, Achtsamkeit in unsere täglichen Aktivitäten einfließen zu lassen. Sitzmeditation ist eine formelle Praxis, wichtig, um den Geist zu stabilisieren und Disziplin zu entwickeln. Die Zeit, wenn wir keine formelle Praxis ausführen, heißt Postmeditation und bezieht sich auf den gesamten Rest der vierundzwanzig Stunden, wenn wir nicht auf unserem Meditationskissen sitzen. In solchen Zeiten – also die meiste Zeit unseres Lebens – wird empfohlen, dass wir meditatives Gewahrsein kultivieren. Gehmeditation ist ein guter Schritt in diese Richtung.

Yoga-Körper

Vinyasa: Hineingleiten, Verweilen und Auflösen

Einen Tag nach der Trennung von meinem ersten Mann begegnete ich meinem zweiten. Zu jener Zeit wusste ich natürlich nicht, was geschah. Ich wusste nur, dass eine Phase vorbei war. Natürlich war ich traurig, empfand jedoch auch eine Welle frischer Energie. Ich spürte, dass zwar eine Sache zum Abschluss gekommen war, nicht aber mein ganzes Leben. Obwohl ich gewiss nicht schon zu diesem Zeitpunkt nach einem neuen Freund Ausschau hielt, hatte ich ein positives Gefühl, dass das Ende, das ich gerade erlebte, gleichzeitig auch der Anfang eines neuen Lebens für mich war. Der Zen-Meister Eido Roshi hat einmal gesagt: „Nicht zu wissen ist das Vertrauteste", und genauso empfand ich es: All meine Sinne waren geschärft, und ich fühlte mich sehr lebendig. Im diesem Zustand, in dem Herz und Geist offen waren, ging ich auf eine Party und begegnete diesem wirklich netten Mann, der sich schon für den folgenden Tag mit mir verabreden wollte. Acht Jahre später waren wir verheiratet.

Wenn wir Asanas praktizieren, beugen und verdrehen wir uns, oben wird zu unten und umgekehrt, wir bringen unseren Körper in eine bestimmte Form und verweilen darin. Während dieses Prozesses, in dem wir unser Nervensystem umstrukturieren und unsere Durchgangswege für das Prana wieder öffnen, blicken wir auf unseren Atem und unseren Geist, um ein Feedback darüber zu erhalten, wie wir auf dem Drahtseil des „nicht zu fest, nicht zu locker" zurechtkommen. Während der gesamten Bewegung verlassen wir unsere Matte nicht. Wir gehen nie irgendwohin, außer auf die Erkenntnis zu, wer wir sind – angefangen bei einem tieferen Verständnis der Beziehung zu unserem Körper. Bei der fließenden Form des Vinyasa wandelt sich jedes Asana mittels choreographierter Bewegungen, die auf der Sequenz des Sonnengrußes basieren, in das folgende: Jede Körperhaltung, jeder neurale Schaltkreis, jedes Pulsieren von Anstrengung und Loslassen geht fließend in das folgende über. Wir benutzen das Kommen und Gehen des Atems, um eine Yogabewegung einzuleiten, und verbinden diese Bewegungen dann in anmutigen Sequenzen, die gleichermaßen die Ruhe in den Asanas wie auch die Bewegung in den Übergängen betonen.

Auf diese Weise wird Vinyasa-Yoga zu einer körperlichen Praxis, die das Zyklische des ganzen Lebens verdeutlicht. Wie Gehmeditation eine Methode ist, im normalen Tagesablauf wache Aufmerksamkeit zu entwickeln, so können wir mithilfe des Vinyasa-Yoga unsere Umwelt bewusster wahrnehmen, die erforderliche Neugier und das Selbstvertrauen entwickeln, um offen zu sein für das, was auch immer im nächsten Moment geschieht.

Dem unbefangenen Beobachter mag es so scheinen, als seien Yogis vollkommen unbeweglich, wenn sie eine Pose „halten". In Wirklichkeit sind Yoga-Asanas überhaupt keine statischen Ereignisse. Jede Yogahaltung hat drei Teile: 1. In die Stellung hineingleiten; 2. darin verweilen; 3. aus der Stellung herauskommen. Die Yogaphilosophie bezeichnet dies als Erschaffen, Erhalten und Zerstören.

Der längere Fluss der Vinyasa-Sequenz ist eine Erweiterung der drei Teile jeder Stellung – Hineingleiten, Verweilen und Auflösen. In diesem Fall bewegen Sie sich, noch während Sie aus einer Stellung herausgehen – sie auflösen – gleichzeitig wieder in die nächste – Hineingleiten. Mit anderen Worten: Teil drei der ersten Haltung ist identisch mit Teil eins der folgenden. Durch diesen fließenden Ansatz der Yoga-Asana-Praxis beginnen wir zu verstehen, dass die „Zwischen"-Momente des Aufbauens und Loslassens, die Teil eins und drei bilden, genauso wichtig sind wie das Verweilen in Teil zwei, vor allem deswegen, weil die Teile eins und drei ohnehin sehr viel häufiger vorkommen als Teil zwei.

Wenn wir üben, aufmerksam jedem Atemzug, jedem Schritt, jeder Haltung und den Übergängen dazwischen zu folgen, dann wird uns allmählich klar, dass in der Tat alles „dazwischen" liegt und dass jeder Augenblick gleich viel wert ist. Es gibt keine herausragende Erfahrung und keine nicht-herausragende Erfahrung. Auf der Autobahn zu fahren mag keine herausragende Erfahrung sein, aber wenn ich aufmerksam bin für den lebhaften Schwung der Autos, dafür, wie sich die Stadt in eine ländliche Gegend verwandelt, für die Energie der Bewegung, dann ruft mir dies in Erinnerung, dass jeder Augenblick unseres Lebens wertvoll ist.

Dadurch, dass wir Achtsamkeit in unsere Vinyasa-Praxis einbringen, sehen wir wirklich, was vor uns liegt, und beobachten, wie es sich mit jedem Atemzug verändert. Dadurch, dass eines fließend ins Nächste übergeht, verstehen wir, wie umfassend wir mit allem verbunden sind und welche Macht jedem Moment innewohnt – indem wir die Erfahrung machen. Ein solches Bewusstsein kappt unser Bestreben, an projektorientiertem Denken festzuhalten, weil es nicht auf ein Ziel ausgerichtet ist. Im Vinyasa-Yoga sind wir niemals „fertig", denn jedes Ende ist ein Anfang. Es ist der körperliche Ausdruck eines Weges ohne Ziel.

Surya Namaskar (Sonnengruß)

Von diesem Kapitel an stelle ich Ihnen mehrere Yoga-Sequenzen vor, die Sie jeden Tag oder so oft, wie Sie mögen, ausführen können. Der Wiederholungsaspekt der Praxis ist langweilig und gleichzeitig faszinierend. Stellen Sie sich vor, Sie wären beim Zähneputzen wirklich aufmerksam – jeden Morgen. Dann würden Sie geringfügige Veränderungen in Farbe und Beschaffenheit des Zahnschmelzes, der Festigkeit des Zahnfleisches und die subtilen Veränderungen all der kleinen Unebenheiten und Kleinteile Ihrer Zähne bemerken. Sie würden unglaublich vertraut mit Ihrem Mund werden! Aber so etwas tun wir nicht. Wir bringen es einfach mechanisch hinter uns und planen dabei die ganze Zeit, was wir an diesem Tag sonst noch alles erledigen müssen.

Dadurch, dass wir tagaus, tagein denselben guten alten Sonnengruß praktizieren, erhalten wir die Gelegenheit, dieses Muster zu ändern. Die Herausforderung bei dieser fließenden Form des Yoga besteht darin, jeden einzelnen Atemzug aufmerksam zu verfolgen, jede Empfindung miteinzubeziehen, ob sie nun der Kategorie „angenehm" angehört oder nicht. Alle Kategorien aufzugeben, die Früchte unserer Taten loszulassen, im wahrsten Sinne des Wortes mit dem Fluss mitzufließen: das ist der Weg zu Gelassenheit.

Die folgenden Sequenzen sind Variationen des Sonnengrußes, der wichtigsten Vinyasa-Sequenz der Yoga-Asana-Praxis. In vielen Traditionen ist es üblich, den Yogaunterricht mit dieser Übung zu beginnen. Im OM Yoga, einem Vinyasa- bzw. fließenden Yogastil, wird die grundlegende Sonnengruß-Sequenz dazu eingesetzt, Haltungen während des gesamten Unterrichts miteinander zu verbinden, sodass die Yogini die Erfahrung macht, dass alles stets miteinander verbunden ist: Atem, Bewegung, Körper, Geist, oben, unten, innen, außen.

Der Sonnengruß wirkt sich in vielerlei Hinsicht positiv aus. Er besteht aus einer Reihe abwechselnder Rück- und Vorbeugen, die in der Beziehung zwischen Vorder- und Rückseite des Körpers eine Energie- und Bewusstseinsbalance herstellen. In dem Maße, wie sich diese Beziehung vertieft, wird der Sonnengruß zu einer Praxis, durch die wir die Unterstützung und den Mut finden können, unser Herz zu öffnen (Rückbeuge), um dann, indem wir wieder weich und locker werden, in unsere Mitte zurückzusinken und das Gehirn auszuruhen (Vorbeuge).

Der Sonnengruß ist ein Weg, uns die lebensspendenden Eigenschaften der Sonne ins Gedächtnis zu rufen und ihr zu danken. Er erinnert uns auf der biologischen Ebene an unsere Verbindung mit der Sonne, weil durch unsere kontinuierliche Bewegung intensive Hitze generiert wird. Uns wird warm, und wir schwitzen, was ein ziemlich reinigendes Gefühl ist, als nähme man von innen heraus ein Bad. Zudem ist auch wichtig, nicht zu vergessen, dass Sonnenlicht ein Teil des Tag-Nacht-Rhythmus ist. Auch wenn der Sonnengruß eine aktive Übungsfolge ist: Versuchen Sie, den empfangenden Aspekt des vollständigen Lebenszyklus‘ einfließen zu lassen, indem Sie sich energetisch ausdehnen und doch empfänglich sind für die Welt, in der Sie sich bewegen.

Wie geht das? Sie kombinieren zu gleichen Teilen klare Beobachtung und einen Grad der Entspannung, der es Ihnen ermöglicht, sich für Ihre Sinneserfahrung zu öffnen. Beobachten bedeutet, dass Sie offen werden für Ihre Umgebung, Ihren Atem hören, dass Sie die Matte unter sich und den Schweiß auf Ihrer Haut spüren, Ihre Gedanken beobachten und sehen, was sich vor Ihnen befindet, egal in welche Richtung Ihr Kopf weist. Entspannen bedeutet, der Welle der Bewegung zu folgen und sich nicht zu sorgen. Es ist nur Yoga – wissen Sie noch? Der Sonnengruß stärkt nicht nur den ganzen Körper und verbessert die Herz- und Lungenaktivität, er macht auch noch Spaß!

Buddha-Geist

Dynamisches Tadasana: Eine Bewegungsmeditation

Die Ausrichtungsanleitungen für einzelne Asanas in der Sonnengruß-Sequenz weichen nie von den grundlegenden Informationen ab, die Sie über Tadasana erhalten haben. Im Grunde könnte man sagen, dass Vinyasa insgesamt ein Tadasana ist, das sich immer wieder wandelt – in endlosen Variationen.

Wenn Sie dieses dynamische Tadasana durchlaufen, finden Sie die Verbindung von Himmel und Erde, indem Sie Ihre Beinknochen in die Erde stemmen, während Sie Muskeln und Haut Ihrer Beine nach oben ziehen, als würden Sie lange Strümpfe bis zu den Hüften hochziehen. Spüren Sie, dass Steißbein und Scheitel in entgegengesetzter Beziehung zueinander stehen. Halten Sie Ihren Kopf über dem Herzen und Ihr Herz über den Hüften in der Balance.

Erkunden Sie weiterhin die lebendige Verbindung zwischen Schambein und Steißbein. Es ist eine fortlaufende Schwingung, die sich immer mehr verfeinert, bis Sie schließlich sowohl das Nach-außen-Kippen als auch das Einziehen des Beckens gleichzeitig spüren, was zu einer energetischen Hebung der vorderen Wirbelsäule führt. Für den Augenblick soll das Vertiefen der Leistenbeuge und das Sinken des Steißbeins ein Dialog zwischen vorne und hinten, ein Ausbalancieren weiblicher und männlicher Energie sein.

Erinnern Sie sich an die fließende Beziehung zwischen der Außenrotation, die die Brust öffnet, die Schlüsselbeine hebt und Herz und Lunge stützt, und der Innenrotation, die die hintere Taille erweitert und den Nierenbereich mit Atem und Energie erfüllt.

Jede Bewegung, jedes Asana, und jeder Übergang sollte so lange dauern wie ein Atemzug, sodass Sie nie aufhören zu atmen oder sich zu bewegen. Versuchen Sie, dafür zu sorgen, dass Ihre Ein- und Ausatmungen langsam und gleich lang sind, sodass Ihre Bewegungen ausgeglichen sind. Sich mit dem Atem zu bewegen erfordert ein harmonisches Zusammenarbeiten aller Teile des Körpers, was uns Rhythmus, Koordination und Anmut lehrt. Dahinter steht der Gedanke, dass wir den Atem als Grundlage benutzen, ebenso wie in der Meditationstechnik, um den Reichtum eines jeden Moments zu erleben, sei er schwierig, anstrengend, energetisierend oder entspannend. Lassen Sie den Körper sich bei jedem Atemzug entfalten.

Wenn Sie in einer Stellung länger als einen Atemzug verharren möchten, ist das in Ordnung. Wenn Sie eine Stellung „halten", heißt dies nicht, dass keine Bewegung vorhanden ist. Jedes Asana ist in sich ein Mini-Vinyasa. Dies ist ein guter Moment, die Tadasana-Anleitung noch einmal anzusehen und zu verfeinern: sich nach allen Seiten hin ausdehnen und ins Zentrum zurücksinken, inneres Gewahrsein und äußere Sicht ins Gleichgewicht bringen; nach oben und unten strecken, den Atem vorne im Körper, im Rücken und an den Seiten angleichen, die Muskeln aktivieren und die

Sinnesorgane gelöster werden lassen. Wenn Sie all das mit Achtsamkeit tun, dann ist es kein Sport, sondern eine Bewegungsmeditation.

Lassen Sie sich durch Ihre Vinyasa-Praxis daran erinnern, dass jeder Augenblick des Tages kostbar ist. Versuchen Sie dann, nach dem Yogaunterricht ein nachmeditatives Gewahrsein mit in den restlichen Tag hineinzunehmen. Sie können damit anfangen, indem Sie nach Ihrem Yogakurs Gehmeditation auf der Straße praktizieren, sodass Ihre Vinyasa-Praxis zum Modell wird, an dem Sie stets die Fülle des Lebens erfahren können.

Yoga-Körper

Sonnengruß-Sequenzen (Surya Namaskar)

Am OM Yoga Center beginnen wir den Unterricht immer mit einem Aufwärm-Vinyasa und gehen dann dazu über, den Sonnengruß mehrmals auszuführen. Es folgt hier eine Vinyasa-Abfolge zum Aufwärmen, die Sie als Ihren Sonnengruß verwenden können, wenn Sie als Anfänger erst vor Kurzem mit der Yogapraxis begonnen haben.

Absoluter Anfänger-Sonnengruß oder Vinyasa zum Aufwärmen

1. Vierfüßlerstand

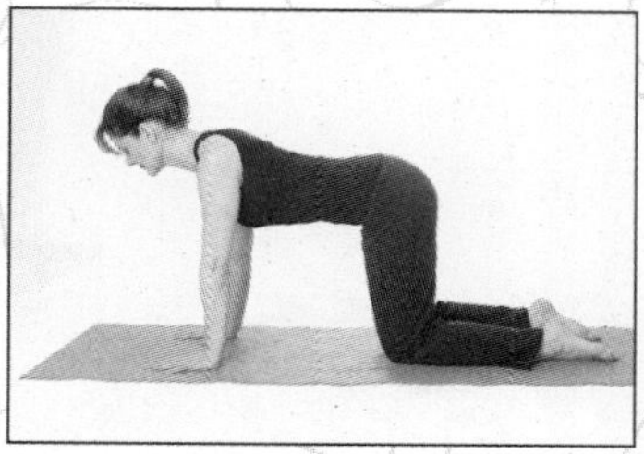

Achten Sie darauf, dass Ihre Handgelenke sich direkt unterhalb der Schultern befinden und die Knie direkt unter den Hüften. Kontrollieren Sie mit einem kurzen Blick auf die Knickfalten am Handgelenk, dass sie parallel zur Kante Ihrer Matte ausgerichtet sind. Zeigen Sie ausgehend von dieser Richtlinie entweder mit dem Zeige- oder dem Mittelfinger gerade nach vorne, und spreizen Sie Ihre Finger auseinander – aber nicht so weit, dass die kleinen Finger weiß werden!

2. Bitilasana • Kuh

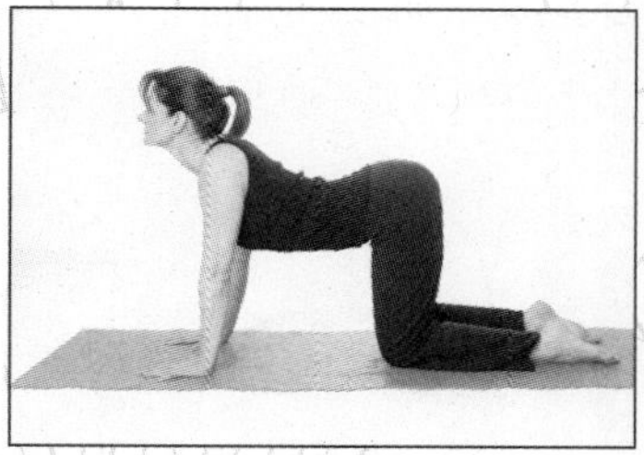

Lassen Sie beim Einatmen den Bauch nach unten sinken, sodass die Wirbelsäule in den Körper eingezogen wird und Ihr Rücken einen Bogen bildet. Strecken Sie die Gesäßknochen hoch, und öffnen Sie die Brust. Halten Sie die Schlüsselbeine weit auseinander; der Nacken sollte dabei eine gewisse Länge beibehalten. Versuchen Sie, dabei nicht die Stirn zu runzeln.

3. Majariasana • Katze

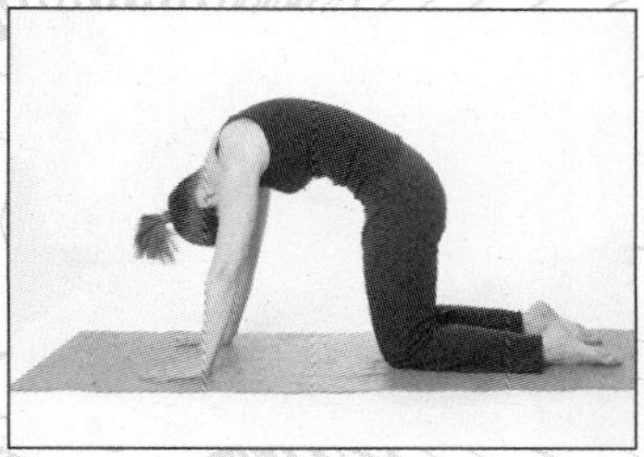

Kehren Sie beim Ausatmen den Bogen im Rücken um, indem Sie den Bauchnabel in Richtung Wirbelsäule anheben. Ziehen Sie Ihr Becken nach unten ein, und senken Sie den Kopf. Versuchen Sie, trotzdem noch Raum in der Kehle und Weite zwischen den Schlüsselbeinen beizubehalten.

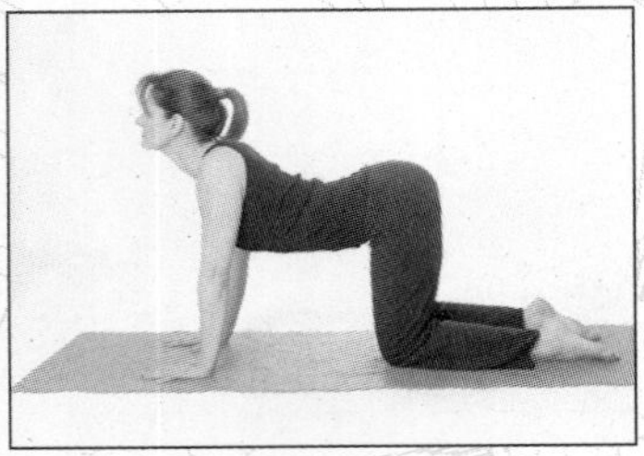

4. Bitilasana • Kuh

Atmen Sie ein, und kippen Sie dabei wieder das Becken nach oben; lassen Sie die Vorderseite der Wirbel länger werden.

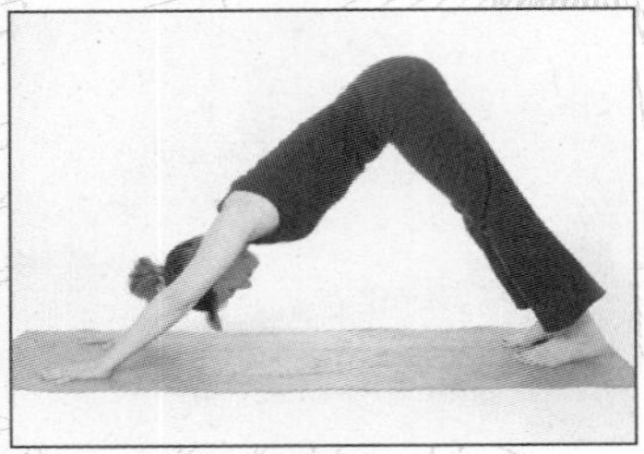

5. Adho Mukha Svanasana • Nach unten blickender Hund

Behalten Sie das gekippte Becken der Kuhhaltung weiterhin bei, während Sie in den nach unten blickenden Hund gehen. Drücken Sie die Hände nach unten, um die entgegengesetzte Bewegung, das Anheben der Hüften, auszuführen. Dehnen Sie sich nach unten über die Fersen aus – diese brauchen den Boden nicht zu berühren –, während Sie sich über die Gesäßknochen nach oben strecken.

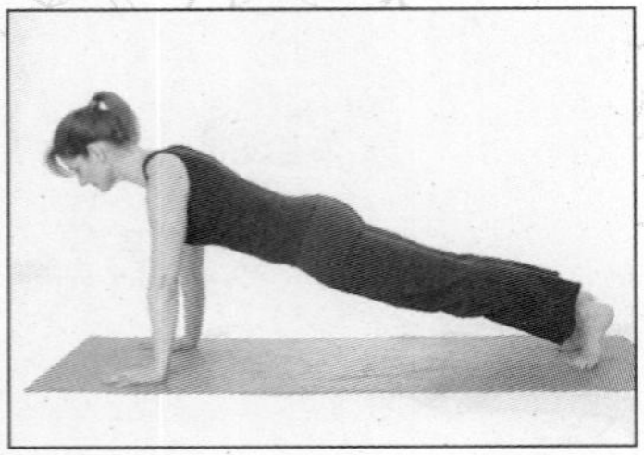

6. Das Brett

Strecken Sie weiterhin die Fersen aus, während Sie allmählich die Schultern nach vorne bringen und in die Bretthaltung kommen. Ziehen Sie die Bauchdecke nach oben, sodass sie Ihre Wirbelsäule stützt, ohne zu hart zu werden. Aktivieren Sie intensiv Ihre Bein- und Armmuskeln.

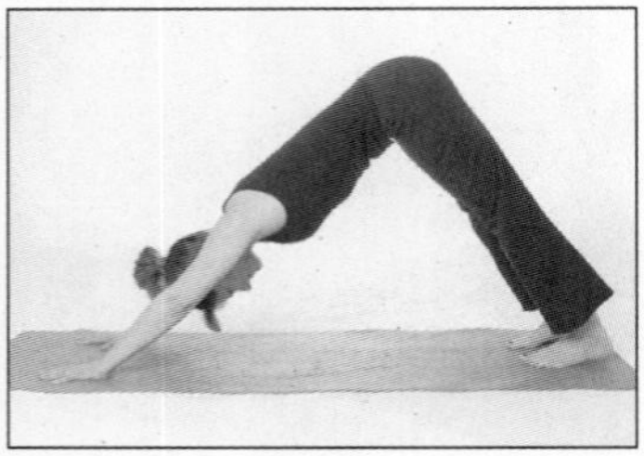

7. Adho Mukha Svanasana • Nach unten blickender Hund

Lassen Sie sich von den Oberschenkelknochen in den nach unten blickenden Hund zurückziehen. Versuchen Sie, die Achseln nicht wie eine Hängematte durchhängen zu lassen.

8. Vierfüßlerstand

Strecken Sie die Gesäßknochen weiterhin nach oben, während Sie dabei sanft die Knie wieder auf den Boden sinken lassen.

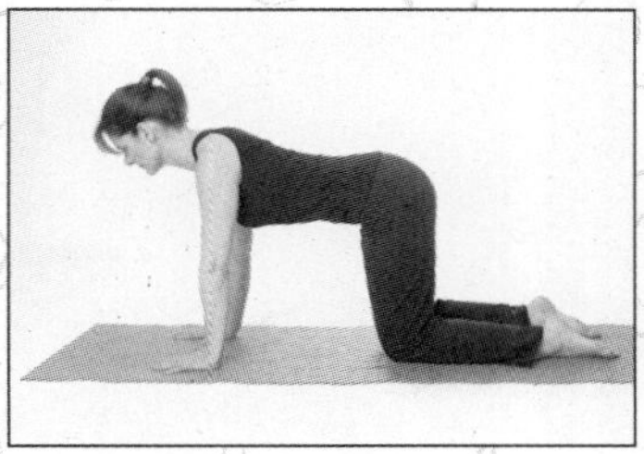

9. Balasana • Kind

Die Füße ausgestreckt, schieben Sie die Hüften über die Fersen hinweg nach hinten. Das ist eine schöne Massage für die Bauchorgane wie auch eine Ruhehaltung für das Gehirn. Nehmen Sie diese Haltung ein, wann immer Sie in Ihrer Praxis Ruhe brauchen.

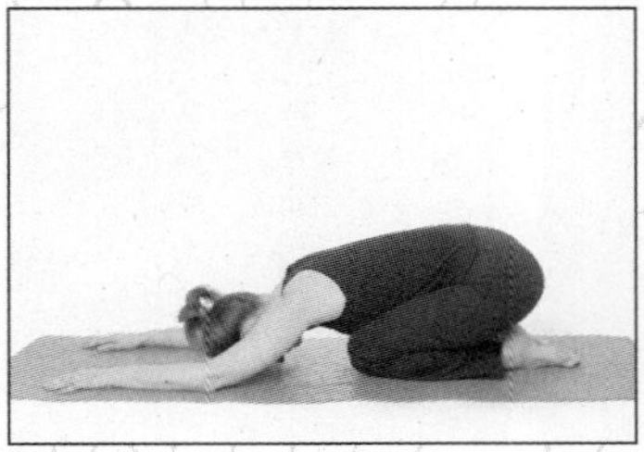

Aus der Kindhaltung können Sie direkt wieder zum Vierfüßlerstand kommen und die Abfolge so zu einer fortlaufenden Schleife machen. Versuchen Sie schließlich, diese Sequenz mindestens viermal hintereinander zu üben.

Anfänger-Sonnengruß

Üben Sie, das Ende eines Asana zum Beginn des folgenden werden zu lassen. Lassen Sie sich Zeit, und spüren Sie alles, was Ihnen währenddessen begegnet.

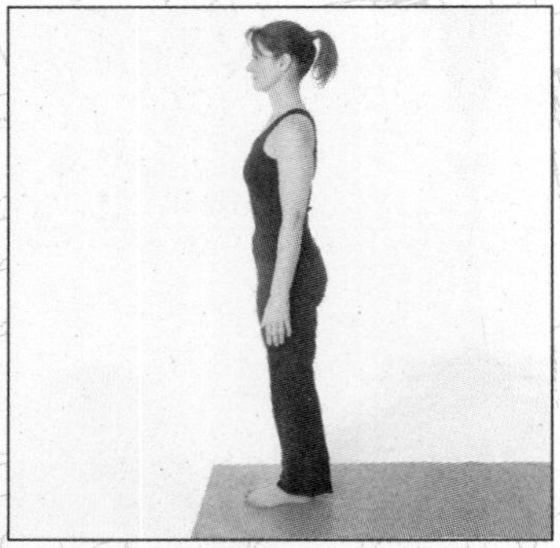

1. Tadasana • Berg

Stehen Sie fest auf den vier Eckpunkten der Füße. Lassen Sie Ihr Gewicht in den Boden sinken, und spüren Sie, wie sich Ihr Rückgrat als Reaktion darauf aufrichtet, ganz hinauf über Ihren Scheitelpunkt. Augen, Ohren und der Zungenansatz sind locker.

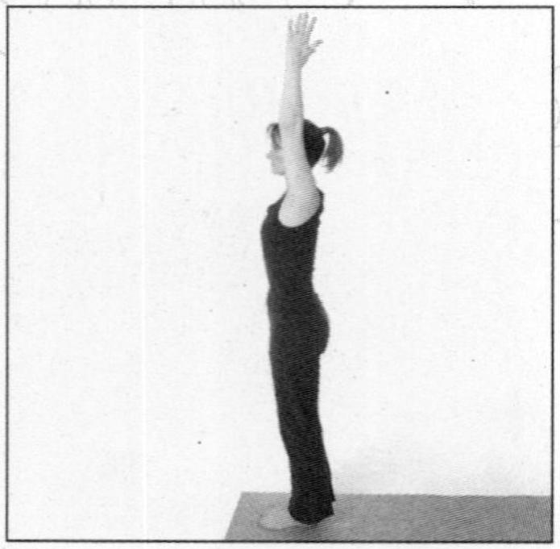

2. Urdhva Hastasana • Berghaltung mit erhobenen Händen

Einatmen

Strecken Sie die Finger aus, während Sie die Arme seitlich in einem Halbkreis über Ihren Kopf heben. Die hinteren Rippen sollten sich leicht heben, während die vorderen Rippen locker bleiben. Richten Sie, während die Brust offen bleibt, Ihren Blick nach oben auf den Raum zwischen Ihren Händen.

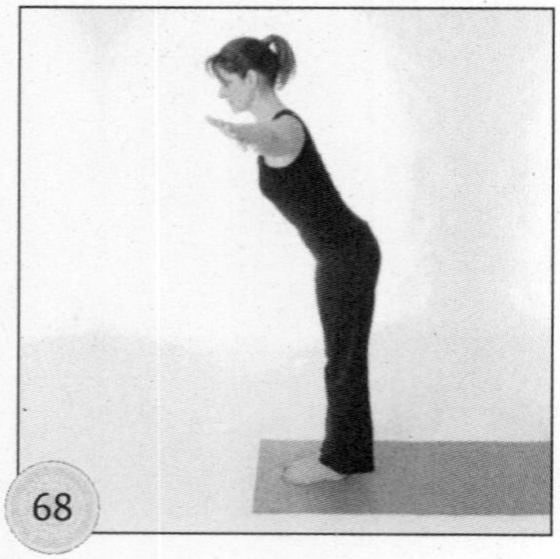

3. Tauchender Schwan

Ausatmen

Führen Sie nun den Arm-Kreis in die entgegengesetzte Richtung aus. Achten Sie darauf, dass Sie Ihre Arme nicht nach hinten schwingen lassen; behalten Sie stattdessen die Verbindung der Schulterblätter am Rücken bei, sodass die Arme direkt seitlich von den Schultern ausgehen und in einer Linie mit ihnen sind.

4. Uttanasana 1 • Vorbeuge aus dem Stand

Ausatmen

Dies ist der letzte Moment des tauchenden Schwans. Finden Sie, während Sie sich über die Beine nach unten beugen, das Gleichgewicht zwischen dem Gefühl, in den Beinen länger zu werden, und dem Aktivieren der Beinmuskeln, die dabei an den Knochen hochgezogen werden. Wenn Sie dies nicht spüren, dann fahren Sie mit den Händen die Beinmuskeln hinauf und regen Sie aktiv diese Empfindung des Sichhebens an. Entspannen Sie den Nacken, und lassen Sie den Kopf sinken.

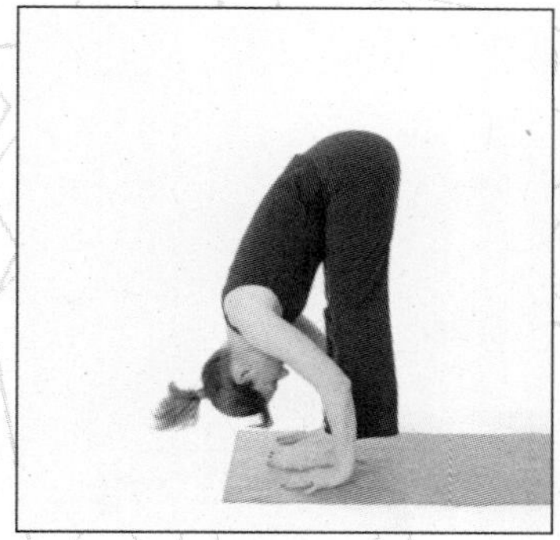

Variante mit Blöcken:

Wenn Ihre Körperrückseite – einschließlich der Fußsohlen, der Rückseite der Beine, des Rumpfs, des Nackens und der Kopfhaut bis ganz nach oben und rundherum bis zu der Stelle zwischen den Augenbrauen – an irgendeiner Stelle angespannt ist, dann beugen Sie die Knie oder legen Sie die Hände auf Blöcke. Die Beuge sollte genau über den Beinen ansetzen, nicht in der Taille.

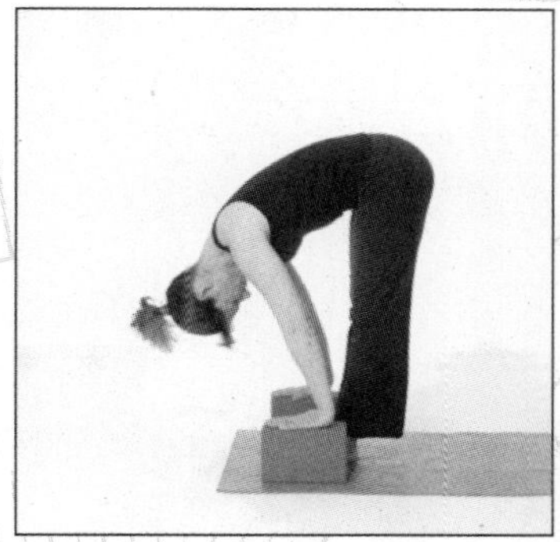

5. Uttanasana 2 • Vorbeuge aus dem Stand mit flachem Rücken

Einatmen

Strecken Sie die Gesäßknochen nach hinten aus, und verlängern Sie das Rückgrat. Wenn dies Ihr erster Versuch ist, dann können Sie eine Hand auf Ihr Brustbein legen und die andere auf Ihr Steißbein und sich vorstellen, dass beide länger werden und sich voneinander entfernen. Wenn Sie irgendwo an der Körperrückseite Anspannung spüren – am Nacken, am Rücken, an den hinteren Oberschenkelmuskeln und den Fußsohlen –, dann beugen Sie die Knie so weit, wie es erforderlich ist, damit Sie die Anspannung loslassen und die Brust öffnen können.

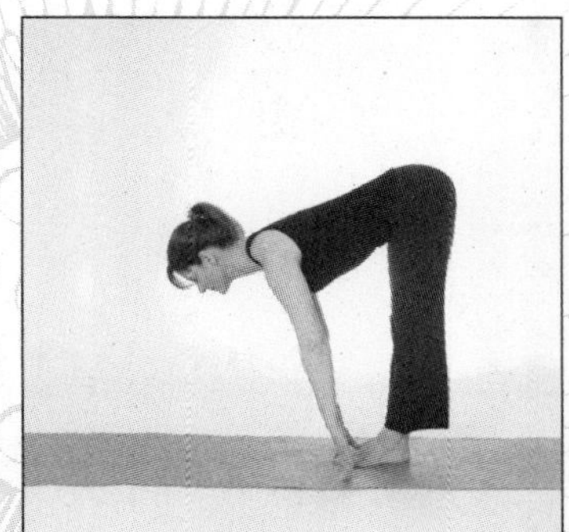

Vergessen Sie die Hände nicht! Jeder Finger sollte aufmerksam eingesetzt werden, unabhängig davon, ob Sie mit flachen Händen oder mit den Fingerspitzen den Boden oder Ihre Schienbeine berühren oder ob Sie die Hände auf Blöcke auflegen.

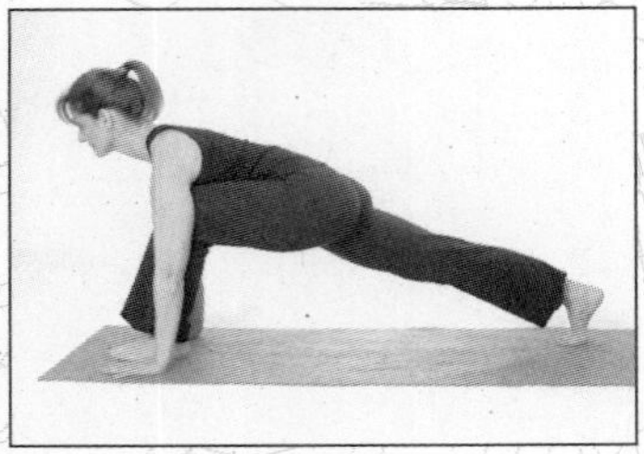

6. Ausfallschritt

Ausatmen

Setzen Sie Ihr rechtes Bein nach hinten. Finden Sie die Kraft des hinteren Beins, und heben Sie den Oberschenkel in Richtung Decke, während Sie gleichzeitig vorne in der linken Hüfte locker werden. Das ist viel, woran Sie denken müssen. Lassen Sie sich daher Zeit, und atmen Sie weiter.

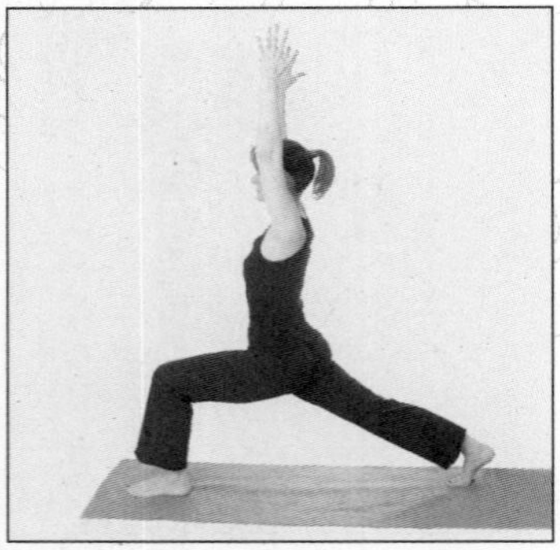

7. Virabhadrasana 1 Vorbereitung • Hoher Ausfallschritt

Einatmen

Bevor Sie die Wirbelsäule aufrichten, nehmen Sie sich einen Moment Zeit, um Ihr Steißbein zu berühren. Setzen Sie die Hand dann wieder auf dem Boden auf. Spüren Sie, wie Ihre Oberschenkel sich voneinander wegbewegen, und lassen Sie Ihr Steißbein in den Raum hineinsinken, der sich bildet. Diese abwärts gerichtete Aktion des Steißbeins leitet die Bewegung ein, Ihre Wirbelsäule zum hohen Ausfallschritt aufzurichten.

Variante: Richten Sie sich weiterhin über Ihren Scheitel und jeden einzelnen Finger auf, während Sie Ihr hinteres Knie leicht nach hinten beugen. Heben Sie mit gebeugtem hinteren Knie Ihre Hüften an, und richten Sie Ihr Becken aufrechter aus. Versuchen Sie, diese Position beizubehalten, während Sie sich über die hintere Ferse dehnen, um das Bein wieder gerade auszustrecken. Beobachten Sie, was mit Ihrem Brustkorb geschieht. Ihre vorderen Rippen haben vielleicht die Tendenz, sich zu sehr zu weiten; setzen Sie daher Ihre Bauchmuskeln ein, um die Rippen nach innen zu ziehen, und denken Sie daran, in der hinteren Taille länger zu werden. Wiederholen Sie die Übung einige Male, und erkunden Sie dabei die Öffnung im vorderen Hüftbereich des hinteren Beins. Durch diese Übung lernen Sie, wie Sie das Becken im Gleichgewicht halten und die Verbindung zwischen Ihren Hüften und Rippen gestalten können. Sie bewirkt außerdem, dass Sie enorme Kraft in den Beinen entwickeln.

8. Adho Mukha Svanasana • Nach unten blickender Hund

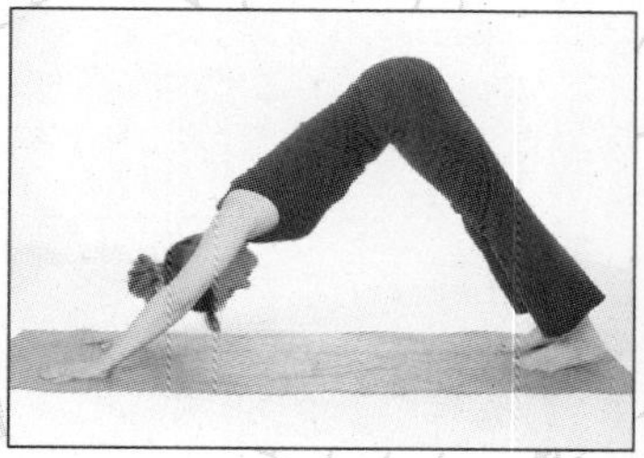

Ausatmen

Bringen Sie die Handflächen zum Boden, und heben Sie die Hüften an zur Stellung des nach unten blickenden Hundes. Strecken Sie die Arme in den Boden wie Supermann, und heben Sie die Hüften so hoch an, wie Sie können.

9. Brett

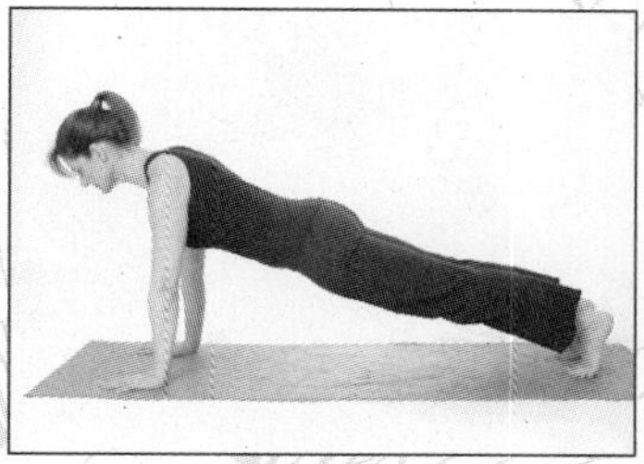

Einatmen

Strecken Sie den Scheitelpunkt des Kopfes nach vorn aus, während Sie Ihr Steißbein nach hinten ausdehnen.

10. Ashtang Pranam • Knie – Brust – Kinn

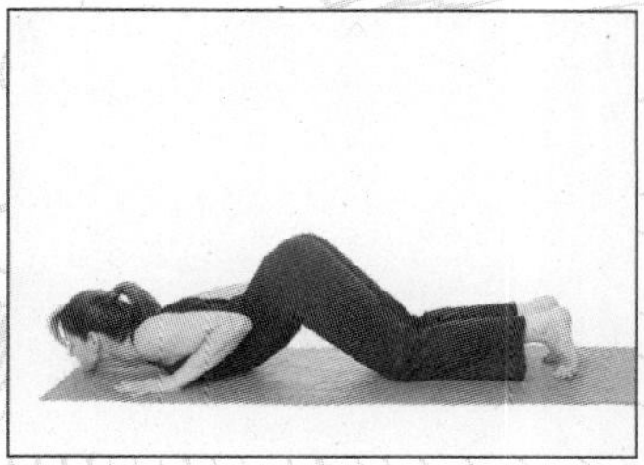

Ausatmen

Diese Haltung ähnelt einem Wurm, der eine Rückbeuge macht. Ihre Gesäßknochen heben sich weiterhin, während Sie Brust und Kinn auf den Boden sinken lassen. Beim Lernen dieses Übergangs neigt man dazu, die Brust gerade auf den Boden herabsinken zu lassen. Seien Sie mutig, und bringen Sie sie nach vorne in den Raum zwischen Ihren

Händen. Wenn Ihre Arme noch nicht stark sind, kann es passieren, dass Sie erst einmal ein bisschen nach unten plumpsen, aber das ist in Ordnung. Achten Sie darauf, dass Ihre Ellenbogen gerade nach hinten weisen und nicht zur Seite, wie bei Liegestützen. Drücken Sie alle zehn Finger nach unten, und heben Sie die Schultern hoch, weg von den Zeigefingergelenken.

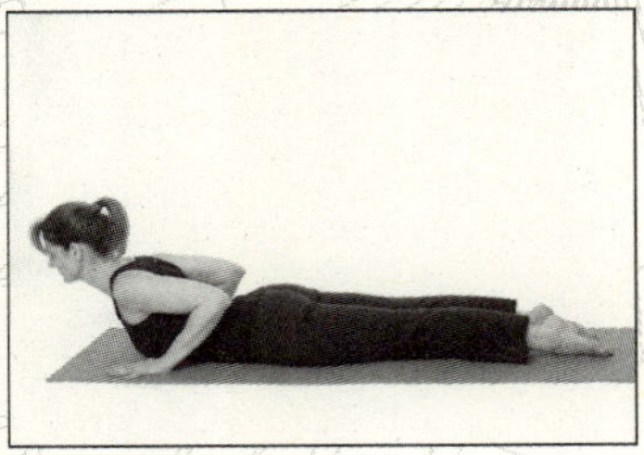

11. Bhujangasana • Baby-Kobra

Einatmen

Lassen Sie das Becken nach unten sinken, und leiten Sie damit die Bewegung ein, vorwärts in diese Stellung zur Öffnung der oberen Brust zu gleiten. Die unteren Rippen bleiben auf dem Boden. Versuchen Sie, Ihr Gesäß nicht zusammenzukneifen, sondern aktivieren Sie vielmehr die Beine, und strecken Sie alle Zehen. Die Schlüsselbeine sollen weit bleiben, der Nacken eine gewisse Länge bewahren.

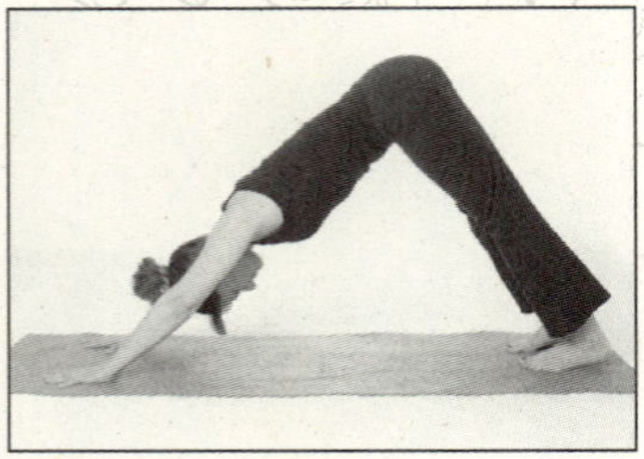

12. Adho Mukha Svanasana • Nach unten blickender Hund

Ausatmen

Setzen Sie Ihre Beine ein, um die Arme etwas zu entlasten. Wenn sich Ihr unterer Rücken oder die Beine angespannt anfühlen, beugen Sie die Knie leicht, dehnen aber dennoch die Gesäßknochen himmelwärts aus, sodass Ihr Becken eine riesige blühende Blume wird. Lassen Sie den Bauch locker, und spüren Sie, wie sich der Atem darin bewegt. Bleiben Sie etwa drei bis acht Atemzüge lang so.

13. Einen Ausfallschritt nach vorne machen

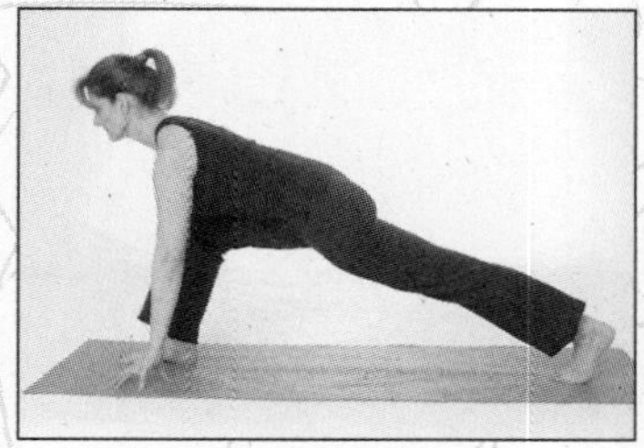

Ausatmen

Führen Sie diese Bewegung in der Ausatmung aus, sodass Ihr Bauch sich lockert und Platz für Ihren Oberschenkel da ist. Wenn Ihr Fuß es nicht ganz bis zu dem Platz zwischen Ihren Händen schafft, kein Problem. Greifen Sie ihn mit der Hand, und schieben Sie ihn nach vorne. Mit der Zeit werden sich Ihre Hüften öffnen, und der Schritt in die richtige Position wird Ihnen leichtfallen.

14. Pause

Einatmen.

Bleiben Sie so, und ruhen Sie einen Atemzug lang den Geist aus.

15. Machen Sie einen Schritt nach vorn zu Uttanasana 1 • Vorbeuge aus dem Stand

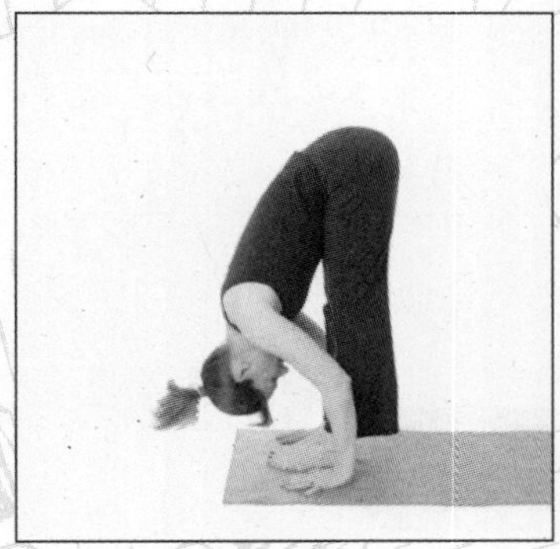

Ausatmen

Setzen Sie den hinteren Fuß nach vorn neben den anderen, und beugen Sie sich vollständig zur Vorbeuge im Stand. Auch hier können Sie wieder die Knie etwas beugen, wenn die Rückseite des Körpers angespannt ist.

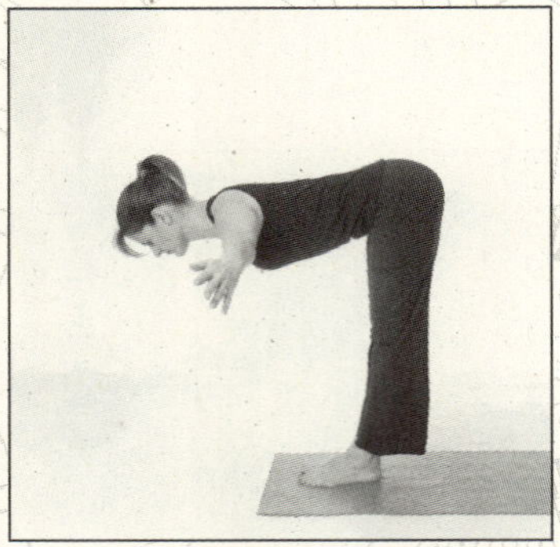

16. Umgekehrter tauchender Schwan

Einatmen

Drücken Sie die Füße nach unten, und lassen Sie sich davon allmählich wieder ganz aufrichten.

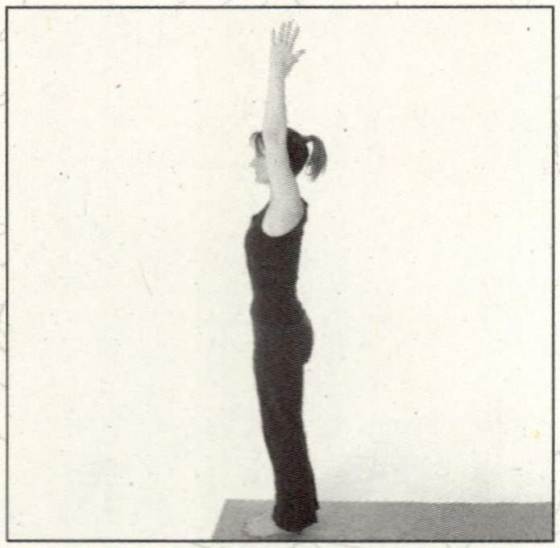

17. Urdhva Hastasana • Berghaltung mit erhobenen Händen

Richten Sie den Blick auf den Raum zwischen Ihren Händen, und nehmen Sie wahr, ob Ihre Finger lebendig sind. Können Sie in dieser Haltung die Kehle locker lassen?

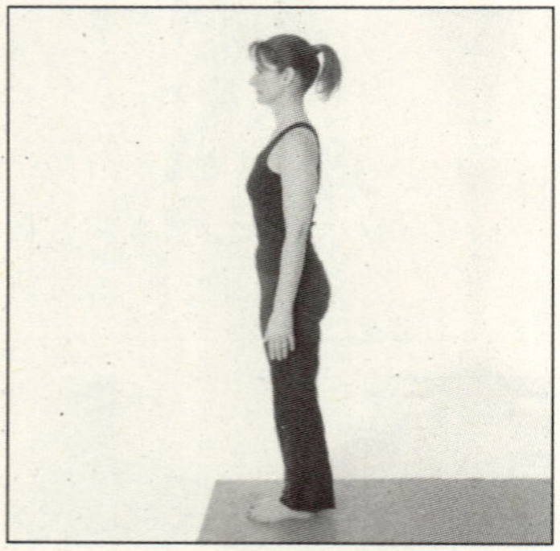

18. Tadasana • Berg

Ausatmen

Wieder in die Ausgangsposition. Inwiefern spüren Sie einen Unterschied im Vergleich zum ersten Tadasana dieser Übungsfolge?

Wiederholen Sie die gesamte Sequenz mit dem linken Bein.

Sonnengruß für Fortgeschrittene

Dieser Sonnengruß ist die anspruchsvollste Variante.

1. Tadasana • Der Berg

Ausatmen und einatmen

Werden Sie in dieser Stellung ganz aufmerksam, während Ihre Sinnesorgane sich öffnen.

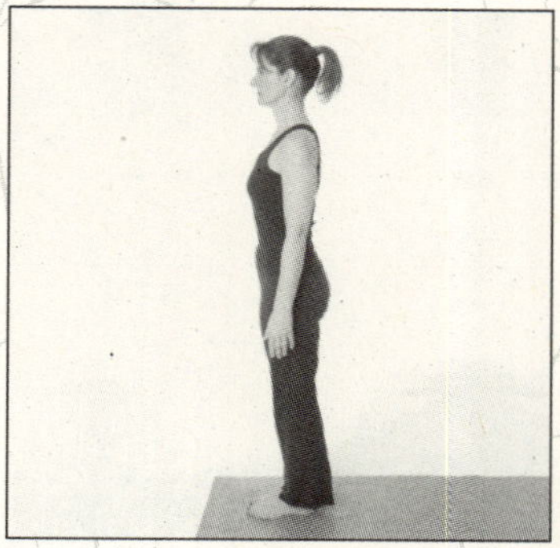

2. Urdhva Hastasana • Berghaltung mit erhobenen Händen

Einatmen

Heben Sie die hinteren Rippen, und lassen Sie die Arme nach oben schweben.

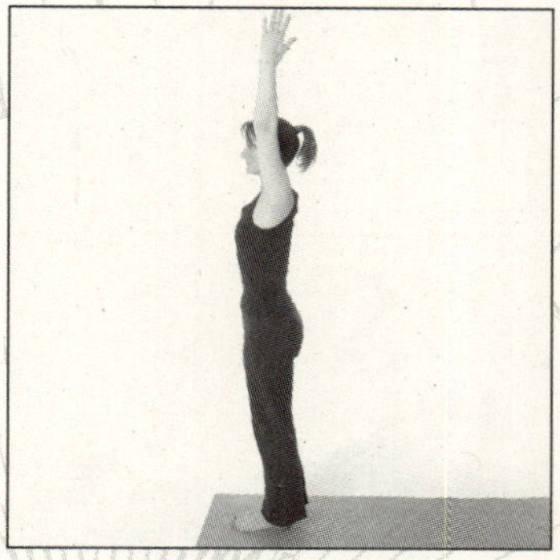

3. Tauchender Schwan wird zu Uttanasana 1 (Vorbeuge aus dem Stand)

Ausatmen

Tauchen Sie durch das Luftmeer, das Sie ganz umgibt. Die Gesäßknochen sollten sich, während Sie sich ganz vornüberbeugen, möglichst nicht hinter Ihnen zurück schieben.

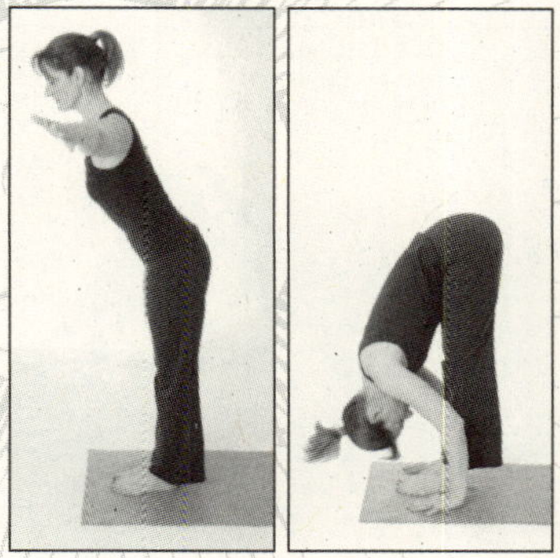

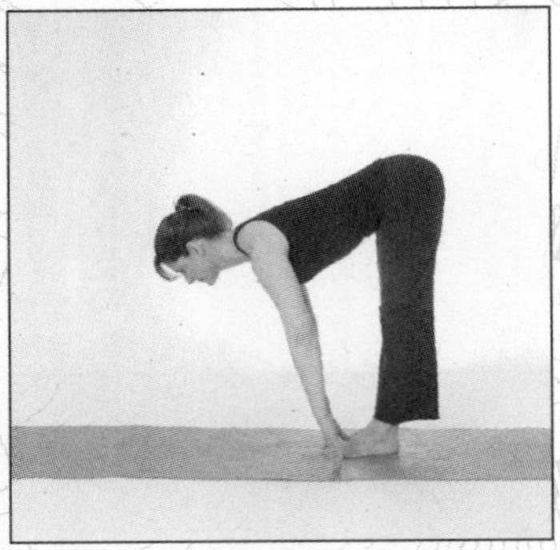

4. Uttanasana 2 • Vorbeuge mit langer Wirbelsäule

Einatmen

Dehnen Sie die Leisten weg von Ihren Achselhöhlen und lassen Sie dabei Raum in den Leisten und Achselhöhlen entstehen.

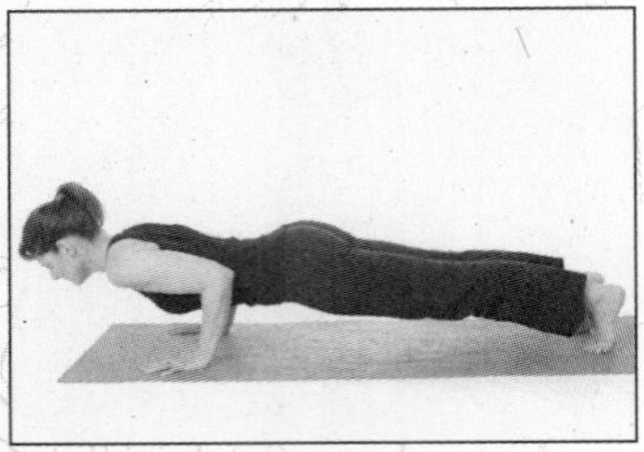

5. Nach hinten springen in Chaturanga Dandasana (Vier-Glieder-Stockhaltung)

Ausatmen

Die Wirbelsäule streckt sich weiterhin nach vorne aus, während Sie nach hinten springen und direkt in Chaturanga landen.

Festigen Sie die Schulterblätter auf dem Rücken, um Ihre Schultern zu schützen, während Sie in die nächste Haltung übergehen.

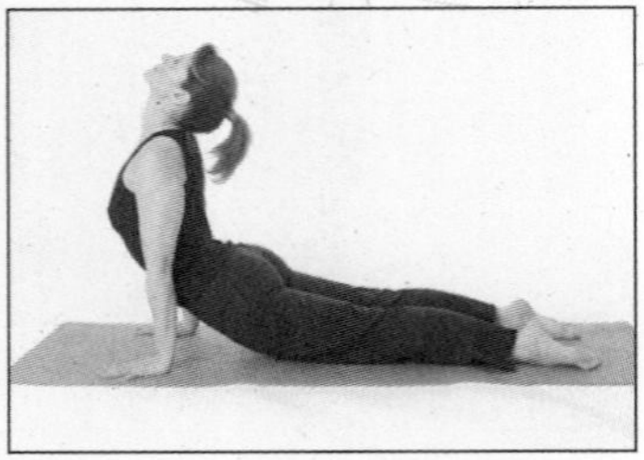

6. Urdhva Mukha Svanasana • Nach oben blickender Hund

Einatmen

Tauchen Sie in gleicher Weise nach vorn wie von der Baby-Kobra in Ashtang Pranam. Heben Sie Ihre Oberschenkel an. Nichts berührt hier den Boden außer den Handflächen und den Fußknöcheln. Spüren Sie, wie der Atem die hintere Taille und das hintere Becken erweitert?

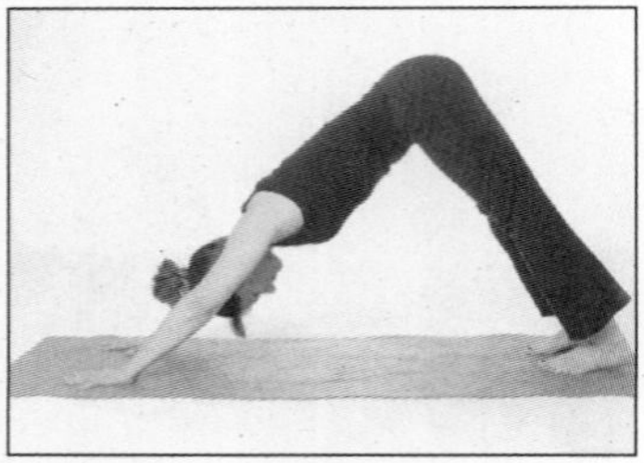

7. Adho Mukha Svanasana • Nach unten blickender Hund

Drei bis fünf Atemzüge

Heben Sie die Hüften – als ob sie voller Luftballons seien – an, um über die Füße in diese Haltung zu rollen. Finden Sie Ihren Atem hier. Versuchen Sie nicht, eine besondere Atemtechnik anzuwenden, sondern erlauben Sie Ihrem Atem, ein Spiegel zu sein, der Ihnen Ihre eigene geistige und energetische Erfahrung widerspiegelt.

8. Vorwärtssprung

Ausatmen

Beugen Sie am Ende der letzten Ausatmung die Knie und lassen Sie das Becken nach oben und vorne gleiten, sodass Sie leicht landen, wie ein Schmetterling auf einem Seerosenblatt. Das erfordert einige Übung. Versuchen Sie, die Schultern so bald wie möglich über Ihre Handgelenke zu bringen; das wird Ihnen helfen zu fliegen.

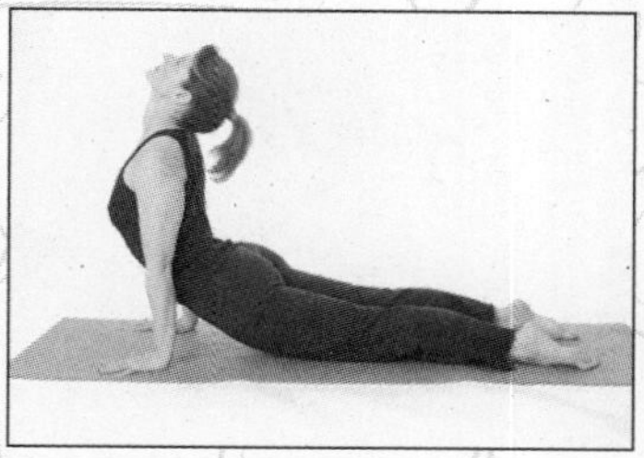

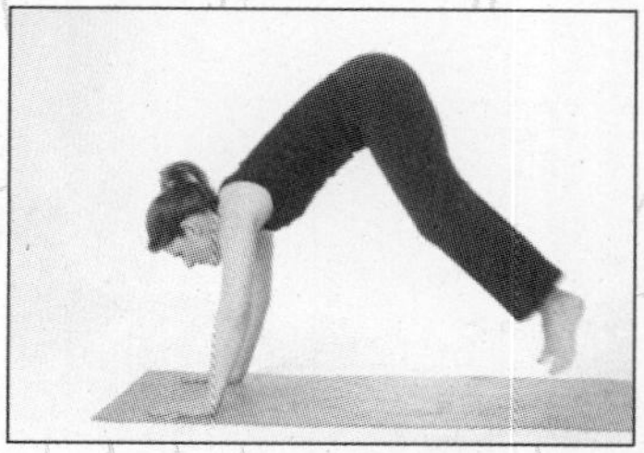

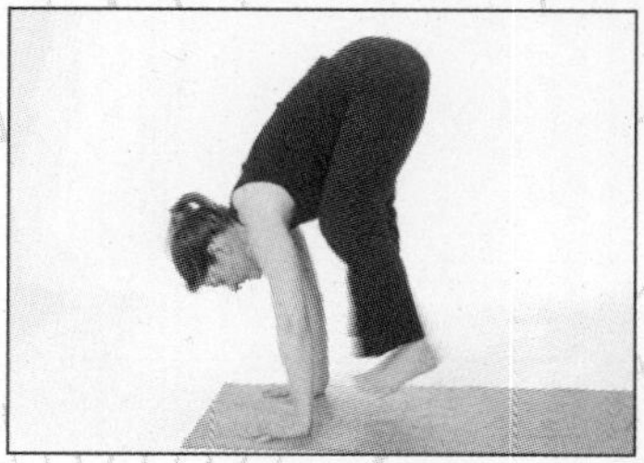

9. Uttanasana 2 • Vorbeuge mit langer Wirbelsäule

Einatmen

Drücken Sie die Füße nach unten, um zur Hebung der Gesäßknochen zu finden. Verlängern Sie die Wirbelsäule in beide Richtungen, und füllen Sie sanft die Lungen.

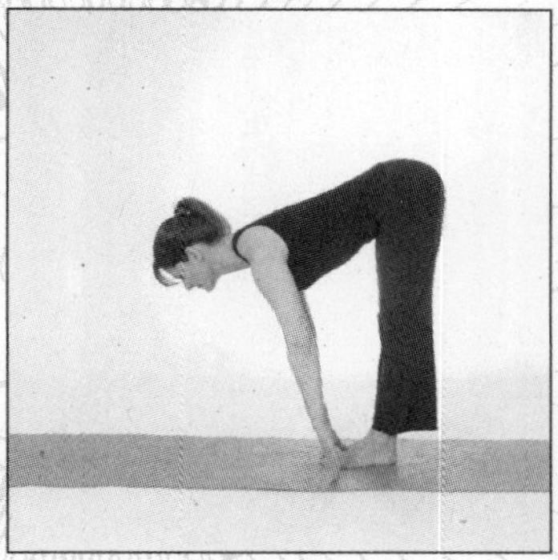

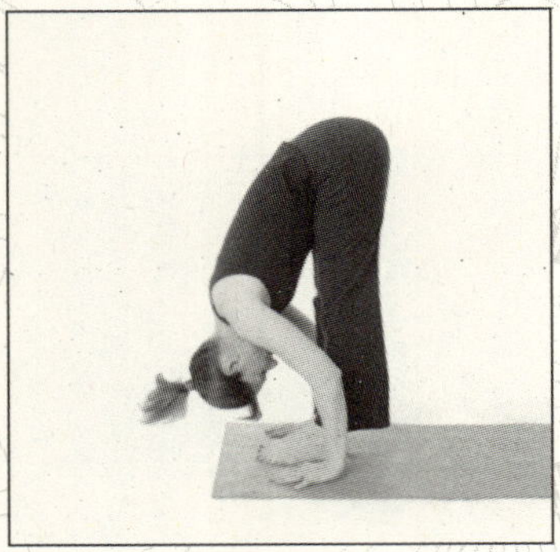

10. Uttanasana 1 • Vorbeuge aus dem Stand

Ausatmen

Lassen Sie den Atem wie ein Wasserfall aus sich hervorströmen, während Sie Ihre Wirbelsäule über Ihre Beine herabsenken.

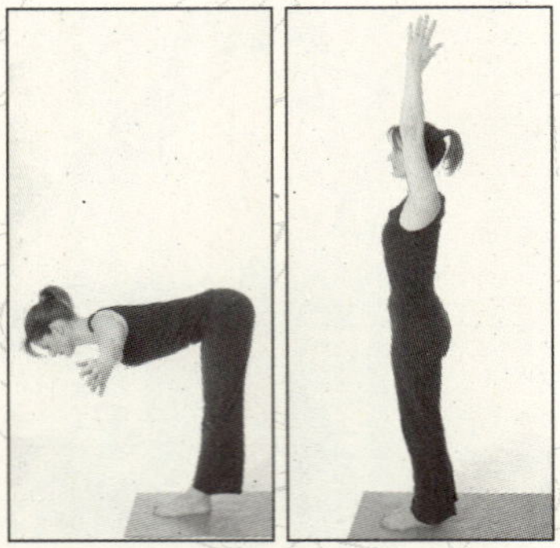

11. Umgekehrter tauchender Schwan wird zu Urdhva Hastasana (Berghaltung mit erhobenen Händen)

Einatmen

Spüren Sie, wie Ihre Einatmung Sie hochhebt, so wie der Wind einen Drachen in die Luft hebt.

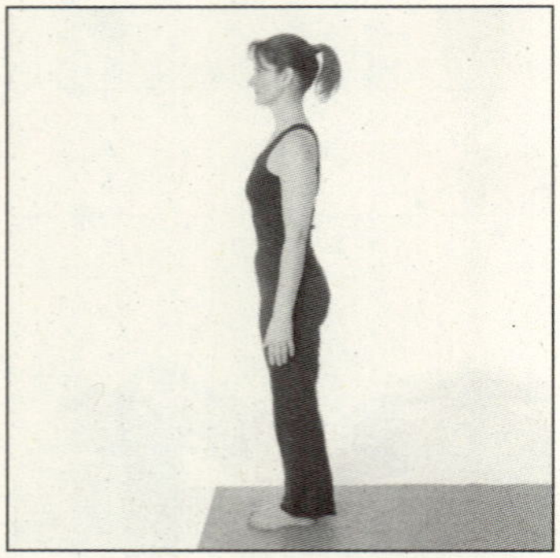

12. Tadasana • Berg

Ausatmen

Finden Sie das Gleichgewicht zwischen Aufmerksamwerden und Entspannen mit dem, was ist.

Sechs

Ein Krieger sein

Standhaltungen

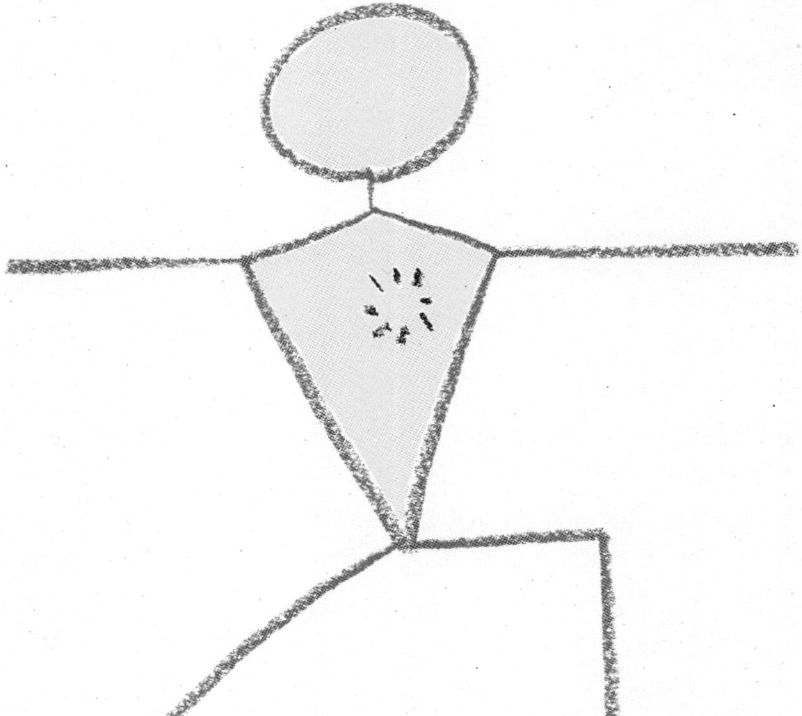

Yoga-Körper

Was ist stark, und was ist schwach? Kennen Sie das Gefühl, von einem abschätzigen Blick vernichtet zu werden oder bei einem Lächeln dahinzuschmelzen? Wie kann es sein, dass ein Grashalm den Bürgersteig aufspaltet, um der Sonne entgegenzuwachsen? Wie kann gefallener Schnee einen Ast brechen? Wie finden wir das Gleichgewicht zwischen innerer und äußerer Stärke? Und wie können wir unsere Yogapraxis sowohl zu einem athletischen Körpertraining als auch zu einem nach innen gerichteten Geistestraining machen?

Ebenso wie Sitzmeditation unseren wilden Geist zähmt und stabilisiert, so beginnt die Asana-Praxis oft mit Standhaltungen, die Arme und Beine stärken und stabilisieren. Sie werden im Yoga als Handlungsorgane betrachtet, und wenn sie voll funktionsfähig – stark und gut ausgerichtet – sind, dann geben sie uns die fließende, aber dennoch stabile Basis, die erforderlich ist, um Herz, Lunge, innere Organe und Wirbelsäule zu unterstützen.

Standhaltungen sind körperlich eine Herausforderung; es dauert nicht lange, und die Beine beginnen zu zittern, der Körper wird warm und die Arme sehr schwer. Das ist in Ordnung. Es ist der natürliche Prozess, den wir Menschen durchlaufen müssen, um Muskelkraft zu entwickeln. Das Problem dabei ist, dass wir durch harte Arbeit auf der körperlichen Ebene mitunter dazu neigen, auch geistig und im Herzen zu verhärten.

Haben Sie schon einmal Wettkämpfe im Gewichtheben im Fernsehen gesehen? Diese Kerle grunzen und ächzen reichlich und häufig. Ohne Frage erfordert es viel Kraft, diese großen, runden Metallgewichte hochzustemmen. Die Beziehung zwischen Ursache und Wirkung ist klar: Man muss mit überaus großem Krafteinsatz schieben, ziehen und Muskelvolumen einsetzen, um einen starken, leistungsfähigen Körper zu erhalten. Es gibt keine Wunderpille, keine Geheimwaffe. Nur kontinuierliche schweißtreibende Anstrengung. Es ist eine eindimensionale Schnellstraße nach Kraftprotzhausen. Vielen erscheint das sinnvoll. Wir neigen zu der Annahme, Training müsse intensiv sein, und daher strengen wir uns zu sehr an, arbeiten zu hart daran. Doch dadurch wird die Aktivität selbst zu „hart“ – ebenso wie wir selbst.

Obwohl ein Großteil der westlichen Durchschnittsbevölkerung offensichtlich einen großen, starken Körper schätzt, war ich doch überrascht, als mir ein regelmäßig meditierender Freund gestand, er habe sich deswegen gegen Yoga entschieden, weil ihm in seinem Leben Zeit für zusätzliche Aktivitäten fehle. Er entschied sich, im Fitnessstudio zu bleiben, aus Furcht, seine so hart erworbene

Bodybuilder-Figur zu verlieren, wenn er nur Yoga – in seinen Augen etwas für Weicheier – betriebe. So mancher chinesische Tai-ji-Meister würde diesen Westler als Hummer bezeichnen: außen hart, aber ohne innere Stärke. Diese Leute werden Meister genannt, weil sie einen mit einem Ausatmen quer durchs Zimmer schleudern können!

Wir wissen, dass Yoga-Asanas nicht leicht sind. Sie erfordern physische Anstrengung und Konzentration. Warum ist das Gesicht einer Yogini dann nicht so verzerrt wie das eines Gewichthebers? Zunächst: Manchmal ist es das. Obwohl ich meine Yoga-Schüler dazu anhalte, ihre Handlungsorgane, Arme und Beine, zu gebrauchen, sehe ich oft, wie sie versuchen, durch die Standhaltungen zu kommen, indem sie den Mund verziehen, die Gesäßbacken zusammenkneifen und Finger und Zehen anspannen, wobei ihnen fast die Augen aus dem Kopf quellen. All diese Reaktionen gleichen denen in unserem Alltag, wenn ein Ereignis etwas in uns auslöst, uns ängstigt oder überwältigt. Wir beißen die Zähne zusammen, spannen Gesäß und Zehen an. Dann ignorieren wir die ganze Sache entweder, oder wir wappnen uns innerlich, um die Herausforderung bewältigen zu können. Natürlich ist das dasselbe, was wir auch im Yoga tun. Sind wir uns dieser ineffektiven Tendenz jedoch erst einmal bewusst, dann kann unsere Yogapraxis glücklicherweise für uns eine Gelegenheit sein, unsere gewohnte Reaktion auf Schwierigkeiten umzukehren.

Ich gebe zu, dass Standhaltungen nicht zu meinen Favoriten gehören. Es fällt mir leichter, mich hinzusetzen, mich zusammenzufalten und meinen Atem zu beobachten. Aus gutem Grund heißen manche Standpositionen Kriegerhaltung und nicht Zimperliesenhaltung. Wenn Sie sie je zuvor ausprobiert haben, dann wissen Sie wahrscheinlich, wovon ich spreche. Standhaltungen werden normalerweise kurz nach Beginn des Unterrichts geübt, und ungefähr zu diesem Zeitpunkt fällt mir ein, dass ich auf die Toilette gehen oder einen dringenden Anruf erledigen muss, oder es kommt mir – ehrlicher – der Gedanke: „Ich hasse diese Haltungen." Ich gehe jedoch nie, und später bin ich natürlich froh, dass ich mir selbst den Gefallen getan habe, dabeizubleiben.

Im Gegensatz zum Gewichtheben regen Yoga-Standhaltungen letztendlich das Verdauungssystem an, stärken Herz und Lunge und reinigen und nähren Milz, Darm, Leber und Nieren. Diese positiven Auswirkungen vollziehen sich bis zu einem gewissen Grad sogar ohne unser Wissen. Das ist gut, denn für die meisten von uns ist dieses innere Kräftigung nicht so leicht zu spüren wie Muskeln, die

„brennen", wenn sie stärker werden. Leider ist die Wirkung nicht so positiv für Sie, wenn Ihr Körper außen zu sehr verhärtet, denn die überarbeiteten Muskeln verhärten Ihre inneren Organe, die dann gewissermaßen trocken werden und sich verfestigen, sodass ihnen ihre angemessene Funktionsfähigkeit abhandenkommt.

Eine zu angespannte Brust-, Schulter- und Rückenmuskulatur schränkt den Bewegungsspielraum im Oberkörper ein, was die Aktivität von Herz und Lunge verringert. Ein harter Bauch, der den Nabel in Richtung Wirbelsäule zieht, quetscht die Verdauungs- und Fortpflanzungsorgane ein und führt sowohl zu emotionaler als auch körperlicher Verstopfung. Ein sehr verspannter Rumpf verliert die Fähigkeit zu gesunden Bewegungen und zeigt sich schließlich in geistigen Hindernissen, wie schlechter Laune und Reizbarkeit, oder in körperlicher Anspannung, die zu Migräne werden kann.

Natürlich ist ein gewisses Maß geistiger und körperlicher Anstrengung erforderlich, um Standhaltungen zu üben. Im Yogasutra des Patañjali wird diese fokussierte Anstrengung als *tapas* bezeichnet und ist einer der wichtigsten Niyamas bzw. Leitprinzipien des Yoga. Tapas wird als „Glut" oder „Hitze" übersetzt und bezieht sich auf die nicht nachlassende ununterbrochene Disziplin und Hingabe, die notwendig sind, um den Weg des Yogi zu gehen. Die Vorstellung eines brennenden Feuers oder der Leidenschaft für die Praxis ist für viele von uns inspirierend – es ist das, was uns immer wieder dazu bewegt, auf die Matte zurückzukehren. Tapas hilft uns, das Feuer des Yoga zu entzünden und uns mit dem Glanz und der Leuchtkraft dieser schönen Praxis zu verbinden. Wir sollten uns jedoch unbedingt dessen bewusst sein, dass diese glühende Inbrunst auch aus der Balance geraten und zu einer Form von Leistungsstolz werden kann: „In zehn Jahren habe ich nicht eine einzige Yogastunde versäumt!" Sie kann auch zu einer Art Fieber werden – der schnellste Weg, sich im Yoga völlig zu verausgaben, „auszubrennen" und es ganz aufzugeben. Die einzige Art, wie wir die Flamme am Brennen halten können, ohne dass sie zu klein oder zu groß wird, besteht darin, dass wir aufmerksam auf den Prozess achten und zu uns selbst aufrichtig sind. Das ist die Praxis. Die wahre Herausforderung dieser Haltungen liegt darin, herauszufinden, welches Maß an Tapas – Fokus, Bemühen und Gewahrsein – für uns erforderlich ist, um in diesen Haltungen verharren zu können, ohne dass wir geistig oder körperlich entweder ganz aus der Intensität der Erfahrung aussteigen (Burn-out) oder Herz, Geist und Körper im Würgegriff halten und einfach warten, bis es vorbei ist (spiritueller Stolz).

Donna Farhi, eine renommierte Yogalehrerin und Autorin von *Yoga Mind, Body and Spirit*, übersetzt Tapas mit „glühende Begeisterung". Wenn ich in Versuchung komme, geistig oder körperlich aus

Standhaltungen auszusteigen, rufe ich mir in Erinnerung, dass ich Begeisterung für die Praxis empfinde, dass ich auf die positiven Auswirkungen des Yoga vertraue und dass ich eine Kriegerin sein kann, weil ich Kriegerhaltungen einnehme. Wie entwickle ich das Tapas des Kriegers, nicht zu heiß und nicht zu kalt, das mir die nötige Disziplin verleiht, im Sattel meines Beckens sitzen zu bleiben und gleichmäßig auf den Wellen des Verlangens, des Zorns und der Heiterkeit zu reiten?

Ich lasse mich durch die Herausforderung der Kriegerhaltungen an den Weg des heiligen Kriegers erinnern, einen alten Verhaltenskodex, der Chögyam Trungpa Rinpoche zufolge „jedem Menschen, der nach einer wahrhaftigen und furchtlosen Existenz strebt, zur Verfügung steht". Die Inspiration des heiligen Kriegers lädt mich ein, mein diskursives Denken zu kappen und den Mut zu haben, mit dem ganzen Spektrum an Gefühlen in Verbindung zu bleiben, indem ich die Waffen des Kriegers nutze: Präzision, Sanftmut, Offenheit und natürliche Intelligenz.

Buddha-Geist

Präzision

Nach den ersten Atemzügen in einer Standhaltung spüren Sie vielleicht allmählich ein Brennen in Ihren Oberschenkelmuskeln, das dann zu einem Gedanken führt wie „Das ist nicht meine Lieblingshaltung", die wiederum zu einer ganzen Storyline wird: „Warum bleibt die Lehrerin immer so lange in dieser Haltung? Bei dieser Lehrerin nehme ich bestimmt keinen Unterricht mehr! Sie redet zu viel in dieser Haltung, und ich weiß wirklich nicht, ob es gut ist, so lange so zu bleiben, vielleicht mache ich einfach das Bein gerade und tue so, als würde ich die Ausrichtung meines vorderen Knies prüfen, und schinde etwas Zeit; Sitzhaltungen sind mir wirklich lieber, und für mich persönlich sind sie wahrscheinlich ohnehin besser, weil ich in letzter Zeit so viel gearbeitet habe; und heute Abend trinke ich wahrscheinlich ein Glas Wein zum Abendessen, weil ich mich wirklich einmal etwas verwöhnen muss, denn ich bekomme nicht genug Schlaf, darum ist das hier so schwer für mich, und ich kann immer noch nicht fassen, dass die Lehrerin uns hier immer noch in dieser Haltung stehen lässt ..." Oder die Handlung könnte sein: „Ich halte diese Position, egal was passiert. Ich ignoriere diesen stechenden Schmerz in meinem hinteren Knie, und obwohl meine Arme schon anfangen zu zittern, bleibe ich in dieser Haltung. Oh, ans Atmen denken! Ich glaube, ich kann hier nicht so tief atmen, vielleicht mache ich meinen Atem lauter und schwerer und kneife meinen Po noch mehr zusammen. Auf keinen Fall bin ich die Erste, die aus der Haltung herausgeht!" Kommt Ihnen das bekannt vor?

Einer der Schlüssel, um unsere geistigen Seifenopern zu erschließen und sie aufzulösen, ist Präzision. Präzision ist das Schwert des Kriegers, das unsere Dramen und unseren Widerstand durchtrennt. In unserer Yoga- und Meditationspraxis mit Präzision vorzugehen ist äußerst hilfreich, weil dadurch Form geschaffen wird, und Form erzeugt Raum. Bisweilen stellen sich die Leute unter Präzision jedoch das Gegenteil vor: Sie impliziert, so meinen sie, dass man „stillgelegt", „in einen Rahmen gepresst" wird. In einem meiner Yogakurse bat ich einmal die Schüler, den Sonnengruß ganz präzise auszuführen. Dann sollten sie ihn ein zweites Mal ausführen, diesmal mit Anmut. Ich fragte, welche Form ihnen lieber sei, und die Anmut ging aus der Abstimmung einstimmig als Sieger hervor. Sie sagten, sie empfänden die präzise Version als streng, militärisch, angespannt, starr, übel, kalt, langweilig und tot. Eine Schülerin gab an, in ihrer Vorstellung seien Präzision und Perfektion ein und dasselbe, und da dies ihr unerreichbar erschien, hatte sie das Gefühl, Präzision sei kontraproduktiv und unsinnig.

Und was ist, wenn ihr ein Brötchen sauber durchschneidet?", fragte ich. „Findet ihr das starr und gefühllos, oder ist es einfach nur eine nützliche Methode, Frühstück zu machen?" Die Erkenntnis der Gruppe war die, dass ihre Vorstellungen von Präzision sie ins Stocken brachten und dass ihre Beziehung zur Vorstellung von dem, was Präzision ist, im Grunde – unpräzise war. Als ihnen klar wurde, dass Präzision weder gut noch schlecht ist, sondern einfach ein hilfreiches Mittel oder eine Strategie, boten sie beflissen neue Synonyme für Präzision an und gelangten von „genau" und „sauber" schließlich zu „klar" als Favoriten, auf den sie sich festlegten. Die Entdeckung, dass Präzision Klarheit war, vermittelte ihnen das Gefühl eines Neuanfangs, von Offenheit, von Raum.

Präzision ist eine Art und Weise, geistige Klarheit zu entwickeln, während wir gleichzeitig Genauigkeit in unserer körperlichen Position entwickeln. Wenn wir genau darin sind, wo wir unsere Hände und Füße hinstellen und -legen, erzeugt das eine wache Geisteshaltung. Wir können nicht klar denken, wenn unsere Ausrichtung schludrig ist. Wie ist zum Beispiel Ihre Haltung jetzt gerade, während Sie dies lesen? Versuchen Sie, Ihre Position zu ändern oder sogar herumzugehen und zu sehen, ob Sie sich schläfrig fühlen oder klar im Kopf sind. Es ist auch schwierig, offen und munter zu sein, wenn die Brust eingesunken ist und die Wirbelsäule durchhängt. Nicht nur Ihre Herz-Kreislauf-

Funktionen sind dann eingeschränkt, sondern Ihr Körper ist ein Käfig. Diese eingerollte Haltung erzeugt *dukkha*, Leiden, das Gegenteil von *sukha*, „Freude", auch aufgefasst als „Raum"; beides kann sich sowohl auf den physischen als auch auf den emotionalen Raum beziehen, der durch gute (oder schlechte) Haltung erzeugt wird. Hatha Yoga richtet Haut, Muskeln und Knochen so aus, dass sie sich jeweils gegenseitig mit ebenso viel Leichtigkeit wie Anstrengung stützen können. Einwandfreie Ausrichtung öffnet energetische Blockaden, die von Ernährung, Stress, Krankheit und Gefühlen verursacht sein können.

Körperliche Präzision erstreckt sich auch auf die Kleidung (denken Sie noch einmal über enge Gürtel, Armbanduhren und überflüssige Materialen in den Haaren nach, die Ihnen beim Yogaunterricht um den Kopf schlackern), die Umgebung, die persönliche Hygiene und darauf, wie Sie den Ort, an dem Sie praktizieren, einrichten. Ordnen Sie Ihre Matte und Yoga-Hilfsmittel – Decken, Blöcke, Gurte – übersichtlich und ordentlich, denn ein durcheinandergewürfelter Haufen in Ihrem Blickfeld erzeugt ebenfalls ein Hindernis. Jeder, der einen unordentlichen Schreibtisch hat, weiß, dass dies stimmt. Die Disziplin der Präzision kann dazu beitragen, ein offenes Herz, einen offenen Geist und eine offene Einstellung in Bezug auf die eigenen Vorstellungen und Ziele zu schaffen. Form erzeugt Raum.

Wenn Sie mit Standhaltungen arbeiten, dann versuchen Sie wahrzunehmen, wenn Ihr Körper müde wird oder Ihr Geist sich langweilt. Machen Sie trotzdem weiter. Falls dies schwierig ist, dann strengen Sie sich nicht zu sehr an, sondern setzen Sie stattdessen richtiges Tun – Rhythmus, Bewegung, Richtung, Energie und Intention, aber nie Aggression – in solchem Maße und in solcher Qualität ein, wie es gerade notwendig ist. Diese Art der Präzision ist im Einklang mit dem Verhaltenskodex des Kriegers, der den Mut hat, der Realität gegenüberzutreten und angemessen zu ihr in Beziehung zu treten.

Sanftheit

Viele von uns schaudert es bei der Vorstellung von Präzision, und in gleicher Weise kann auch der Begriff *Krieger* uns möglicherweise mit Abscheu zurückschrecken lassen. Als Yogis gründen wir unser Leben vielleicht auf das allererste Grundprinzip des Yoga: Ahimsa – sich selbst und anderen nicht schaden. Wie kann ein Krieger überhaupt etwas mit Ahimsa zu tun haben? Im buddhistischen Kontext ist ein Krieger niemand, der andere besiegt; vielmehr ist ein heiliger Krieger jemand, der Furchtlosigkeit kultiviert, indem er geradewegs seinen eigenen Ängsten ins Auge blickt, ohne zu urteilen, ohne Aggression, sondern mutig und freundlich sich selbst gegenüber. Diese Art der Sanftheit ist die Saat, aus der das Herz eines Kriegers hervorgeht. Es bedeutet keineswegs, ein Schwächling zu sein. Es bedeutet, präzise zu sehen, was hier und jetzt in jeder gegebenen Situation geschieht, und dann den Mut zu haben, unser klopfendes Herz diesem Geschehen zu öffnen. Wenn wir an unsere Yoga-Asanas mit der Präzision und Sanftheit eines Kriegers herangehen, dann wird unsere Praxis zu einem Übungsprogramm dafür, in schwierigen Situationen zentriert, wach, zuversichtlich und flexibel zu sein.

Vor Kurzem erhielt ich einen Brief von einem Häftling. Der Weg dieses Mannes hatte ihn zu der Einsicht geführt, dass seine größte Stärke darin bestand, sein Herz zu öffnen. Er schrieb:

Ms. Cyndi Lee,
in den letzten anderthalb Jahren habe ich versucht, mein Leben auf einen guten Weg zu bringen. Es war ein mühsames Abenteuer, immer bergauf. Ich habe immer noch zu kämpfen.

Als ich Ihren Beitrag über die Kriegerhaltungen las …, wurde mir klar, dass mein Widerwille, ein positives, soziales Leben zu führen, zum Teil in der Angst begründet ist, schwach zu sein oder von der Mitwelt so gesehen zu werden. Als Kind war mein ganzes Leben ein Kampf. Ich entwickelte mich bald zu einem dominanten, aggressiven „Alphatier"-Kerl. Es dauerte lange und musste erst zu vielen Bedrängnissen und selbstzerstörerischen Aktivitäten kommen, bevor ich herausfand, dass das nicht so gut funktioniert. [Jetzt] habe ich erkannt, dass ich im Herzen immer noch ein starker Krieger sein kann, auch wenn ich es nicht als Aggression und antisoziale Starrköpfigkeit an anderen auslasse.

Im Herzen ein starker Krieger zu sein bedeutet nicht, schwach zu sein, obwohl dieser Mann fürchtete, dass andere ihn so wahrnehmen könnten. Im Fall des heiligen Kriegers bedeutet Sanftheit, dass kein Zweifel vorhanden ist, was sich wiederum in Selbstvertrauen ausdrückt. Das ist etwas anderes als Arroganz, die eine andere Form der Angst ist und häufig etwas unter Beweis stellen oder eine Rechnung begleichen will. Wahres Selbstvertrauen lädt uns ein, Zweifel aufzugeben, obwohl wir spüren, wie unsere Beinmuskeln brennen und unsere Arme zittern, oder wir uns vielleicht bedroht, allein oder im Stich gelassen fühlen.

Wenn wir an unsere Beziehung zu Himmel und Erde denken – die Erde ist stets da und erlaubt jedem, auf ihr zu sitzen; der Himmel ist stets über uns, um uns an unsere umfassende Natur zu erinnern –, dann können wir in einem tiefgehenden Selbstvertrauen ruhen, das auf der schlichten Tatsache basiert, dass wir geboren wurden und gut sind. Wir müssen uns nicht beweisen, brauchen nicht hart im Nehmen, weich oder stark zu sein oder in irgendeiner Weise anders als der Mensch, der wir jetzt gerade sind. Dieses entspannte Selbstvertrauen hat es nicht nötig, aggressiv zu sein, sondern ist mutig genug, um in allen Situationen sanft zu sein. Präzision führt uns zur Erfahrung der wahren Macht des Kriegers; Präzision, die uns hilft, die Schicht aus Neurosen zu durchtrennen, Raum zu erschließen, damit wir in Verbindung mit Sanftheit klar erkennen, was uns hilft. So können wir ohne die gewohnte Aggression, ohne die gewohnte Anhaftung oder Ignoranz zu unserer Situation in Beziehung treten.

Offenheit

Die dritte Waffe des Kriegers ist der Mut, offen zu bleiben. Der bekannte Yogalehrer Erich Schiffmann, Autor von *Yoga: The Spirit and Practice of Moving into Stillness*, sagt, nicht Ausdehnung sei egoistisch, sondern sich klein zu machen. Wir haben bereits gesehen, wie Präzision Raum erschließt und Sanftheit Gelegenheiten eröffnet, die sich schließen würden, wenn wir mit Aggression auf sie zugingen. Doch wie bleiben wir offen? Was bedeutet das eigentlich, körperlich und geistig?

Einer verbreiteten Vorstellung von Yoga zufolge ist es eine dehnende Aktivität. Gewiss, es gibt muskelverlängernde Bewegungen in der Asana-Praxis, aber im Yoga geht es eigentlich nicht ums Dehnen. Eine meiner Lieblingsyogalehrerinnen, Judith Lasater, Autorin von *Relax and Renew* und *Living Your Yoga*, sagt: „Das Einzige, was eine Dehnung erzeugen kann, ist das Ego." Sie lehrt die sogenannte „Einmachglas"-Theorie der Hüftöffnung, der zufolge Becken und Oberschenkelknochen sich in jeweils entgegengesetzte Richtungen bewegen sollen; denn die Theorie besagt, dass man kein Glas öffnet, indem man Glas und Deckel in dieselbe Richtung dreht. Glas-Theorie und Yogatheorie stimmen darin überein, dass man Bewegungen in zwei verschiedene Richtungen ausführen muss, damit es zu einer Öffnung kommt.

Yoga ist die Praxis, bei der die Voraussetzungen für eine solche Öffnung geschaffen werden. Gemäß einer Definition wird Yoga als das Vereinen von scheinbaren Gegensätzen aufgefasst. Beziehen wir uns nur auf den Geist, ist es nicht Yoga. Beziehen wir uns nur auf den Körper, ist es nicht Yoga. Wenn wir uns nur auf das Sanfte und Fließende beziehen oder auf das Optimistische, Glückliche oder auf Liebe, Liebe, Liebe, dann leugnen wir, wer wir sind. Es gehört mit zu unserem Menschsein, dass wir Zorn, Langeweile, Freude, Aufregung, Euphorie, Mattheit, Enttäuschung und Überraschung empfinden. Wenn wir uns lediglich eine Art des Fühlens erlauben, dann sind wir nicht offen, sind Roboter, völlig „zu“ und programmiert.

Als Krieger lernen wir, uns selbst mit einem sanften Herzen zu begegnen, das nicht nur ein paar Dinge auswählt, für die es offen ist, und andere ablehnt. Wir lernen, uns zu entspannen und für mehr Gefühle offen zu sein als nur für diejenigen, die bequem oder vertraut sind. Das bedeutet nicht, dass wir all unsere Gefühle ausleben müssen. Wir können sie jedoch beobachten, wie sie aufkommen und wieder vergehen, während wir fest in der Kriegerhaltung dastehen. Diese Art der Furchtlosigkeit und Öffnung ermöglichet es uns, allmählich mit der Vielfalt unseres menschlichen Repertoires und unserer Erfahrungen Freundschaft zu schließen, sie neugierig zu beobachten und sie selbst dann zu spüren, wenn sie sich in etwas anderes verwandeln. Wenn wir eindimensional sind, können wir nicht offen sein. Verhärtet sich unser Geist in dem Bemühen, unseren Körper aufrecht zu halten, dann sind wir nicht offen. Nur wenn wir den Mut aufbringen, für jeden Moment offen und aufmerksam zu bleiben und das Feuer der Begeisterung dadurch, dass wir Präzision und Sanftheit in unsere Praxis einbringen, gerade ausreichend entfachen, können wir Krieger mit einem offenen Herzen und starken Körper sein.

Natürliche Intelligenz

Wenn Leute mit Yoga beginnen, sind sie häufig sehr darauf bedacht, wie ihr Körper aussieht. Mitunter sagen sie mir, sie wollten ihn vor ihrer ersten Yogastunde erst noch in Form bringen. Ich versichere ihnen dann, dass ich als Yogalehrerin meine Schüler niemals unter den in der Mode gängigen Gesichtspunkten „guter Körper“ oder „schlechter Körper“ sehe. Ich sehe den Energiefluss, das Gleichgewicht von Kraft und Beweglichkeit, von Ober- und Unterkörper, Atembewegung, Anspannung im Gesicht oder in der Stimme. Daran halte ich mich, wenn ich Schülern helfe, was mir eine Ehre und auch meine Aufgabe ist.

Die meisten Yogis gelangen mit der Zeit zu derselben Perspektive. Wenn sie spüren, dass eine Stelle in ihrem Körper angespannt oder träge ist, gehen sie nicht mehr mit solch starken Werturteilen an die Sache heran wie früher. Tendenziell nehmen sie es einfach nur zur Kenntnis und finden neugierig heraus, wie sie mit dieser Situation arbeiten könnten: sie auflockern, sie durch Bewegung auf der anderen Seite ausgleichen, den Atem vertiefen, ein Hilfsmittel wie einen Yoga-Block, ein Polster oder einen Gurt einsetzen, um Muskeln, Atem, Prana zu öffnen.

Es ist wirklich keine große Sache. Das sind die Belange, mit denen wir arbeiten müssen. Wenn alles immer nur angenehm wäre und Sie jedes nur erdenkliche Asana jedes Mal perfekt ausführen könnten, dann hätten Sie im Yogaunterricht eigentlich nichts zu tun. Müde Muskeln, quengelige Gedanken, Gesäßbacken, die sich nicht entspannen: das heißt, ein Mensch zu sein. Nehmen Sie diese Gelegenheit wahr, um etwas über sich selbst zu lernen, indem Sie Ihre Gefühle, Gedanken und Erfahrungen beobachten, vergleichbar mit einem fließenden Vinyasa: hineingleiten, eine Zeit lang darin verweilen und dann wieder auflösen. Yoga zu praktizieren ist ein guter Ausgangspunkt, um sich allmählich in dem Prozess wohlzufühlen, denn der Körper gibt Ihnen in Form sofortiger Rückmeldungen der Sinne viel, mit dem Sie arbeiten können.

Schlussendlich geht es beim Yoga nicht darum, sich so gut wie möglich verbiegen und verschlingen oder möglichst lange stillsitzen zu können. Die eigentliche Praxis ist, wie wir auf das Sinnes-Feedback reagieren: Klammern wir uns daran, stoßen wir es weg, ignorieren wir es? Was ist was? – Beginnen Sie damit, Präzision einzusetzen, um dies zu erkennen, zum Beispiel: „Oh, mein hinterer Schenkel fühlt sich überstreckt an. Ist es der weichere Bereich des Oberschenkelmuskels weiter oben am Gesäß, oder ist es der Bereich weiter unten am Knie?“ Dann Sanftheit: „ Ich nehme mir heute Zeit, um mich aufzuwärmen.“ Offenheit hilft mir, zu beobachten, wie diese Situation sich entwickelt, ohne in Selbstverurteilung zu schwelgen, wie: „Meine Yogapraxis ist wirklich unter aller Kanone, ich komme ja noch nicht mal bis an meine Zehen.“ Nun, da ich mit präziser Information, einer sanften Herangehensweise und mit einer offenen Einstellung gewappnet bin, kann ich meine ursprüngliche Intelligenz benutzen, um den Schlüssel zum Vorankommen zu finden: „Welche kreativen, nützlichen Abwandlungen kann ich mir einfallen lassen, um mit dieser Verletzung zu arbeiten?“

Die Beziehung zu unserem Körper spiegelt wider, wie wir unser Leben führen. Wie auch in unserem restlichen Leben jenseits der Yogamatte und des Meditationskissens, laufen wir auch hier fortwährend in etwas hinein, was wie ein Hindernis aussieht. Wie wir damit umgehen, ist die Praxis. Wir können uns dafür entscheiden, diese Schwierigkeiten durch einen Ansatz der geistigen und körperlichen Härte zu besiegen. Doch selbst wenn wir das unmittelbare Problem dadurch lösen, müssen wir uns am Ende doch immer noch mit uns selbst auseinandersetzen. Wenn wir immer wieder auf eine eindimensionale Reaktion zurückgreifen, ist dies im Grunde unbefriedigend, denn wir sind nicht eindimensional. Stattdessen können wir tapfer sein und uns darauf einlassen, was und wie wir uns fühlen: expansiv, schwach, glühend, energetisiert, schwitzend. Das sorgt dafür, dass wir präsent und aufmerksam bleiben, und erinnert uns weiterhin daran, dass wir nicht alles mit dem Kopf steuern sollten, sondern dass wir es sanft in unserem Herzen ruhen lassen können.

In *Das Buch vom meditativen Leben. Shambhala und der Pfad des inneren Kriegers* schreibt Chögyam Trungpa Rinpoche: „Das Ideal der Kriegerschaft besteht darin, traurig und sanft zu sein – nur dadurch kann der Krieger gleichzeitig auch mutig sein. Ohne diese tiefe Traurigkeit ist der Mut brüchig wie Porzellan. Der Mut des Kriegers ist wie eine chinesische Lackschale – Holz unter dünnen, elastischen Lackschichten. Lässt man solch eine Schale fallen, dann zerbricht sie nicht, sondern federt zurück. Sie ist hart und weich zugleich."

Diese Art von mehrdimensionaler Stärke zu entwickeln – innere und äußere, fokussierte und expansive/ausgedehnte – hilft Ihnen, sich mit Ahimsa, Tapas, Präzision, Sanftheit, Offenheit und natürlicher Intelligenz zu verbinden. Nicht zu hart und nicht zu weich, sondern genau das richtige, sich fortwährend wandelnde Maß von beidem. Dadurch, dass Sie den Mut haben, sich wahrhaftig und aufrichtig für Ihre Erfahrung zu öffnen, stellen Sie vielleicht fest, dass die Schwingung der Anstrengung in Ihren Muskeln, der sich vertiefende Atem und die Wärme in Ihrem Leib ebenso sehr ein Teil von Ihnen sind wie die Gelenkigkeit, die Freude und vielleicht sogar der innere Frieden, die damit einhergehen.

Yoga-Körper

Stehende Asana-Sequenzen

Versuchen Sie sich vorzunehmen, Yoga regelmäßig zu praktizieren. Üben Sie auch dann, wenn Sie keine Lust haben – an dieser Stelle kommt Tapas ins Spiel. Tun Sie nur das, was heute für Sie angemessen ist. Hier kommt Präzision mit hinein. Sie werden es merken, wenn Sie auf diese Weise üben, denn Sie sind dann imstande, Körper und Geist sanft einzusetzen, voll und ganz und mit so viel Anstrengung, wie dafür erforderlich ist, ohne geistig oder im Herzen zu verhärten.

Nehmen Sie die Empfindungen Ihres Körpers wahr, während Sie die folgenden Abfolgen von Standhaltungen ausführen; spüren Sie, wo Sie angespannt, schlaff, schwach, klar, schwerfällig sind. Nehmen Sie gleichzeitig wahr, wohin Ihr Geist geht, wenn Ihr Körper diese verschiedenen Dinge spürt. Versuchen Sie, Ihre Energie effizient zu nutzen, damit Sie sich weder überanstrengen noch abdriften. Versuchen Sie es, doch machen Sie sich deswegen keine Sorgen. Nutzen Sie Ihr klares Gewahrsein, um zu beobachten, dass es jedes Mal anders ist, wie Ihr Körper langsam geschmeidiger wird und sich öffnet. Sie werden sehen, dass das, was Sie gestern noch als Stress empfunden haben, heute wie eine Massage für Sie ist; und dann, wie dieses gute Gefühl wieder dahinschwindet, aber das ist in Ordnung und keine große Sache. Am nächsten Tag können Sie wieder frisch von vorn beginnen. Beobachten Sie, wie Ihr Geist und Körper wieder Raum finden, wodurch Ihr Atem tiefer werden und ihr Geist sich noch mehr öffnen kann. Nehmen Sie, ohne zu urteilen, das „Geplapper" Ihres Geistes wahr, und lassen Sie es – mit Präzision – los. Wenn Sie dies kontinuierlich tun, kultivieren Sie dadurch Klarheit, Konzentration und Selbstvertrauen. Ein derartiges Engagement bezieht sich auf das Tapas der Praxis wie auch auf das Potenzial, sich für unser normales Leben zu begeistern, das reicher ist, als wir es uns überhaupt vorstellen können.

Übungsfolge im Stehen – Anfänger

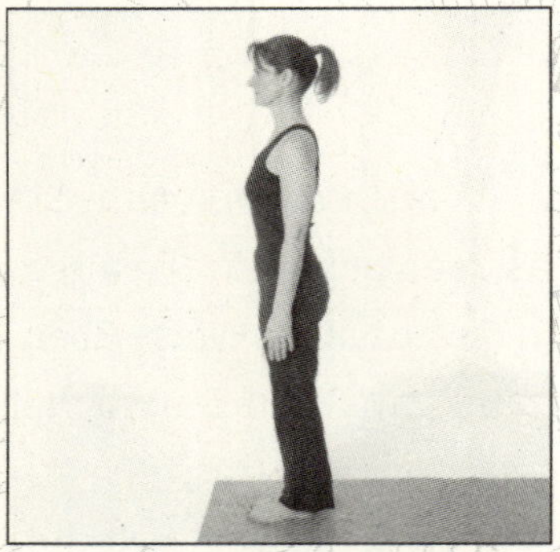

1. Tadasana • Berg

Nehmen Sie sich einen Augenblick Zeit, und lassen Sie die Ausrichtungsprinzipien von Tadasana noch einmal Revue passieren. Spüren Sie die Erde, die Sie trägt, und den Himmel über sich. All Ihre Standhaltungen sollten von Tadasana geprägt sein.

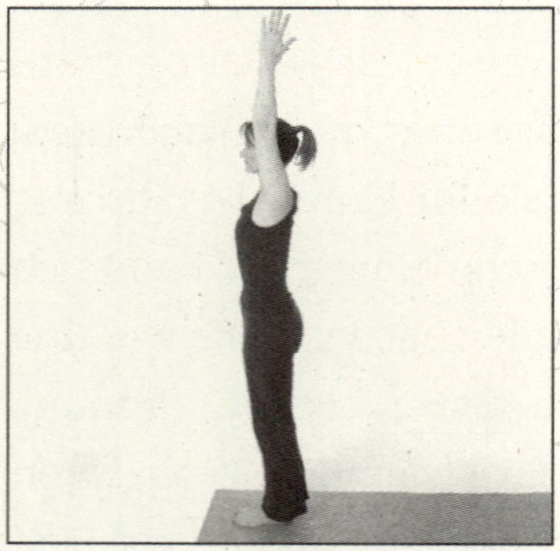

2. Urdhva Hastasana • Berghaltung mit erhobenen Händen

Einatmen

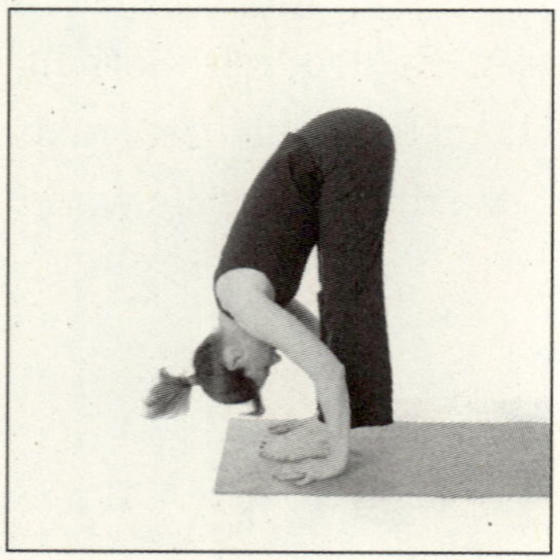

3. Uttanasana 1 • Vorbeuge aus dem Stand

Ausatmen

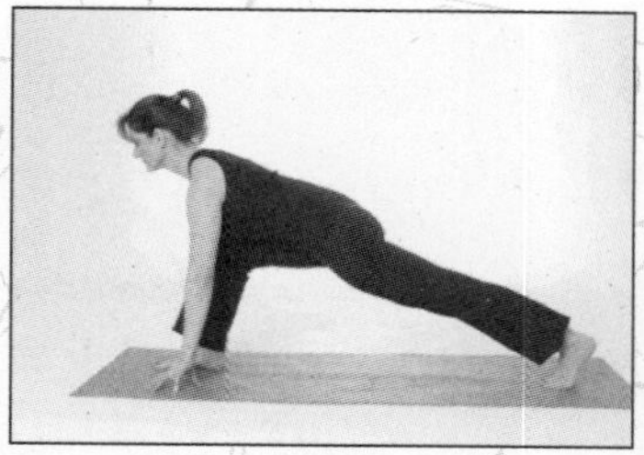

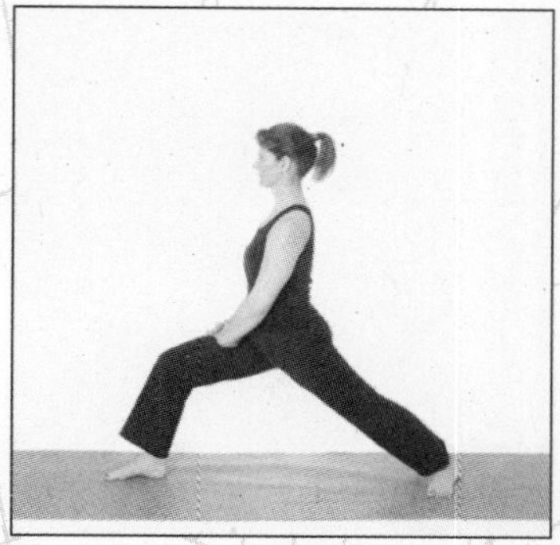

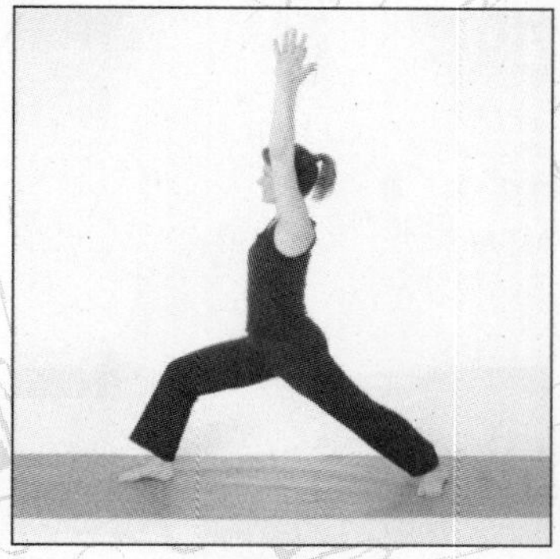

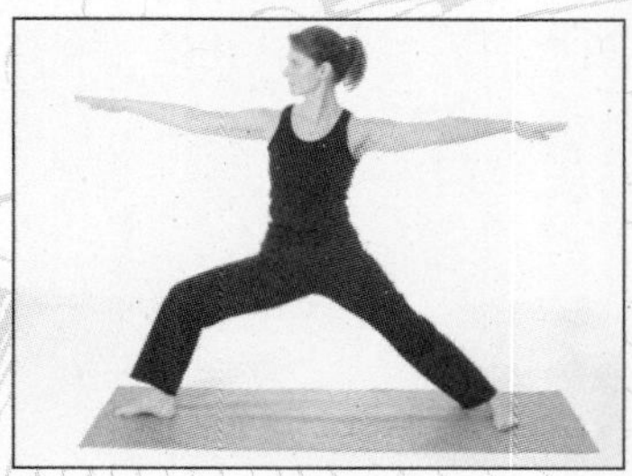

4. Virabhadrasana 1 • Krieger 1

Schieben Sie das rechte Bein nach hinten in einen niedrigen Ausfallschritt, und heben Sie sich auf den Fingerspitzen an. Lassen Sie sich einen Moment Zeit, um Ihr Rückgrat zu verlängern und das linke Bein stark zu aktivieren.

Während Sie das linke Bein energetisiert halten, drehen Sie die linke Ferse zum Zentrum der Matte hin, legen Ihre Hände vorne auf den Oberschenkel und richten die Wirbelsäule zu einer aufrechten Haltung auf. Spüren Sie die Weite in Ihrem Rücken, und lassen Sie zu, dass Ihre vorderen Rippen und der Brustkorb sich wieder lockern. Wenn Sie sich stark genug fühlen, können Sie versuchen, die Arme ganz hochzuheben, sodass sie sich senkrecht neben den Ohren befinden.

Bleiben Sie ein paar Atemzüge lang im Krieger 1. Das mag Ihnen ziemlich schwierig erscheinen. Versuchen Sie trotzdem, nicht zu verhärten oder nur in der Position auszuhalten. Finden Sie die Bewegung darin: den Atem, Ihren Herzschlag, die kleinen Korrekturen, die Sie vielleicht vornehmen, um eine Öffnung oder eine tiefere Erdung zu schaffen. Öffnen Sie die Zehen, die Augen, kommen Sie geistig zur Ruhe.

5. Virabhadrasana 2 • Krieger 2

Öffnen Sie sich in der Ausatmung in den Krieger 2. Legen Sie eine Hand oben auf Ihren Kopf und eine Hand auf das Steißbein. Richten Sie diese beiden Punkte auf einer vertikalen Achse aus, spüren Sie, wie sie voneinander wegstreben, und strecken Sie die Arme dann von dieser Mittellinie ausgehend aus. Spüren Sie auch in dieser expansiveren Haltung die starke Zentrierung von Tadasana?

(Wenn Sie zum zweiten Mal – auf der anderen Seite – in den Krieger 2 kommen, versuchen Sie einmal folgende Übung: Drehen Sie die Handflächen so, dass sie nach oben zur Decke weisen. Fühlen

Sie, wie die Schulterblätter sich aufeinander zubewegen und auf Ihrem Rücken fest sind? Behalten Sie diese Außenrotation in den Oberarmen bei, aber drehen Sie die Arme von den Ellenbogen bis zu den Fingerspitzen nach innen, sodass die Handflächen auf den Boden weisen. Das ist die Armanordnung, die wir bei fast allen Asanas benutzen. Sie öffnet die Schultern und bringt die Armarbeit ins Gleichgewicht.)

Drücken Sie während des Ausatmens die Füße in den Boden, und lassen Sie diese abwärts gerichtete Energie Ihr rechtes Bein stärken. Beugen Sie beim Einatmen das rechte Bein zurück in den Krieger 2. Wiederholen Sie diese kleine Sequenz – gerade ausstrecken und beugen – drei- bis fünfmal. Spüren Sie, wie die Ausatmung zu der nach unten gerichteten Anstrengung in Beziehung steht und wie die Einatmung die Wirbelsäule aufrichtet, selbst dann, wenn Sie das rechte Bein beugen.

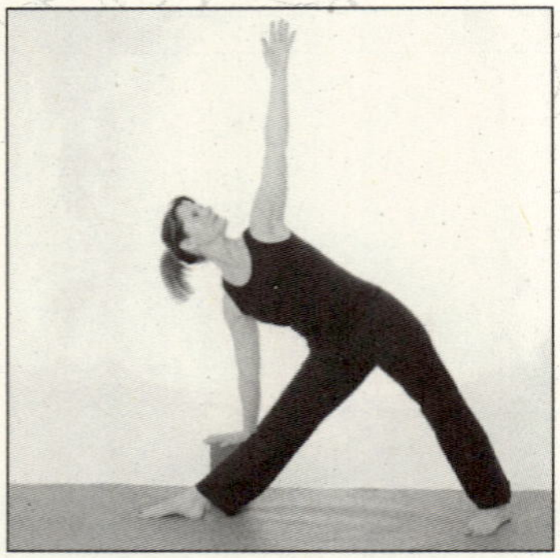

6. Trikonasana • Dreieck

Ziehen Sie mit geraden Beinen in der Ausatmung Ihren rechten Gesäßknochen unter und in Richtung ihres linken inneren Oberschenkels, während Sie sich über die Wirbelsäule in die entgegengesetzte Richtung ausstrecken. Werfen Sie einen kurzen Blick auf Ihr rechtes Knie, und vergewissern Sie sich, dass es direkt in einer Linie über Ihrem rechten Fuß ausgerichtet ist. Falls Sie deswegen zulassen müssen, dass Ihr linker Hüftpunkt sich leicht in Richtung der rechten Hüfte bewegt, ist es in Ordnung. Dann dreht sich das Becken, mit dem rechten Bein vorne, wie ein Lenkrad nach rechts. Es ist dabei nicht nötig, mit dem Becken in einer vollkommen flachen Ebene zu bleiben, aber es ist wichtig, dass das Knie in einer Linie mit dem Fuß ausgerichtet ist.

Legen Sie die rechte Hand auf einen Block oder auf Ihr Schienbein, und gehen Sie in die Dreieckshaltung. Finden Sie ohne Anspannung die Stelle der Dehnung. Bleiben Sie mit dem linken Fuß im Boden verankert. Lockern Sie die oberen Rippen, und verlängern Sie die unteren Rippen. Bleiben Sie fünf Atemzüge in dieser Haltung. Kommen Sie, während Sie einatmen, wieder nach oben bei gestreckten Beinen, und gehen Sie beim Ausatmen wieder in den Krieger 2.

7. Uttitha Parshvakonasana und Umgekehrtes Virabhadrasana 2
Gestreckter Seitenwinkel und umgekehrter Krieger

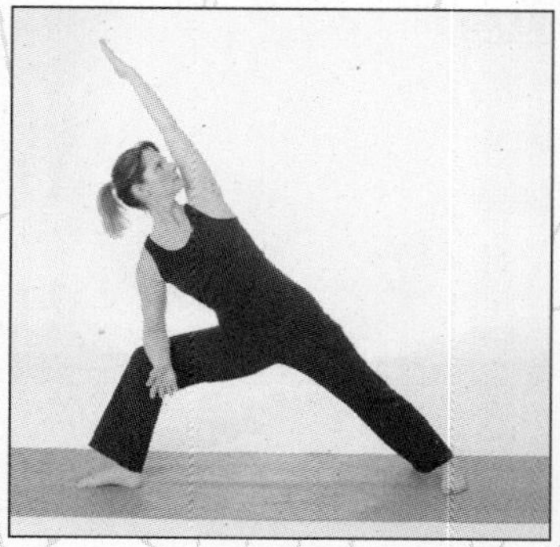

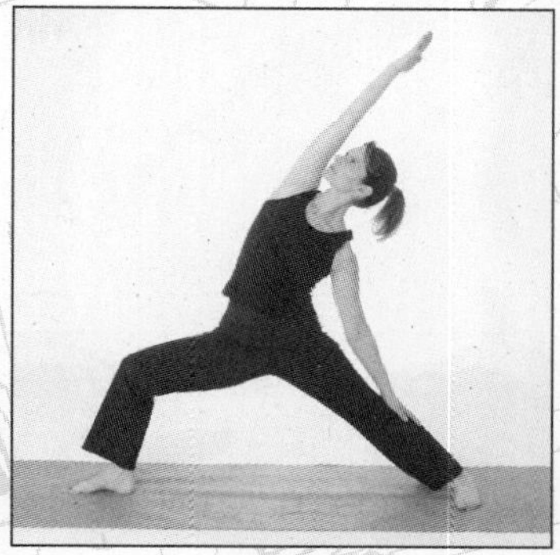

Atmen Sie aus, und legen Sie Ihren rechten Unterarm auf den rechten Schenkel in einem erweiterten Seitenwinkel.
Atmen Sie ein, und kehren Sie die Seitenbeugung um, indem Sie die linke Handfläche auf die Außenseite Ihres linken Beins legen und Ihren rechten Arm nach oben über dem rechten Ohr ausstrecken, zum umgekehrten Krieger.

Bewegen Sie sich, während Sie die Bewegung mit dem Atem koordinieren, drei- bis fünfmal zwischen dem gestreckten Seitenwinkel und dem umgekehrten Krieger vor und zurück. Versuchen Sie die Beine stark und fest zu halten. Dies wird für das rechte Bein eine Herausforderung sein. Statt jedoch so schnell wie möglich aus der Haltung herauszugehen, sobald sie zu intensiv wird, oder es einfach durchzustehen, sollten Sie nach Lösungen suchen. Erkunden Sie, wie Sie Ihr Gewicht in die Mitte des rechten Fußes sinken lassen und dabei die Unterstützung des hinteren Oberschenkelmuskels einfordern können, sodass der Quadrizeps nicht die ganze Arbeit allein tun muss. Dies ist eine Art zu üben, wie wir den Zeitraum zwischen Reiz und Reaktion ausdehnen können, was uns wiederum mehr Optionen oder Lösungen für schwierige Situationen bietet.

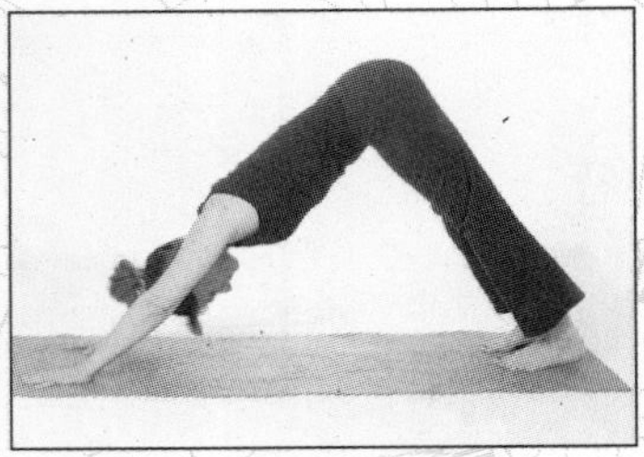

8. Adho Mukha Svanasana • Nach unten blickender Hund

Nach dem letzten umgekehrten Krieger bringen Sie die Hände wie beim Radschlagen zu beiden Seiten des rechten Knies bis ganz zum Boden und machen dann einen Schritt in den nach unten blickenden Hund.

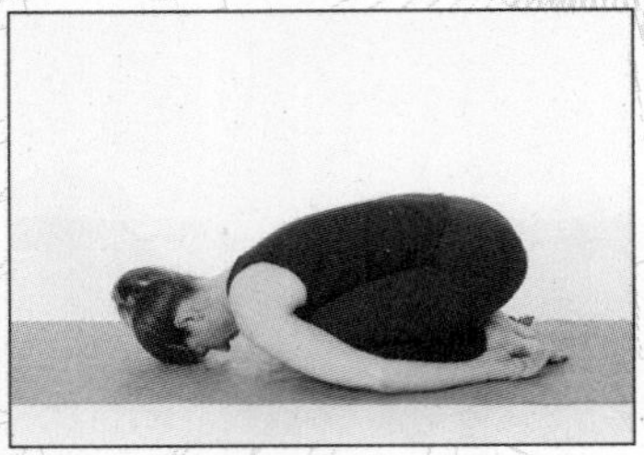

9. Balasana • Kind

Ruhen Sie sich in der Kindhaltung aus.

Wiederholen Sie die gesamte Übungsfolge bis hierhin mit dem linken Knie vorne. Bleiben Sie in der Kindhaltung. Dann noch einmal in den nach unten blickenden Hund.

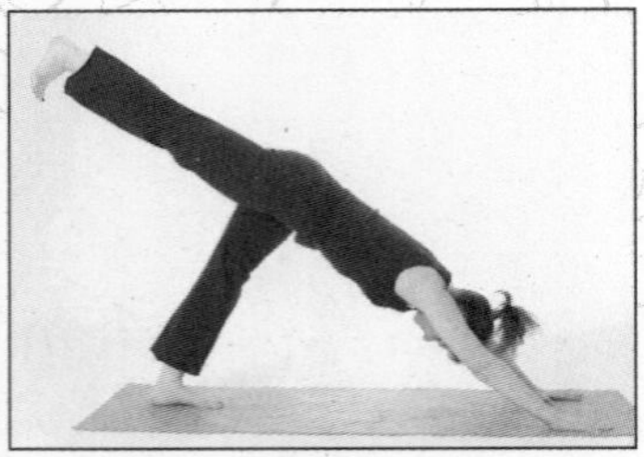

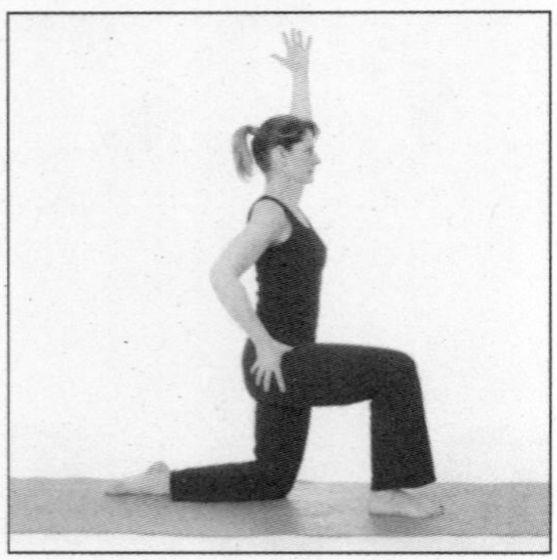

10. Grätsche im nach unten blickenden Hund und Kniestand mit aufgestelltem Bein

Heben Sie beim Einatmen das rechte Bein nach hinten hoch zur Grätsche im nach unten blickenden Hund. Behalten Sie Tadasana stets im Sinn, und achten Sie währenddessen darauf, dass Ihr rechtes Bein parallel ausgerichtet bleibt und sich nicht nach außen dreht – dazu tendiert es in dieser Haltung möglicherweise.

Schwingen Sie beim Ausatmen Ihren rechten Fuß nach vorne zwischen die Hände. Senken Sie das linke Knie auf den Boden, und bringen Sie Ihre Beine in eine rechtwinklige Anordnung. Atmen Sie ein, und richten Sie Ihre Wirbelsäule auf zum Kniestand.

Strecken Sie den linken Arm nach oben, und hängen Sie Ihren rechten Daumen im äußeren Bereich des Oberschenkelansatzes an der rechten Hüfte ein. Dieser Daumen soll die Hüfte davon abhalten, sich nach oben auf die rechte Schulter zuzubewegen, während Sie ausatmen und sich nach rechts drehen.

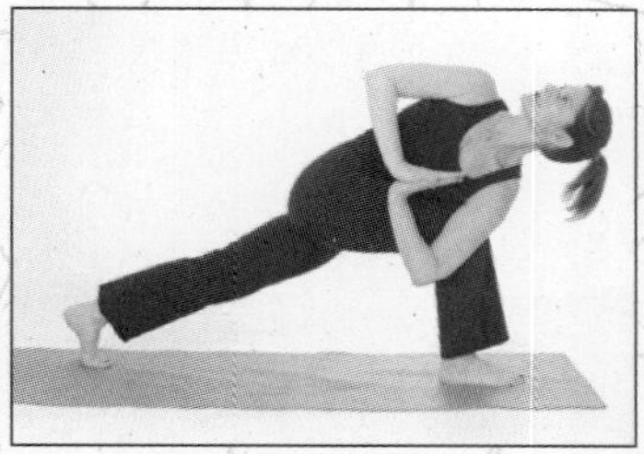

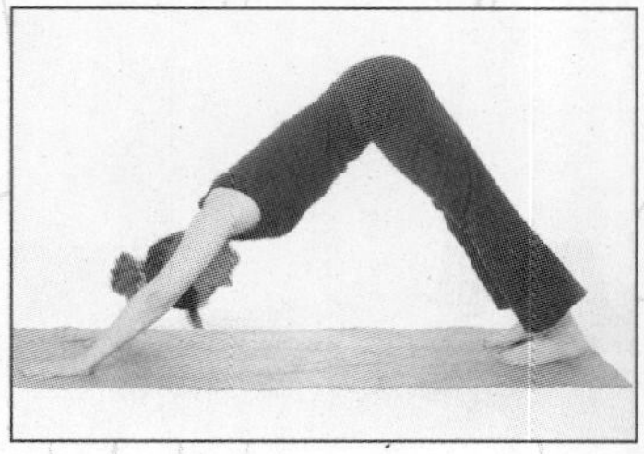

11. Parivritta Parshvakonasana

Variante des gedrehten seitlichen Winkels

Legen Sie Ihren linken Ellenbogen auf das äußere rechte Knie, und bringen Sie die Hände in Anjali-Mudra oder Gebetshaltung zusammen. Denken Sie beim Einatmen daran, den Scheitelpunkt des Kopfes und das Steißbein durch Verlängerung voneinander zu entfernen. Lockern Sie beim Ausatmen den Bauch; Sie können sich dabei vielleicht noch etwas mehr drehen.

Machen Sie nach fünf Atemzügen einen Schritt nach hinten in den nach unten blickenden Hund.

Wiederholen Sie Sequenz 10 – 11 auf der anderen Seite.

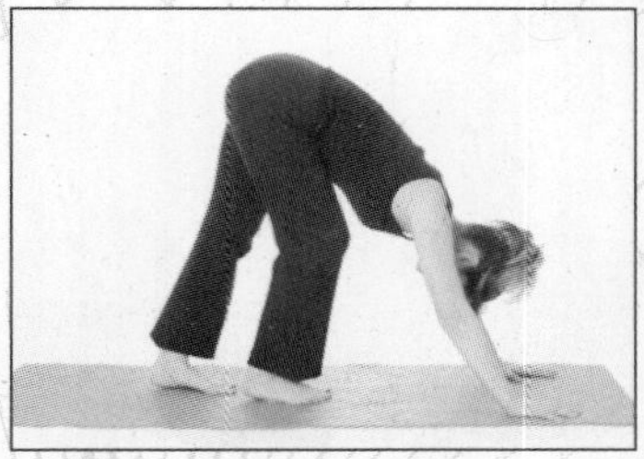

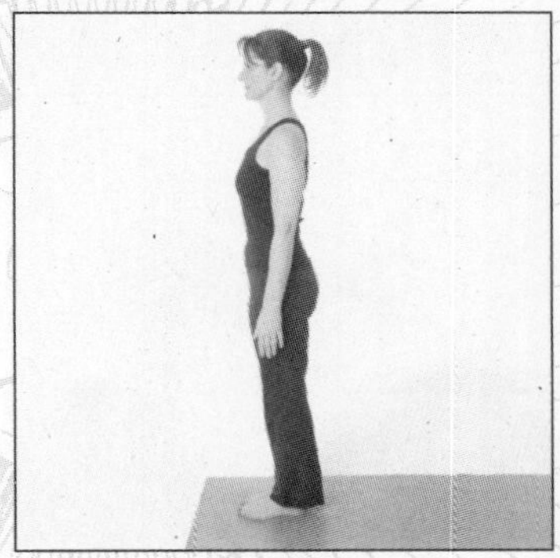

12. Tadasana • Berg

Gehen Sie im nach unten blickenden Hund mit den Füßen langsam auf die Hände zu. Stellen Sie sich dies als Gehmeditation vor. Es ist in Ordnung, wenn Sie dabei die Knie beugen müssen. Wenn Sie ganz nach vorn gebeugt sind, legen Sie die Handflächen auf das Gesäß, als würden Sie die Hände in die Taschen Ihrer Jeans stecken. Drücken Sie das Gesäßfleisch nach unten und lassen Sie dadurch wieder zum Stehen in Tadasana aufrichten.

Übungsfolge im Stehen – Fortgeschrittene

Beginnen Sie mit den ersten sieben Haltungen des Sonnengrußes für Fortgeschrittene:

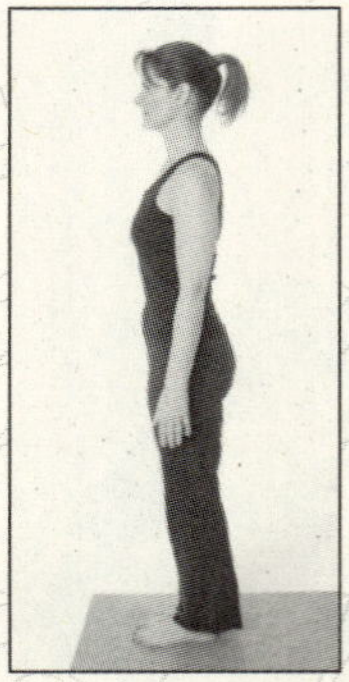

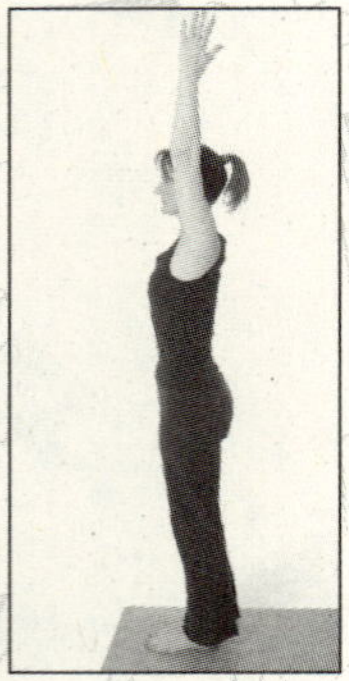

1. Tadasana • Berg

2. Urdhva Hastasana • Berghaltung mit erhobenen Händen
Einatmen

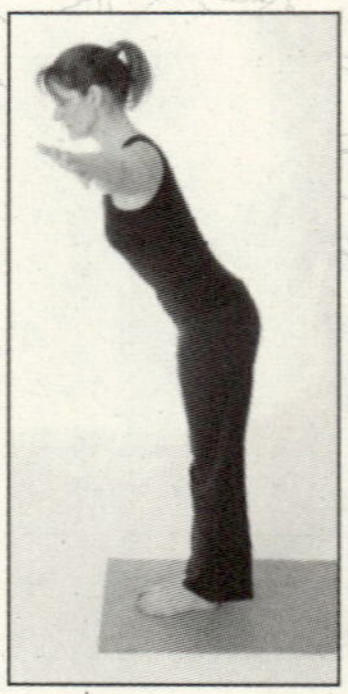

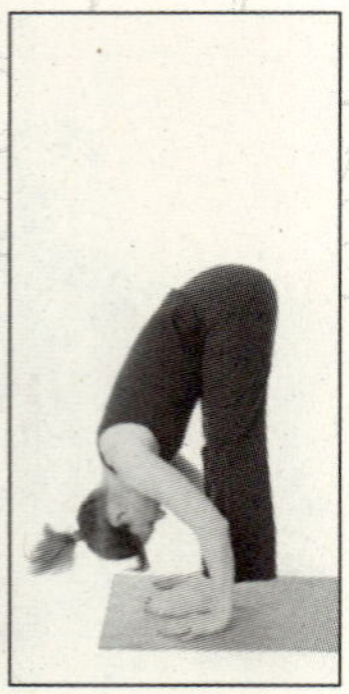

3. Tauchender Schwan zu Uttanasana 1
Ausatmen

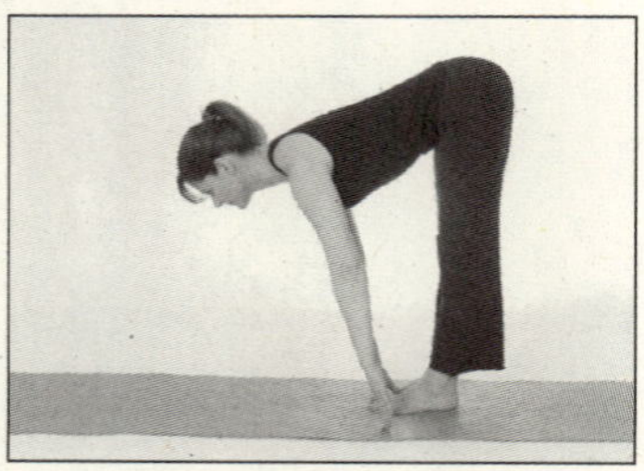

4. Uttanasana 2 • Vorbeuge mit langem Rückgrat
Einatmen

5. Zurückspringen in Chaturanga Dandasana
Ausatmen

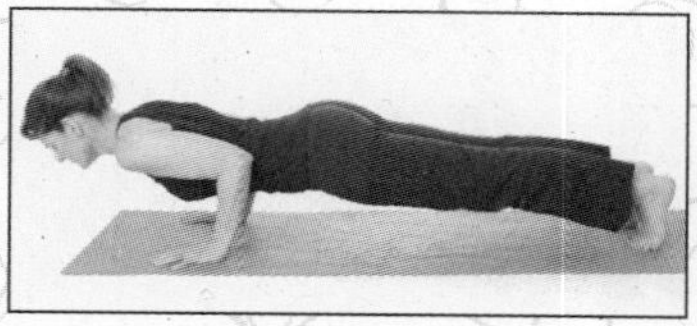

6. Urdhva Mukha Svanasana • Nach oben blickender Hund
Einatmen

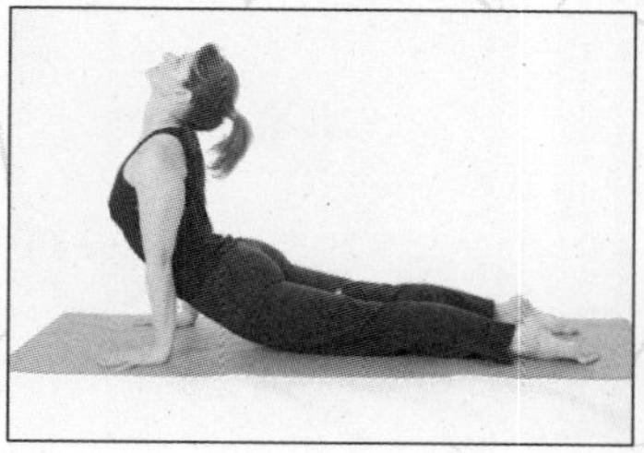

7. Adho Mukha Svanasana • Nach unten blickender Hund
Ausatmen

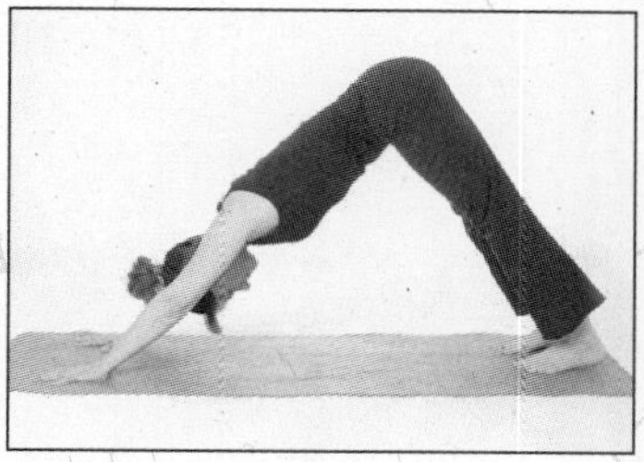

8. Virabhadrasana 1 und 2 • Krieger 1 und 2
Atmen Sie aus, und drehen Sie die linke Ferse nach unten. Bringen Sie den rechten Fuß nach vorne hinter Ihre Hände. Kommen Sie beim Einatmen hoch zum Krieger 1. Atmen Sie aus, und öffnen Sie sich zum Krieger 2.

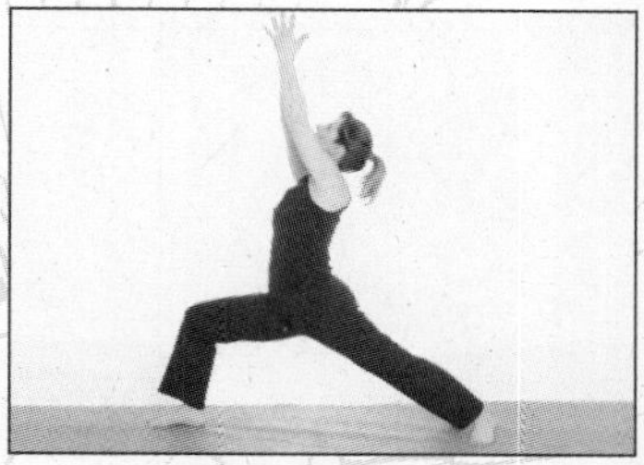

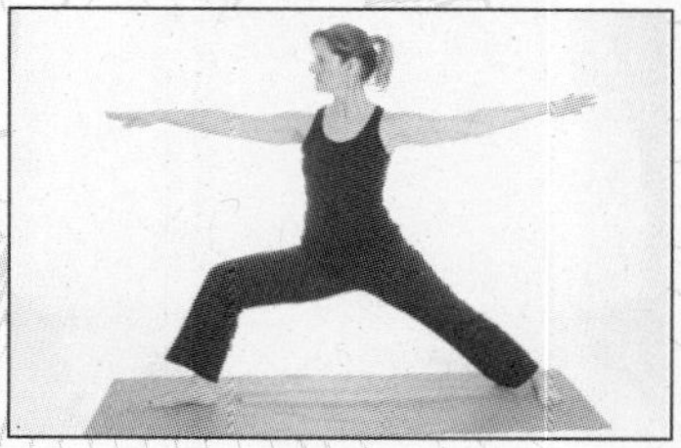

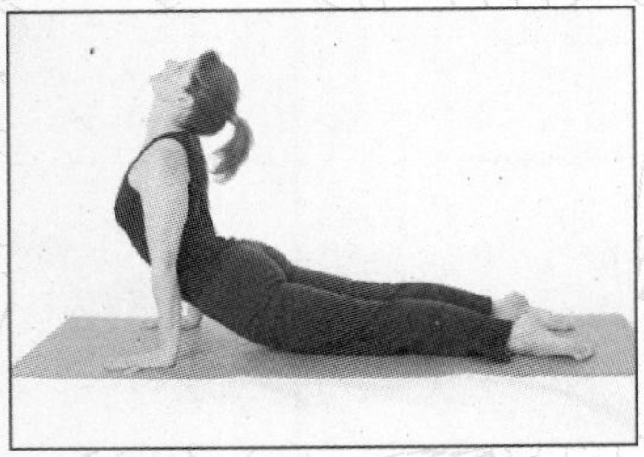

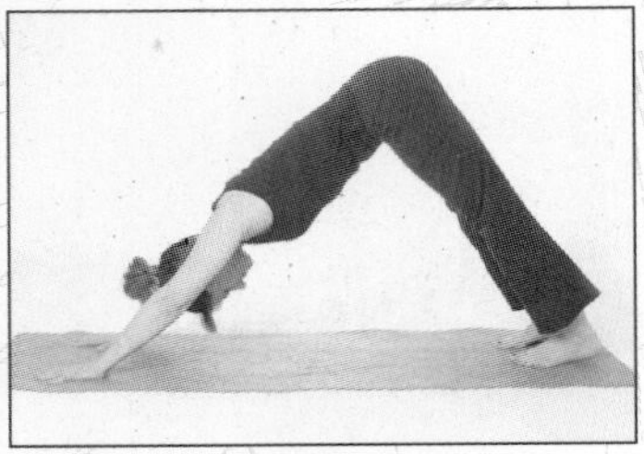

9. Fortgeschrittener Vinyasa-Flow

Atmen Sie ein, und bringen Sie die Hände wie beim Radschlagen auf den Boden. Ausatmen, Chaturanga, einatmen, aufwärts blickender Hund, ausatmen, nach unten blickender Hund.

Wiederholen Sie Krieger 1, Krieger 2 und den Vinyasa-Flow auf der anderen Seite. Wiederholen Sie es noch einmal rechts und links, zweimal auf jeder Seite, und enden Sie im nach unten blickenden Hund.

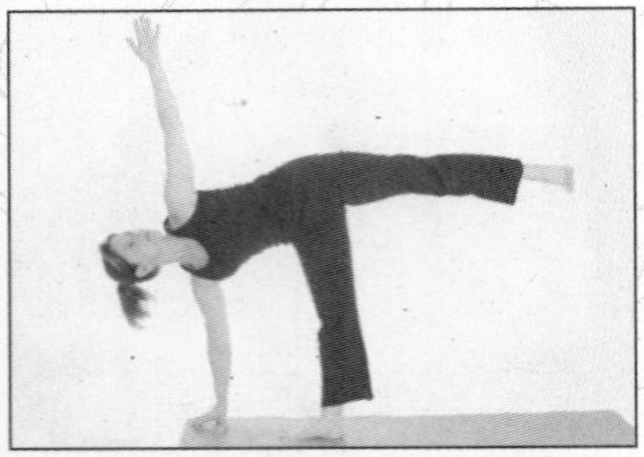

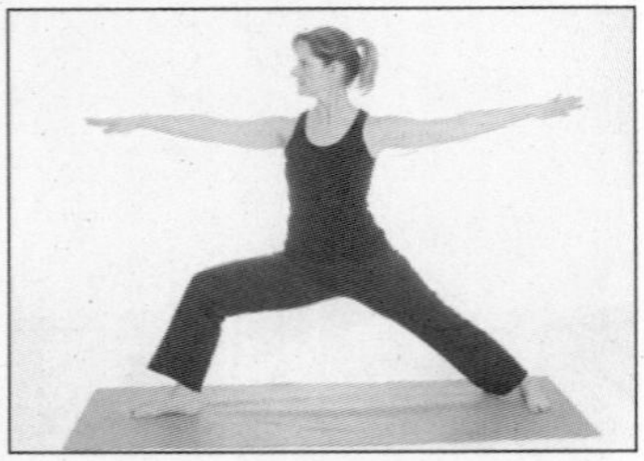

10. Parivritta Ardha Chandrasana • Gedrehter Halbmond

Machen Sie mit dem rechten Bein einen Ausfallschritt nach vorne. Legen Sie die Finger der rechten Hand in die äußere Falte zwischen Oberschenkelansatz und Hüfte, und wandern Sie mit den Fingerspitzen der linken Hand auf dem Boden nach vorn, bis sie sich etwa 20 cm vor den Füßen befinden. Atmen Sie ein, und heben Sie das linke Bein nach hinten hoch. Halten Sie es parallel, in einer Haltung die dem nach unten blickenden Hund ähnelt. Drehen Sie sich beim Ausatmen allmählich nach rechts. Halten Sie die Finger in Ihrer rechten Hüfte, bis Sie vollständig gedreht sind; dann heben Sie den Arm hoch zur Decke. Bringen Sie Ihren rechten Arm wie beim Radschlagen nach unten und den linken nach oben, und machen Sie mit dem linken Bein einen Schritt nach hinten, um in den Krieger 2 zu gelangen. Dieser Übergang macht Spaß, und man kann ihn bewerkstelligen, indem man gleichmäßiges Gewahrsein in beiden Armen, Beinen und Wirbelsäule bewahrt. In alle Richtungen loslassen, um Stabilität in Ihrer Mitte zu finden.

Heben Sie die hintere Ferse an, und drehen Sie Ihren Brustkorb herum, um mit erhobenen Armen in einen hohen Ausfallschritt zu gelangen.

Die nächsten drei Stellungen sind eine gute Gelegenheit, Präzision ohne Aggression anzuwenden, und eine Chance, neue Herausforderungen mit einem offenen Geist auszuprobieren.

11. Parivritta Parshvakonasana • Gedrehter seitlicher Winkel

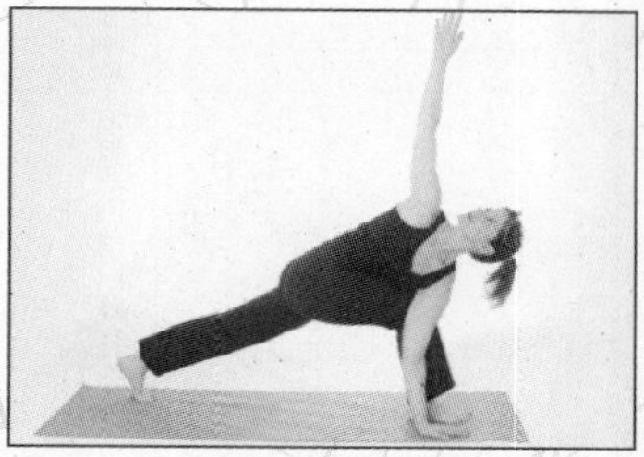

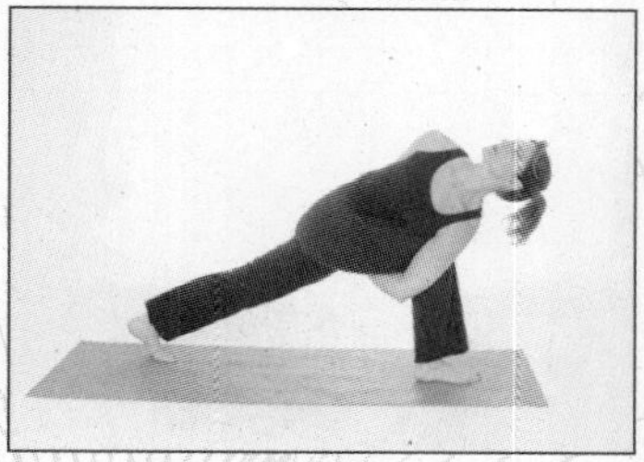

Drehen Sie sich beim Einatmen nach rechts. Legen Sie den linken Oberarm außen an Ihr rechtes Bein, und achten Sie dabei darauf, dass das rechte Knie direkt nach vorne weist. Manchmal, wenn der Rücken angespannt ist, ist der zur Verfügung stehende Spielraum für die Drehung nicht so tief, dass Ihr Arm außen ans Knie reichen könnte; und dadurch wird das Knie aus seiner starken, sicheren Haltung herausgezogen. Wenn das der Fall ist, legen Sie die Hand auf einen Block, oder legen Sie beide Hände in Anjali Mudra aneinander. Egal ob Sie die eine oder andere Art wählen, Sie können dann den oberen Arm nach oben strecken. Das hintere Bein aktiv zu halten wird Ihnen helfen, diese Stellung im Boden zu verankern.

Wenn Sie in dieser Haltung im Gleichgewicht sind und imstande sind, voll zu atmen, können Sie ruhig mit dieser Übungsfolge fortfahren. Drehen Sie den oberen Arm nach innen, und bringen Sie ihn hinter Ihren Rücken. Drehen Sie den unteren Arm nach innen und führen Sie ihn unter dem rechten Oberschenkel hindurch. Auch wenn es zunächst Ihrer Intuition zuwiderläuft: Wenn Sie die Finger der linken Hand in Richtung hinteres rechtes Knie ausstrecken, werden Sie die Fingerspitzen der rechten Hand mit der Zeit finden. Vergewissern Sie sich, dass Sie weiterhin nach rechts gedreht bleiben und den Bereich der Brust an der rechten Achselhöhle öffnen. Vielleicht gelingt es Ihnen ja sogar, eine Verbindung der beiden Hände herzustellen, indem die linke Hand das Gelenk der rechten Hand umfasst.

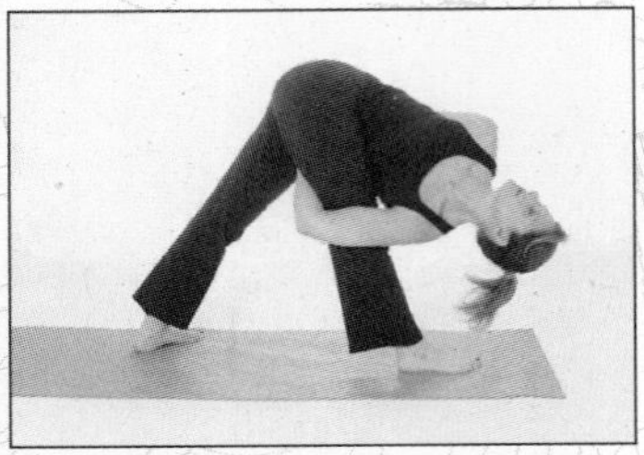

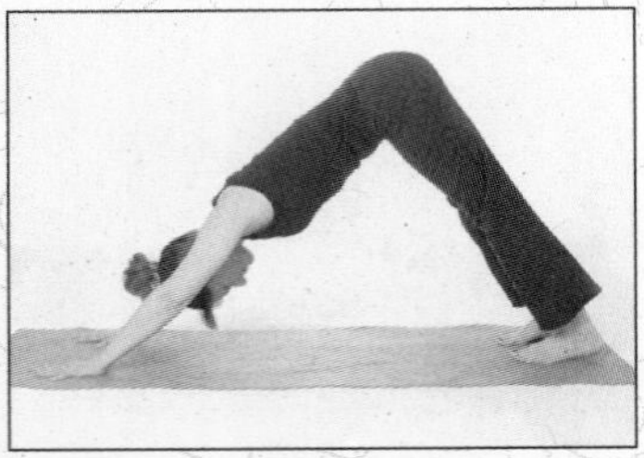

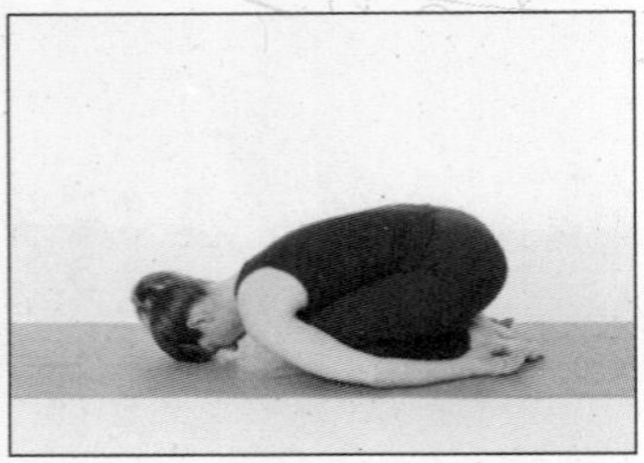

12. Baddha Parivritta Trikonasana • Gebundenes gedrehtes Dreieck
Aus der gebundenen Variante des gedrehten seitlichen Winkels heraus gehen Sie mit dem hinteren Bein etwas nach innen, drehen die Ferse nach unten, als wären Sie im Krieger 1, und verlängern das vordere Bein. Ziehen Sie die rechte Hüfte zurück, und bringen Sie die Rippen der linken Seite etwas weiter nach unten. Das Atmen in dieser Haltung ist eine Herausforderung. Halten Sie die Balance, erzeugen Sie Offenheit im unteren Rücken und in den Schultern, und erhalten Sie sich das Gefühl von Weite. Was spüren Sie?
Lassen Sie aus dieser Haltung heraus los, und machen Sie einen Schritt nach hinten in den nach unten blickenden Hund.

Ruhen Sie sich in der Kindhaltung aus, und versuchen Sie es dann mit der anderen Seite. Enden Sie im nach unten blickenden Hund. Vollenden Sie die Übungsfolge, indem Sie nach vorn springen und den Rest des fortgeschrittenen Sonnengrußes beenden (S. 77/78).

Sieben
Dynamische Gelassenheit
Gleichgewichtshaltungen

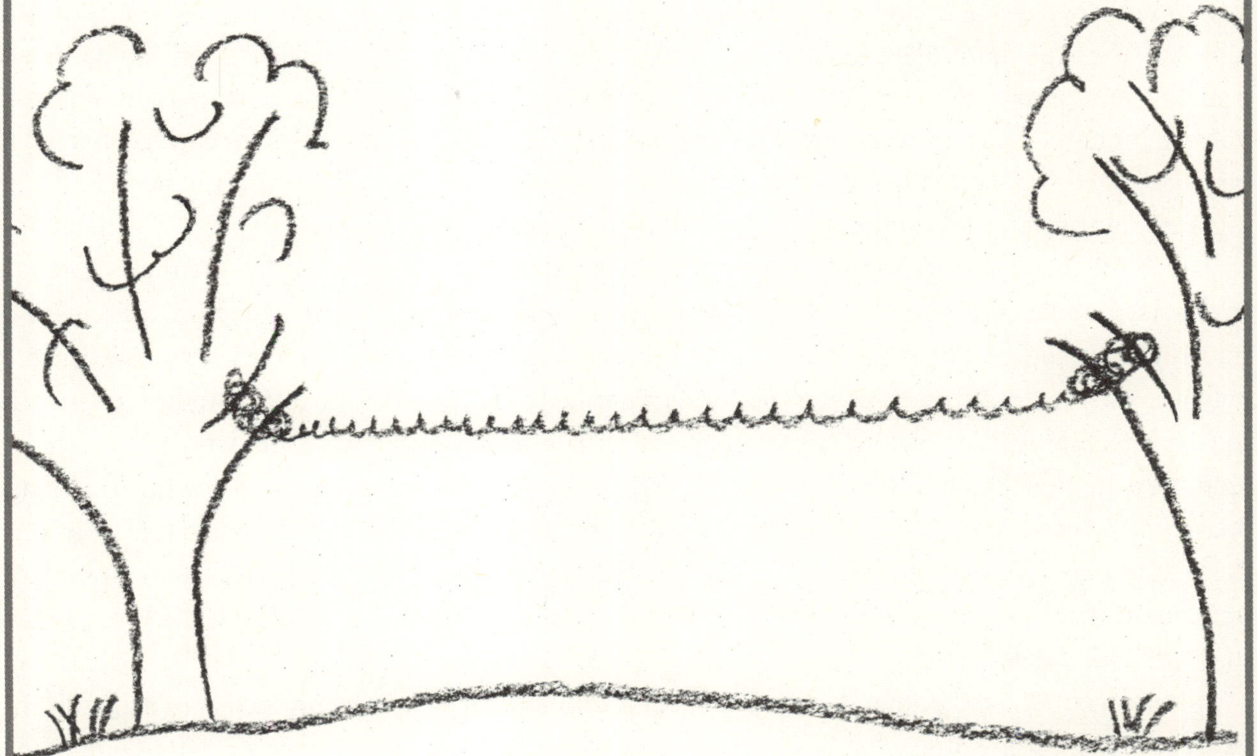

Yoga-Körper

Was haben die folgenden Dinge gemeinsam: freihändig Fahrrad fahren, Bäume, Ehe, Segeln, Yoga, Seiltanzen, Waagschalen, Zirkusartisten, der Aktienmarkt? Bei all diesen Dingen geht es darum, in einer Situation, die fortwährend heftig in Bewegung ist, das Gleichgewicht, die Balance, zu halten. Diese Liste ist endlos und könnte so ziemlich alles im Leben umfassen. Das zu verstehen, darin liegt der Schlüssel unserer Yoga- und Meditationspraxis. Balance kommt vom französischen *balance*, „Waage", „Gleichgewicht". Statt einen beständigen, sich niemals wandelnden Glückszustand aufbauen zu wollen (wie einen immerwährenden Sonnentag), streben wir danach, mit unserer Welt zu tanzen, während wir in der Bewegung das Gleichgewicht bewahren. Auf diese Weise können wir spüren, welcher Reichtum in Freude und Traurigkeit liegt, im neugierigen Beobachten des Wetters, wie es sich verändert.

Wir wissen, dass Geist und Körper wirklich eins sind, beide machen uns aus, nicht wahr? Wenn also das Körperliche im Gleichgewicht ist, dann ist es auch unser Geist, was sich in Wohlbefinden und Selbstvertrauen zeigt. Meditation, die dazu beiträgt, dass wir unsere geistigen Filme sehen können, ohne sie zu beurteilen, und Yoga, der uns zum Entwickeln eines starken, beweglichen Körpers verhilft: beide sind Mittel zum Zweck. Und der Zweck wiederum ist natürlich endlos, nämlich, ein ausbalanciertes Leben zu führen.

Ein Segelboot, das vor Anker liegt, ist ein perfektes Beispiel für dynamische Gelassenheit. So etwas wie feststehende Balance gibt es einfach nicht. Wäre etwas völlig unbeweglich, dann wäre es unnatürlich, aus der Balance geraten. Manche meinen, bei Yoga gehe es darum, dass wir unsere Religion, unsere Ernährungs- oder Kleidungsgewohnheiten ändern. Doch welche Änderungen auch immer wir durchführen, sie bringen uns keine ausbalancierte Erfahrung, solange sie feststehend sind. Eine neue Religion, ein dogmatische Ernährungslehre, jede starre Sichtweise führt zu Fundamentalismus – eine sehr schnelle Methode, sich von der Welt abzuschotten. Unsere Praxis ist eine Gelegenheit, für jede neue Situation offen zu sein und dabei nicht die Richtung zu verlieren, sondern auf dem mittleren Kurs zu segeln, indem wir uns angemessen darauf einstellen, wie der Wind genau in dieser Minute weht.

Die einzigen „Zutaten", auf die wir uns verlassen können, um die Erfahrung zu machen, im Gleichgewicht zu sein, sind Körper, Sprache oder Atem und unser Geist. Wir denken gerne, wir könnten uns auf unsere äußere Situation – das Haus, eine Arbeit, unsere Kinder – verlassen, als seien sie unveränderlich. Das alles ist jedoch nichts Beständiges, und wenn wir uns um der Sicherheit willen daran klammern, verlieren wir die Chance auf ein Leben in der Balance. Kinder werden groß und gehen aus dem Haus; bei der Arbeit werden Sie vielleicht wegrationalisiert, und in Ihren Leitungen – sowohl in Ihrem Haus als auch in Ihrem Körper – kann plötzlich ohne Vorwarnung ein Leck entstehen. Nichts ist beständig. Selbst der Planet, den wir bewohnen, fliegt durch den Raum. Statt sich „auf Autopilot" durchs Leben zu bewegen und darauf zu bauen, dass alles gleich bleibt, nur um dann von Überraschungen getroffen zu werden, die unser Leben auf den Kopf stellen, können wir lernen, völlig unabhängig vom Wetterbericht durchs Leben zu segeln: indem wir uns mit den Rhythmen unseres Körpers, unseres Atems und unseres Geistes vertraut machen.

Körperbewegung

Der erste Schritt zu Gleichgewicht im Körper besteht darin, sich in der Erde zu verankern. Schaffen Sie sich in jedem Asana Ihren „Sitz". Welcher Körperteil berührt den Boden? Welcher Körperteil bewegt sich jetzt gerade auf den Boden zu? Wenn Sie wie ich in einer Großstadt wohnen, ist es eine seltene Erfahrung, wirklich den echten Boden zu berühren. Im Juni 2001 hielt ich für eine Menschenmenge von über tausend Meditierenden, die zum „Change Your Mind"-Tag des Magazins *Tricycle* in den New Yorker Central Park gekommen waren, einen kurzen Yogakurs ab. Ich war so daran gewöhnt, in Räumen zu unterrichten, dass ich die Yoga-Übenden weiterhin aufforderte, die Füße fest in den Fußboden zu drücken und die Arme zur Decke zu strecken, obwohl wir draußen waren. Für uns alle ist es wichtig, so oft wie möglich Schmutz, Gras und Erde zu fühlen, um die handfeste Erinnerung daran zu haben, wie es ist, mit der lebensspendenden Energie der Erde in Verbindung zu sein. Wir können nicht wirklich geerdet sein, ohne uns dieser Stütze zu überantworten und ihr nachzugeben. Die Energie des Nach-unten-Abgebens steigt ganz natürlich wieder zurückfedernd nach oben und richtet Wirbelsäule und Oberkörper auf, wobei sie zugleich Stabilität schafft und auch befreit.

Im Hinblick auf die körperliche Ebene neigen wir dazu, uns Balance als etwas Feststehendes vorzustellen. Wenn wir auf einem Bein stehen und drei Atemzüge lang die Baumstellung halten, ist das gewiss eine Leistung, aber wenn das Ausmaß unserer Gleichgewichtserfahrung nicht über das einfache Halten einer Form hinausgeht, dann fühlen wir uns sicherlich eher wie ein Felsen als wie ein Baum. Sind wir erst einmal geerdet, besteht der nächste Schritt darin, Bewegung zuzulassen. Versuchen Sie es. Stehen Sie in Tadasana, die Füße fest auf dem Boden, die Arme seitlich am Körper. Schließen Sie die Augen. Tun Sie nichts. Sie stehen einfach nur da. Schon bald werden Sie bemerken, dass in der Ruhe des einfachen Stehens recht viel Bewegung vorhanden ist. Sie fühlen die Bewegung Ihres Körpers, der sich mit dem Atem ausdehnt und zusammenzieht; Sie spüren den Puls Ihres Herzschlags, fühlen, wie der ganze Körper leicht schwankt, um auf diesem großen, runden Ball, den wir bewohnen, das Gleichgewicht zu halten. Und in der Tat: Wären Sie wirklich statisch, dann würde die Erdbewegung Sie schließlich umwerfen. Können Sie sich entspannen und Ihren Körper diesen Gleichgewichtstanz ausführen lassen?

Julia Butterfly Hill fand heraus, wie so etwas geht, als sie zwei Jahre lang auf Luna, einem tausend Jahre alten Redwood-Mammutbaum in Nordkalifornien, lebte. Julia hatte sich vorgenommen, so lange in der Baumkrone zu bleiben, bis die Holzfirma Pacific Lumber Company damit aufhören würde, alte Wälder durch Abholzen zu zerstören und Umweltprobleme zu erzeugen, die sich auf die gesamte Region desaströs auswirkten. Anfang 1998, über sechzig Tage, nachdem Julias Füße die Erde berührt hatten, hörte sie eine Warnung im Radio, dass ein Sturm mit Windgeschwindigkeiten von über 110 km pro Stunde aufkomme. Ihr Überlebensinstinkt sagte ihr, sie solle herunterklettern, doch sie befürchtete, wenn sie Luna verließe, würde der Baum gefällt. Von ihren Erfahrungen berichtet Julia Hill in ihrem Buch *Die Botschaft der Baumfrau*[1].

> *Ich versuchte, mich so fest an das Leben zu klammern, dass ich die Zähne zusammenbiss, den Kiefer zusammenpresste, alle Muskeln verkrampfte, die Hände zu Fäusten ballte und meinen ganzen Körper völlig verspannte. Ich wusste, dass ich jetzt gleich sterben würde.*
> *(…) Wäre ich die ganzen sechzehn Stunden, die der Sturm tobte, so verkrampft geblieben, dann wäre ich wohl übergeschnappt. (…)*
> *Während ich begann, mir die Bäume im Sturm vorzustellen, dämmerte mir allmählich die Antwort: „Bäume bleiben im Sturm nicht aufrecht stehen. Sie beugen sich dem Wind. Sie kennen die Kraft, die im Nachgeben liegt. (…) Die Bäume und Äste, die versuchen, stark und starr zu bleiben, sind diejenigen, die brechen. (…) Lerne von den Bäumen. Lass einfach los. Nur so kannst du diesen Sturm überleben. Und so wirst du auch die anderen Stürme des Lebens überstehen.“*

Julia Butterfly Hills starkes Engagement wurde letztendlich zur Grundlage von Freiheit und Transformation, sowohl für sie selbst als auch für Luna. Durch eine solche Verwurzelung können auch wir wie ein Baum sein, mit einem Oberkörper, der sich frei bewegt. Wie aber können wir beides tun: eine Stellung halten und gleichzeitig Bewegung zulassen? Indem wir uns, genau wie Julia, auf die Erfahrung von Bewegung und Veränderung einlassen, statt uns darauf zu fixieren, wie etwas sein oder sich anfühlen sollte oder wie eine Haltung aussehen sollte.

Ständig werde ich von Yoga-Übenden gefragt, was sie in dieser oder jener Haltung empfinden sollten. Obwohl jedes Asana sehr präzise darin ist, wie es bestimmte Muskelgruppen aktiviert, innere Organe erwärmt und reinigt und spezielle Energiekreisläufe erzeugt, die sich positiv auf das Nervensystem auswirken, weiß ich nicht, was Sie spüren sollen. Ich kann Ihnen sagen, ob Ihr Körper gut ausgerichtet ist oder ob Sie einen Körperbereich überbeanspruchen. Ich kann darauf hinweisen, wenn Ihre Aufmerksamkeit zu intensiv oder zu ungezügelt ist, und Sie darauf hinweisen, wenn Sie eine potenziell schädliche Position einnehmen, aber ich kann Ihnen nicht sagen, wie Ihre Erfahrung sein sollte – nur, dass es Ihre ganz persönliche Erfahrung sein sollte.

Vielen Menschen ist es lieber, wenn man ihnen sagt, was sie denken, fühlen oder glauben sollen, doch Yoga und Meditation nehmen Ihnen das nicht ab – ebenso wenig, wie ein guter Lehrer, eine gute Lehrerin dies täte. Wir alle kennen den Spruch „Ohne Fleiß kein Preis" – wobei Fleiß gemäß dieser Auffassung auch mit einem gewissen Maß an Anstrengung oder Schmerz einhergehen kann. Manche meinen vielleicht, wenn sie nichts Intensives spürten, kämen ihnen die positiven Auswirkungen der Haltung nicht zugute. Wenn Sie jedoch lebendig sind, dann kann es gar nicht anders sein, als dass Sie etwas spüren. Wir müssen ruhig und aufmerksam sein und uns für die Bewegung öffnen, um herauszufinden, was wir fühlen. Wenn wir nicht wissen, wie wir uns anfangs gefühlt haben, wie sollen wir dann wissen, ob wir uns nachher anders fühlen, ob überhaupt etwas passiert ist? Die Praxis wird Ihnen diesen Prozess offenbaren. Sie wird das freilegen, was Sie bereits denken, fühlen und glauben. Wenn Sie erkennen, worauf Sie fixiert sind und wie diese Fixierungen Sie davon abhalten, ein so erfülltes Leben wie möglich zu führen, dann ist das der erste Schritt in Richtung des Loslassens und der Offenheit für Bewegung, Raum und Möglichkeiten.

Stellen Sie sich der Herausforderung, Ihr Leben mit einer offenen Einstellung anzugehen. Machen Sie Ihre Gleichgewichts-Asanas zu einem Weg, dies zu praktizieren. Der Kapitän eines Segelboots hat zwar eine große Trickkiste – Tricks, die auf Übung, Karten, computergestützten Kompassen, Erfahrung und Intuition beruhen –, aber er weiß nicht, wie Wind und Wasser an diesem Tag sein werden. Versuchen Sie, die Baumhaltung nicht so einzunehmen, wie Sie einen Mantel anziehen. Wenn Sie ein Asana heute genauso tragen wie gestern, werden Sie merken, dass es nicht mehr passt. Lösen Sie sich von dem Wunsch, irgendeine dieser Gleichgewichtshaltungen zu bewältigen, und sehen Sie stattdessen, wohin die Haltung Sie heute trägt.

Atembewegung

Eine Energieform, die in unserem Körper zirkuliert und die uns von allen am leichtesten zugänglich ist, ist die Windenergie oder der Atem. Die Beschaffenheit des Atems steht in unmittelbarem Zusammenhang mit der geistigen Erfahrung und dem körperlichen Zustand. Wenn wir durch äußere Umstände gestört werden, ändert sich unser Atemmuster. Wir keuchen vielleicht, seufzen, halten den Atem an oder schreien sogar, was eine Form des Ausatmens ist. Diese Atemreaktion intensiviert wiederum unseren bereits unausgeglichenen emotionalen Zustand und bringt ihn noch mehr in Aufruhr. Ein solches Zickzack-Recycling der Reaktionen erzeugt einen Energie-Engpass. Pranayama wird mitunter übersetzt als „die Lebensenergie erweitern", aus Begrenzungen befreien, und wirklich: Wenn wir den Atem von seinen geistigen und körperlichen Einschränkungen befreien können, dann tut das so gut, als würden wir nach einem Festessen den Gürtel lockern.

Pranayama ist zuallererst eine Form der Gewöhnung. Es ist eine elementare Methode, zu erkennen, wer wir sind – auf allen Ebenen: Herz, Körper und Geist. In Patañjalis Yogasutra heißt es, die Pranayama-Praxis „entfernt den Schleier, der das Licht des wahren Selbst verdeckt". Pranayama ist eine Praxis, bei der wir dadurch etwas über uns selbst erfahren, dass wir etwas über unseren Atem erfahren; wir lernen, wie wir eine neue Beziehung zum Atem finden, und das zu erkennen, was unser natürlicher Atem genannt wird. Mit der Zeit kehrt sich durch die Praxis des Atemgewahrseins die gewohnte Tendenz um, dass emotionsgesteuertes Atmen die Gefühle in einer Abwärtsspirale beeinflusst, und der natürliche Atem „geschieht" einfach von allein – in unserer Praxis und in unserem täglichen Leben. Wenn Sie Gleichgewichtshaltungen üben, sollten Sie Ihr Atemverhalten wahrnehmen. Ihr Atem ist vielleicht wie ein Sturm oder auch ganz sanft. Versuchen Sie Ihren Atem zu verstehen, statt eine bestimmte Art des Atmens zu erfinden. Häufig lassen Schüler ihren Atem laut werden, wie bei Darth Vader – wahrscheinlich in einem unbewussten Versuch, etwas zu erzeugen, an dem sie sich festhalten können. Ihr Atem kann zwar wie ein Rettungsfloß für Sie sein, aber nur, wenn Sie aufspringen, sobald es vorüberschwimmt. Wenn Sie es festhalten, schwimmt es nicht weiter, sodass Sie untergehen oder Ihnen die Luft ausgeht.

Es gibt nicht für alle Atemzüge eine einzige richtige oder falsche Art, sie zu spüren. Jeder Atemzug ist anders, vergleichbar mit Fingerabdrücken oder Schneeflocken. Nehmen Sie wahr, was mit Ihrem Atem geschieht, wenn Sie das Gefühl haben, aus dem Gleichgewicht zu kommen. Haben Sie die Luft angehalten, ist das Atmen schwerer geworden, haben Sie nach Luft geschnappt? Können Sie das Muster umkehren? Erforschen Sie die Möglichkeit, ein regelmäßiges Atemmuster beizubehalten, ein und aus, im ganzen Körper gleich, als fließende Unterstützung der Balance.

Beobachten Sie, wie Ihr Atem durch den gesamten Körper strömt. Obwohl wir bekanntlich durch die Nase ein- und ausatmen und wissen, dass die Luft in die Lungen strömt, vollzieht sich der Austausch von Sauerstoff und Kohlendioxid im Blut. In Wirklichkeit atmen wir also mit jeder Körperzelle. Lösen Sie geistige Anspannung, damit Sie die Erfahrung dieses dreidimensionalen Ausdehnens und Zusammenziehens machen können. Dadurch, dass Sie sich mit dieser Schwingung verbinden, spüren Sie diese Bewegung vielleicht auch in Ihrer Yogahaltung. Stellen Sie sich vor, Ihre Gleichgewichtsstellung sei ein vor Anker liegendes Segelboot und Ihr Atem das Wasser. Lassen Sie den Atem sanft die Haltung in Bewegung bringen, sodass sie lebendig wird.

Buddha-Geist

Bewegung des Geistes

Vielleicht haben Sie schon entdeckt, dass Yoga Ihnen ein ganzes Paket voller guter Dinge, wie Geduld, Mitgefühl, Neugier und Unvoreingenommenheit, mitgibt, mit deren Hilfe Sie das Auf und Ab des Lebens besser bewältigen können. Schon wenn sie erst kurz zuvor mit der Yogapraxis begonnen haben, erzählen mir Schüler Dinge wie: „Mein Mann sagt, ich sei umgänglicher geworden." – „Ich bin freundlicher zur Bedienung im Restaurant." – „Ich rege mich im Straßenverkehr nicht mehr so auf." Das ist der Anfang tiefer Gelassenheit oder Gleichmuts. Der Weg zur Gelassenheit ist unabhängig davon, ob das, was Sie tun, positive Ergebnisse nach sich zieht oder nicht.

Am 5. September 1978 zog ich mit Michael Holly, meinem damaligen Freund, nach New York. Am Tag unserer Ankunft gingen wir in den Washington Square Park und waren begeistert von den Folksängern, Komödianten, Rollschuhläufern und anderen Straßenkünstlern im Park. Als wir aber auf einen Seiltänzer im Smoking und mit Zylinder stießen, blieb Michael wie gebannt stehen. Am nächsten Tag beschloss er, sich selbst das Seiltanzen und Jonglieren beizubringen. Er kaufte ein Seil, eine Seilwinde und eine Tasche mit bunten Gummibällen. Er suchte sich zwei gute Bäume im Central Park aus, befestigte das Seil etwa einen Meter über dem Boden, sprang auf und begann.

Mit äußerster Disziplin übte er diese beiden Fähigkeiten. Mitunter, wenn ich in unserer kleinen Einzimmerwohnung saß und sah, wie Gummibälle gegen Lampen, Geschirr und den Fernseher prallten, dachte ich, er sei wie besessen. Aber ihm machte es Spaß. Er arbeitete nicht, weil er für einen Auftritt engagiert worden war oder weil ein Agent ihn anstachelte oder überhaupt auf irgendein wie auch immer geartetes Ziel hin, außer dem Ziel, herauszufinden, wie man auf einem Seil balanciert und jongliert – möglichst beides auf einmal. Er lernte, statt Turnschuhen weiche Slipper zu tragen und dass Bohnensäcke fehlertoleranter waren als Bälle, die wegrollten.

Im Rückblick erkenne ich, dass Michael zweierlei richtig machte: Zunächst war es ihm egal, wie lange er brauchte, bis er die Fertigkeiten beherrschte. Dieser Ansatz machte es ihm unmöglich zu versagen, sodass er niemals versucht war aufzugeben – noch nicht einmal an den Tagen, an denen er sich nicht in Form und unkoordiniert fühlte.

Zweitens machte es ihm nichts aus, wenn er vom Seil fiel. Nie habe ich gesehen, dass ihn dies frustrierte. Er kam aus dem Gleichgewicht, fiel herunter und stieg auf. Keine große Sache. Selbst als er begann, mit einem höheren Seil zu arbeiten, brachte er sich bei, sich daran festzuhalten, wenn er fiel, und zog sich wieder hinauf, ohne je den Boden zu berühren. Er war ganz praktisch. Er wollte diese beiden Dinge lernen, also entwickelte er eine offene Einstellung, die ihn bei dem, was er lernen wollte, unterstützte. Diese Freiheit machte die ganze Sache für ihn zu einem Spaß, und daher wurde seine Übungsdisziplin nie zu einer lästigen Pflicht. Schließlich fand er so ziemlich alles über das Seiltanzen wie über das Jonglieren aller nur erdenklichen Gegenstände heraus, angefangen bei

Bowlingkugeln bis hin zu Smarties. Heute hat Michael eine erfolgreiche Nummer als jonglierender Comedian in Las Vegas. Michael klammerte sich nicht an die Ergebnisse seines Tuns, und deswegen konnte er im Gleichgewicht bleiben, gelassen sein. Gleichmut ist nichts, das man erreichen oder vollenden könnte, sondern wie Yoga und Meditation ist es ein Prozess. Gleichmut, Balance, ist die Essenz des Yoga. Es ist ein Schwellenzustand – weder drinnen noch draußen, sondern sowohl als auch. Wenn Sie auf der Schwelle eines Hauses stehen, wissen Sie, dass Sie die Zukunft oder die Vergangenheit wählen können, nach vorne oder zurück, offen oder geschlossen, doch haben Sie erst einmal die Schwelle überschritten, dann haben Sie sich genau für diese eine Sache entschieden.

Eine flexible Balance zu halten, auf einer Türschwelle zu stehen verlangt nicht von uns, dass wir eine feste Entscheidung treffen, sondern ermöglicht es, dass wir mehr als eines sind. Wenn wir Gleichgewicht erforschen, weiten wir unsere Optionen aus. Das ist Yoga: die Beziehung zwischen scheinbaren Gegensätzen finden. Wir alle neigen dazu, uns zu wünschen, dass die Dinge eindeutig sein sollen – drinnen oder draußen, gut oder schlecht, halbleer oder halbvoll –, und wir werden nervös, wenn sie sich in einer Grauzone bewegen. Alles ist jedoch immer in Grauschattierungen, denn alles ist fortwährend in Bewegung, wie das Segelboot und der Baum. Auf der Bewegung des Gleichgewichts zu „reiten" ist eine Methode, das nötige Selbstvertrauen zu gewinnen, um neue Entscheidungen zu treffen, unsere Entscheidungen auszuweiten und zu lernen, wie man auch in Grauzonen ruhig bleibt.

Nicht immer geht im Leben alles so zu, wie wir es gerne hätten. Wenn wir uns selbst nicht zugestehen, uns mit dem Tanz unserer Beziehungen, mit dem Verkehr und dem Leben, wie es sich entfaltet, Augenblick für Augenblick zu verbinden, dann versäumen wir nicht nur Gelegenheiten, sondern fühlen uns von Grund auf schlecht. Genau auf diese Weise schaffen wir unser eigenes Leid. Die Schönheit des Yoga und der Meditation liegt darin, dass man sie nicht falsch verstehen kann. Bei Yoga und Meditation geht es nicht darum, ein Corpus an Wissen zu beherrschen, sondern darum, mit unserem eigenen geistigen Zustand vertraut zu werden. Es ist ein sich wiederholender Prozess, der zunächst Langeweile und Verärgerung hervorrufen mag, dann aber sehr, sehr interessant wird.

Das ist schwierig und erfordert Zeit – und Übung! Wenn Sie sich Balance wie ein Motorrad vorstellen, dann wäre Geduld der Beiwagen. Gleichzeitig rasen und im Gleichgewicht sein geht nicht.

Glücklicherweise ist es leicht, Geduld zu kultivieren. Sie müssen nur warten. Bei meinem ersten zweiwöchigen Meditations-Retreat sagte uns der Lehrer, unsere Praxis bestehe darin, „in einem Zustand des Nichtwissens zu verweilen". Auch sein Hinweis, es dauere lange, eine solche Sammlung zu entwickeln, war hilfreich. Geduld zu entwickeln erfordert Geduld.

Michael war geduldig, weil er keine Ziellinie vor seinem geistigen Auge hatte. Es interessierte ihn mehr, was heute passieren könnte. Auf die jeweils uns eigene Art können wir alle dasselbe tun wie Michael, als er sich eine Umgebung schuf, die der Erforschung und der Entdeckung förderlich war und Möglichkeiten eröffnete.

Hinfallen ist einfach Teil des Prozesses, Balance zu erlernen. Jedes Baby weiß das. Gäben Kleinkinder jedes Mal auf, wenn sie hinfallen, dann hätte keiner von uns je Laufen gelernt. Im Gleichgewicht sein und Hinfallen sind zwei Seiten derselben Medaille. Die Erfahrung eines ausgeglichenen Lebens umfasst auch, dass wir fallen, uns den Schmutz von der Kleidung klopfen, sehen, was wir daraus lernen können und wieder zur Aufgabe zurückkehren. Mein Lehrer, Gelek Rinpoche, erklärt es so:

„Wie entwickeln sich Menschen spirituell? Es kommt gewiss nicht mit einem Mal über euch! Es funktioniert nur so: Ihr geht und geht und fallt hin, steht wieder auf, geht weiter, geht und fallt. Fallt aufs Gesicht, steht auf, säubert es, wischt es ab, wascht es, klopft euch den Schmutz ab, geht weiter und fallt wieder hin. Macht nichts, wieder aufstehen. Ihr steht hunderttausendmal wieder auf. So ist es wirklich. Niemand ist vollkommen. Niemand ist imstande, es von Anfang an gut zu machen. Jeder, einschließlich des Buddha, ist so vorgegangen: Hinfallen, aufstehen, hinfallen, aufstehen. Und so sollten auch wir es machen. Und wenn ihr nach dem zweiten Hinfallen sagt: ‘Ach, vergiss es!‘, dann macht ihr die Sache nur noch schlimmer – das ist wirklich ganz, ganz schlecht! Dann blockiert ihr eure eigene Entwicklung, blockt sie vollkommen ab, als würdet ihr eine Tür schließen. Fallt hin, steht auf, geht weiter, fallt, steht auf, geht weiter! Das tun alle, es macht nichts; ihr solltet euch deswegen nicht schlecht, sondern besser fühlen; macht weiter! So gehen die Menschen voran, sonst wäre jeder von Anfang an ein Buddha. Das ist aber niemand – nein! Also macht euch keinerlei Gedanken, wenn ihr hinfallt; es spielt keine Rolle. Aber achtet darauf, dass ihr wieder aufsteht! Das ist sehr wichtig. Wenn ihr hinfallt und einfach da sitzt, dann bleibt ihr da. Sorgt dafür, dass ihr aufsteht. Darum geht es."

Genießen Sie es, wenn Sie fallen, es ist Ihr wertvollstes Hilfsmittel zum Erlernen von Gleichgewichtshaltungen. Wenn Sie hinfallen, lernen Sie, welches Maß an Anstrengung Sie aufbringen müssen, wie Sie sich aufrappeln, wie Sie Ihren visuellen Fokus einsetzen, wie Sie auf der Atembewegung reiten. Sie werden auf jeden Fall Kraft und Beweglichkeit, Koordination und Durchhaltevermögen entwickeln, egal ob Sie in der Haltung bleiben oder hinfallen. Nicht die Yogahaltung als solche hilft Ihnen, Ihren Tag zu bewältigen, sondern die Sammlung, Gelassenheit, Balance und Geduld, die daraus erwachsen, dass Sie auf der Schwelle jedes Augenblicks stehen.

Yoga-Körper

Gleichgewichts-Asana-Sequenzen

Die folgenden Übungssequenzen erforschen Gleichgewicht in mehreren Dimensionen: ein Arm und ein Bein, zwei Arme und ein Bein, nur die Gesäßknochen, nur Arme, Vorder- und Rückseite, Anstrengung und Loslassen, Absicht und Überraschung. Wenn Sie Ihre Gleichgewichts-Asana-Folgen üben, dann denken Sie daran, zuerst Ihren Sitz einzunehmen. Welcher Teil von Ihnen berührt den Boden? Beginnen Sie dann, Ihren Atem zu beobachten, und lassen Sie sich von ihm Feedback darüber geben, ob und wo Sie versuchen, Ihre Haltung zu verfestigen – ob Sie die Augen zusammenkneifen, die Waden oder den Bauch anspannen. Bleiben Sie in einem Zustand des Nichtwissens, indem Sie der Atembewegung, der Erde, Ihrem Herzschlag, allen erlauben, heute zur frischen Erfahrung Ihrer Praxis beizutragen.

Gleichgewichtssequenz für Anfänger oder Aufwärm-Vinyasa

Jede Aktion sollte in einem Atemzug geübt werden. Zunächst möchten Sie aber vielleicht etwas langsamer vorgehen und die Balance und die Bewegung jeder Haltung erkunden.

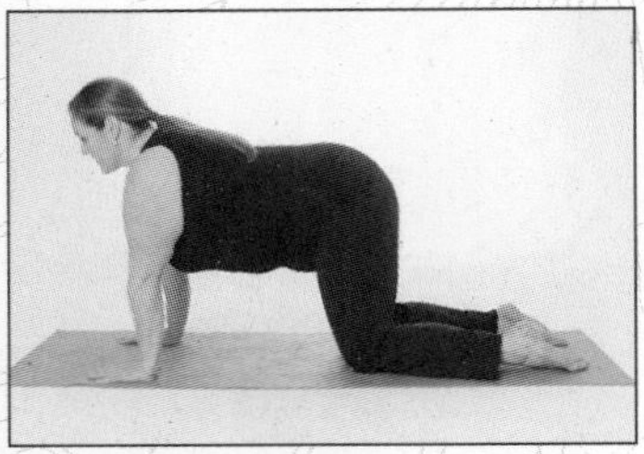

Vierfüßlerstand

Vergewissern Sie sich, dass die Handgelenke sich direkt unter den Schultern befinden und dass Ihre Knie unterhalb der Hüften sind.

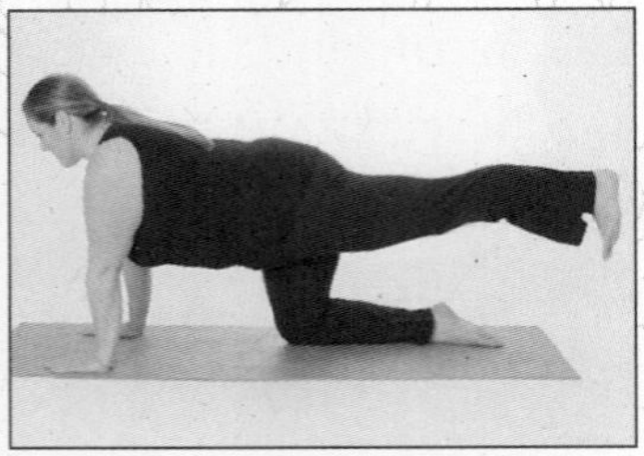

Strecken Sie beim Einatmen das rechte Bein nach hinten aus, und heben Sie es vom Boden. Blicken Sie etwas nach vorne, und erhöhen Sie leicht Ihren Bauchmuskeltonus.

Atmen Sie aus, und stellen Sie das Bein wieder auf den Boden.

Atmen Sie ein, während Sie das linke Bein anheben. Strecken Sie es gleichmäßig über alle vier Eckpunkte der Füße nach hinten aus.

Atmen Sie aus, und stellen Sie das Bein wieder auf den Boden.

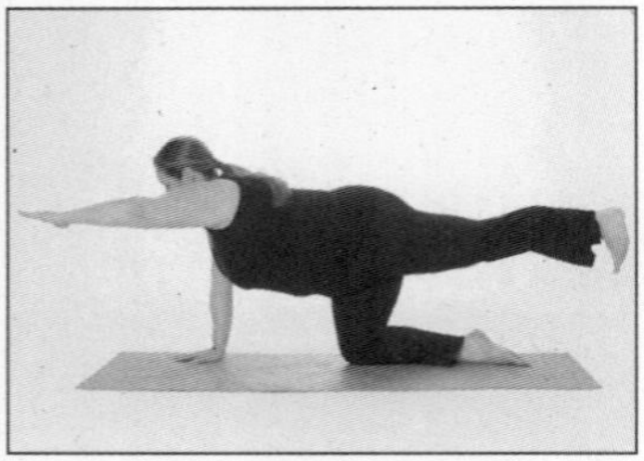

Atmen Sie ein, und heben Sie das rechte Bein erneut hoch, aber diesmal zusammen mit dem linken Arm.

Ausatmen, Bein und Arm wieder nach unten.

Auf der anderen Seite wiederholen.

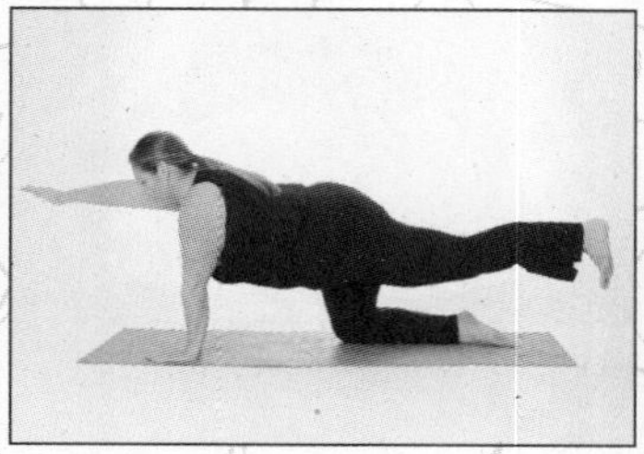

Atmen Sie ein, und heben Sie das rechte Bein noch einmal hoch, aber diesmal zusammen mit dem rechten Arm – Arm und Bein derselben Seite. Spüren Sie einfach nur, wie es sich anfühlt, und machen Sie sich keine Gedanken, wenn Sie fallen. In dieser Haltung ist es nicht so weit bis zum Boden.

Ausatmen und Arm und Bein wieder auf dem Boden aufsetzen.

Wiederholen Sie es nun auf der anderen Seite.

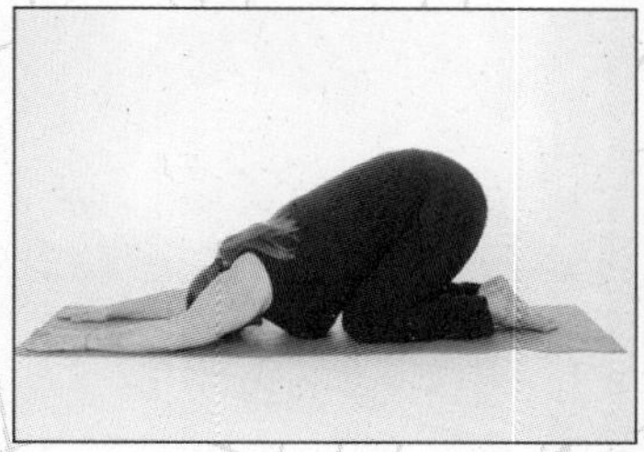

Atmen Sie ein, während Sie das rechte Bein nach hinten strecken, aber bleiben Sie dabei im Kontakt mit dem Boden. Drehen Sie die rechte Ferse nach unten, und verlagern Sie das Gewicht auf Ihre linke Hand.

Atmen Sie aus, während Sie Ihren Bauch nach rechts drehen, und strecken Sie den rechten Arm nach oben.

Atmen Sie ein, und kommen Sie dabei wieder zum Vierfüßlerstand. Ausatmend in die Kindhaltung kommen.

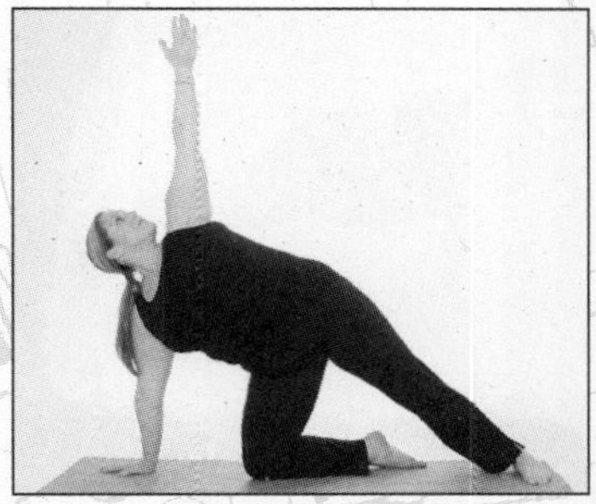

Atmen Sie ein und gehen Sie dabei gleich wieder in den Vierfüßlerstand, wobei Sie Ihr linkes Bein nach hinten ausstrecken; alles in einem tiefen Atemzug.

Drehen Sie sich ausatmend nach links, den linken Arm nach oben gestreckt.

Kommen Sie beim Einatmen wieder zum Vierfüßlerstand.

Ausatmend die Kindhaltung einnehmen.

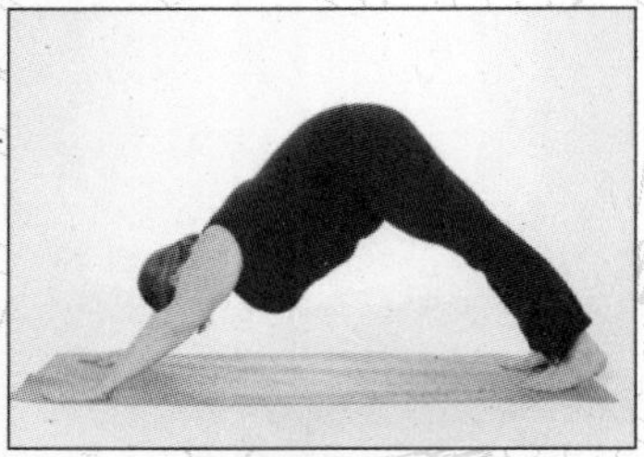

Atmen Sie aus, während Sie die Hüften nach oben in den nach unten blickenden Hund drücken.

Atmen Sie ein, und strecken Sie die rechte Hand nach hinten aus, um Ihren rechten Gesäßknochen zu berühren.

Atmen Sie aus, und setzen Sie die rechte Hand wieder auf dem Boden auf.

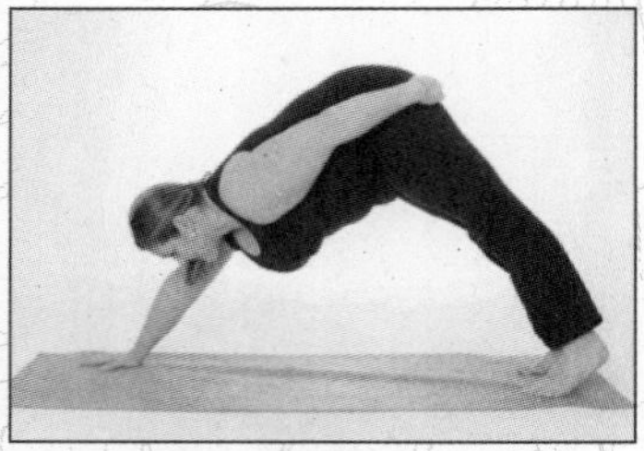

Atmen Sie ein, und berühren Sie Ihren linken Gesäßknochen mit der linken Hand.

Beim Ausatmen sinkt die linke Hand wieder nach unten. (Sind Sie sicher, dass dies Ihre Gesäßknochen sind? Es sind die kleinen walnussförmigen Knochen, auf denen Sie sitzen. Ihr anatomischer Name ist Tubera ischiadica (Sitzbeinhöcker), was mich immer an Knollen (im Englischen: *tubers;* Anm. d. Ü.) erinnert; daher stelle ich mir die Gesäßknochen als die Wurzelknollen unseres Körpers vor.)

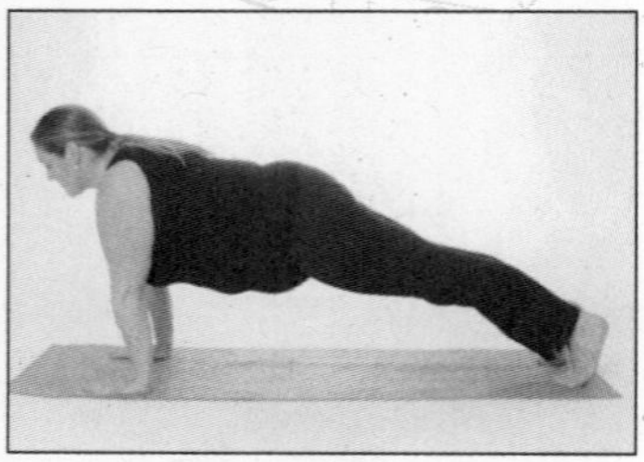

Atmen Sie ein, und gehen Sie in das Brett. Spüren Sie, wie die Achseln und das Steißbein sich nach vorne strecken, während die Fersen sich nach hinten dehnen.

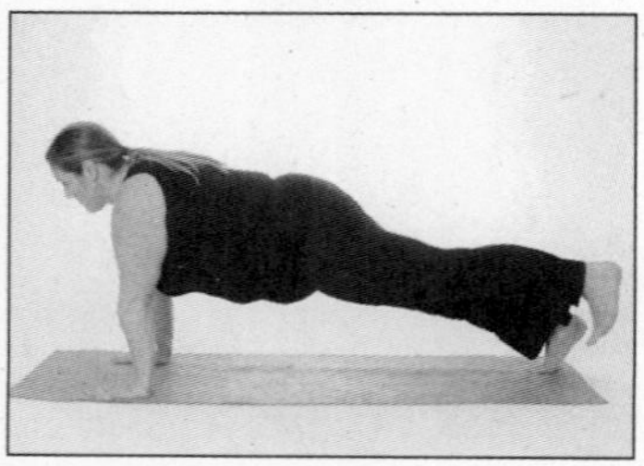

Atmen Sie aus, und heben Sie dabei Ihren rechten Fuß lediglich ein kleines Stück – ca. fünf Zentimeter – vom Boden ab.

Einatmen und den Fuß wieder auf den Boden aufsetzen.

Beim Ausatmen das andere Bein anheben.

Einatmen und das Bein leicht wieder aufsetzen.

Atmen Sie aus, und bringen Sie Knie, Brust und Kinn zum Boden.

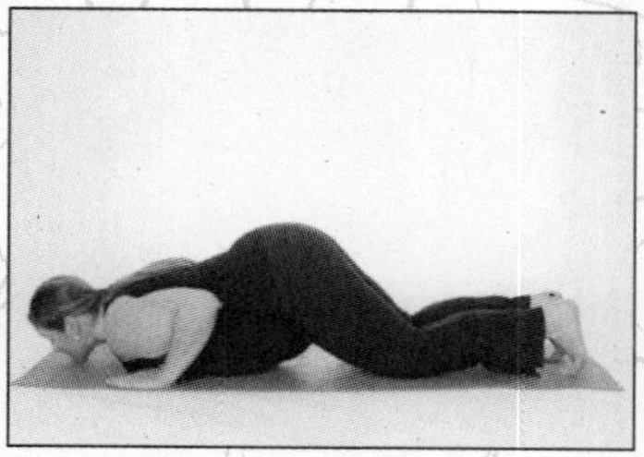

Einatmend in die Baby-Kobra kommen.

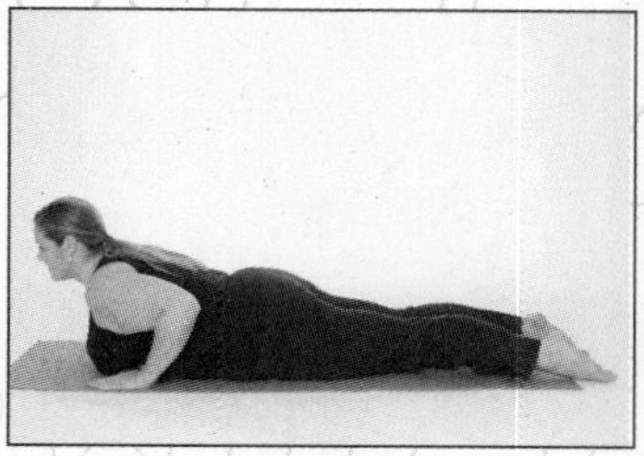

Atmen Sie aus, und schieben Sie sich zurück in die Kindhaltung. Bleiben Sie einige Atemzüge lang in dieser Position.

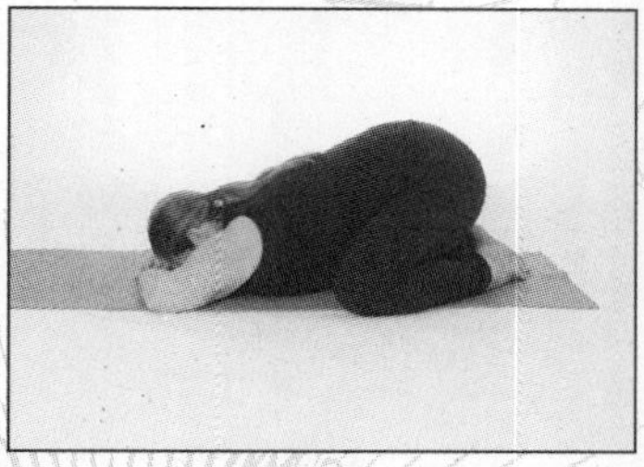

Richten Sie sich einatmend auf in Vajrasana.

Wiederholen Sie die gesamte Sequenz.

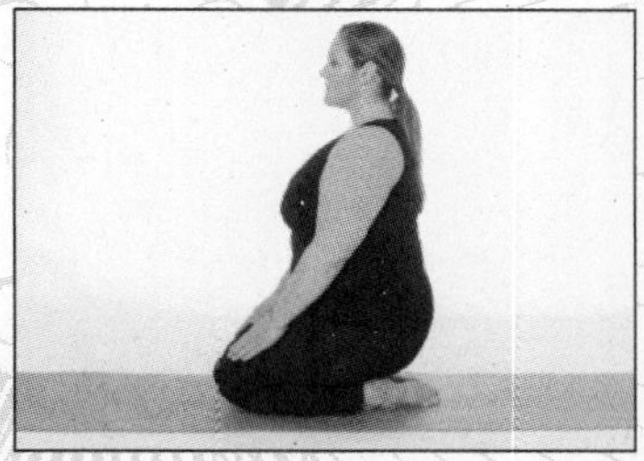

Gleichgewichtssequenzen für Fortgeschrittene

Versuchen Sie, wenn bei dieser Sequenz Schwierigkeiten aufkommen, in der Ein- und Ausatmung ausgeglichen zu bleiben, seien Sie neugierig, und achten Sie auf Ihre Gesamtkoordination.

Stehen Sie in Tadasana. Atmen Sie ein, und legen Sie die Hände auf die Hüften. (Abb. der Übungsfolge mit dem linken Bein)

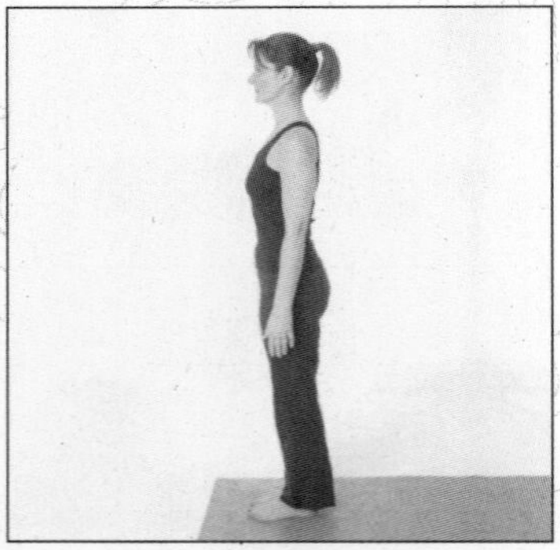

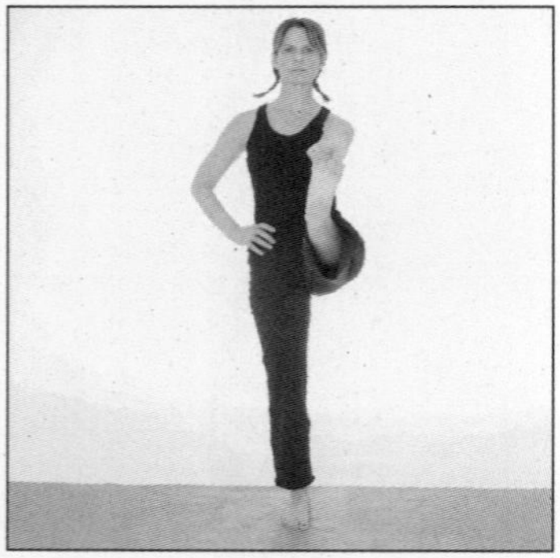

1. Utthita Hasta Padangusthasana • Ausgestreckte Hand hält großen Zeh

Atmen Sie aus, und heben Sie den rechten Oberschenkel bis zur Brust an. Achten Sie darauf, dass Ihr linkes Bein weiterhin in Tadasana steht und dass das linke Knie nicht gebeugt ist. Halten Sie den rechten großen Zeh mit Daumen und Zeigefinger der rechten Hand fest.

Dehnen Sie beim nächsten Ausatmen Ihr rechtes Bein. Strecken Sie den Fuß ganz aus, und ziehen Sie den rechten Oberschenkelknochen in die Hüftgelenkpfanne; finden Sie dabei die Balance zwischen nach innen und nach außen gerichteten Energien. Lassen Sie sich nicht verwirren und zu der Annahme verleiten, Sie seien ein glücklicherer Mensch, wenn Sie das Bein sehr hoch heben können. Das ist ein verbreitetes Missverständnis. Wenn Ihre Wirbelsäule und Ihr Standbein einsacken und sich krümmen in dem Bemühen, den Himmel mit dem rechten großen Zeh zu berühren, dann verringern Sie die Möglichkeiten, dass diese Haltung sich für Sie öffnet. Sie bleiben wahrscheinlich einfach in dieser Form stecken. Können Sie sich von diesem Anspruch lösen? Die positiven Auswirkungen rühren daher, dass der ganze Körper harmonisch arbeitet und dass dabei kein einzelner Körperteil dominiert.

Öffnen Sie das Bein zur Seite. Denken Sie daran, wie beim Trikonasana die Hüfte des Standbeins nach unten eingezogen wird, wenn Sie den rechten Oberschenkel nach außen drehen. Öffnen Sie das Bein nur so weit, wie Sie können, und halten Sie die beiden Hüftpunkte so, dass sie wie Scheinwerfer nach vorne weisen.

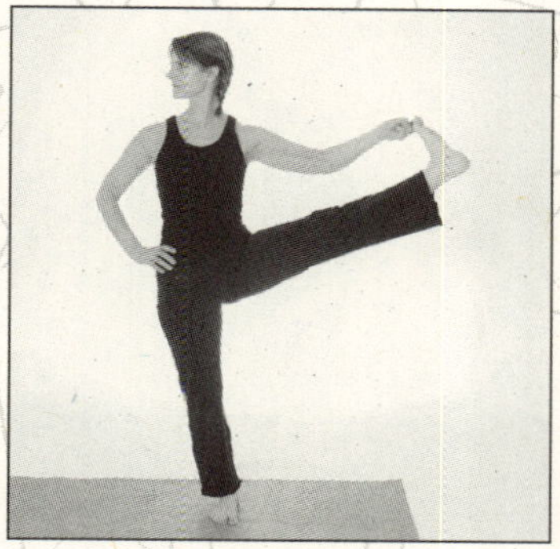

2. Vrikshasana • Baum

Lassen Sie die rechte Hand los, beugen Sie das rechte Bein, und stehen Sie in der Baumhaltung. Verhaken Sie die Daumen, und heben Sie die Arme, als würden sie in der hinteren Taille ansetzen. Versuchen Sie, Zunge, Kehle und Augen gelöst zu halten.

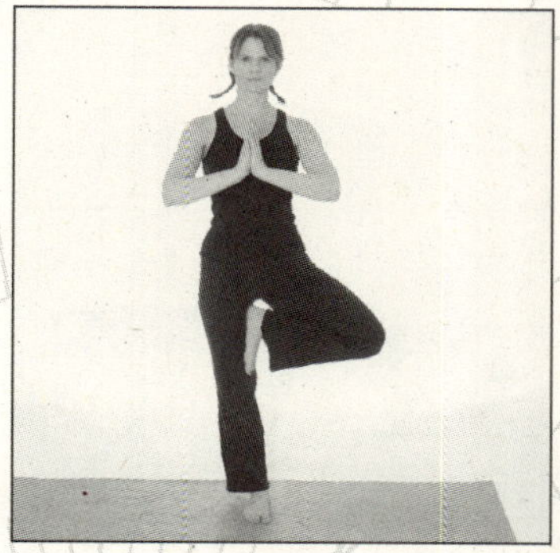

3. Baum, der sich im Wind wiegt

Lassen Sie die rechte Hand abwärts auf den rechten Oberschenkel sinken, und machen Sie eine kleine Seitbeuge. Spüren Sie die Bewegung dieser Beugung. Können Sie den Atem an einer Seite der Rippen mehr spüren als auf der anderen?

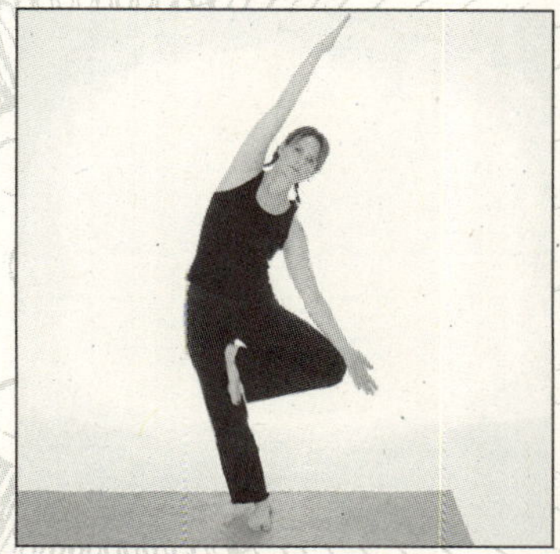

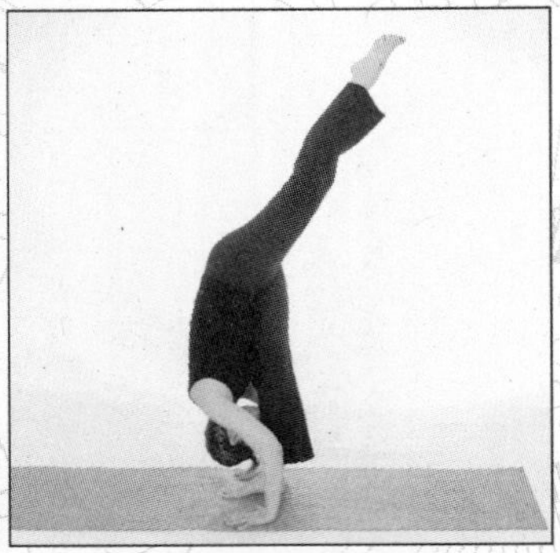

4. Urdhva Prasarita Eka Padasana • Stehender Spagat

Richten Sie sich beim Einatmen auf. Beim folgenden Ausatmen bewegen sich das Bein nach oben und der Oberkörper nach unten – genau gleichzeitig, sodass Sie in den stehenden Spagat kommen. Das obere Bein kann sich so weit, wie es Ihnen möglich ist, nach außen drehen, während das Standbein weiterhin die parallele Rotation beibehält. Hätte Ihr Standbein ein Auge, dann würden Sie darauf achten, dass es stets geradeaus blickt und nicht nach links oder rechts.

Versuchen Sie in dieser Position mit dem Gleichgewicht zu experimentieren, indem Sie den linken Fußknöchel zunächst mit einer Hand und dann mit beiden Händen halten. Oder versuchen Sie, die Hände auf die Taille oder hinter den Kopf zu legen oder sie hinter dem Rücken zu verschränken. Haben Sie trotz all des Schwankens Spaß an der Sache?

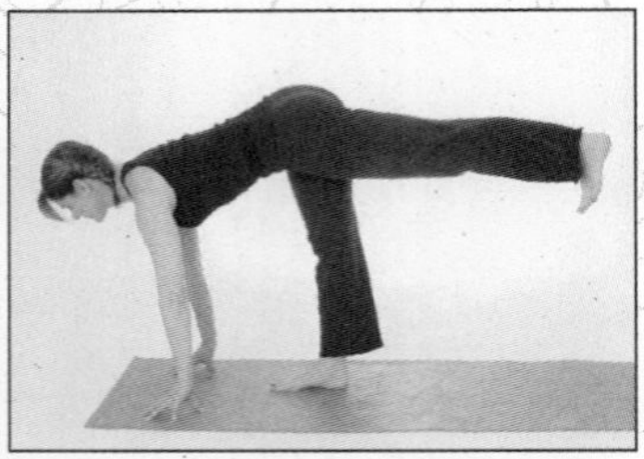

5. Virabhadrasana 3 Variation • Variation Krieger 3

Bringen Sie beide Hände zum Boden, die Fingerspitzen in einer Linie mit den Zehenspitzen, und drehen Sie das obere Bein in die Ausrichtung Krieger 3; beide Hüftpunkte weisen auf den Boden. Wenn Sie sich stark fühlen, versuchen Sie, die Arme neben den Ohren auszustrecken und einen oder zwei Atemzüge lang im Krieger 3 im Gleichgewicht zu bleiben. Versuchen Sie, den Atem nicht zu schwer werden zu lassen, obwohl die Haltung an diesem Punkt wirklich schwierig und anstrengend sein könnte.

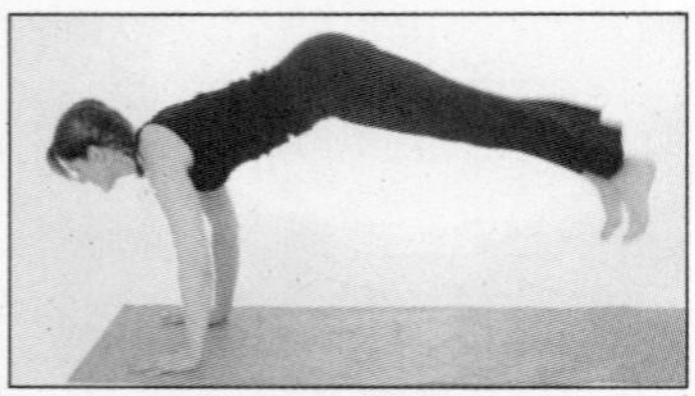

Atmen Sie ein, und beugen Sie das vordere Bein. Atmen Sie aus, und springen Sie von hier in Chaturanga.

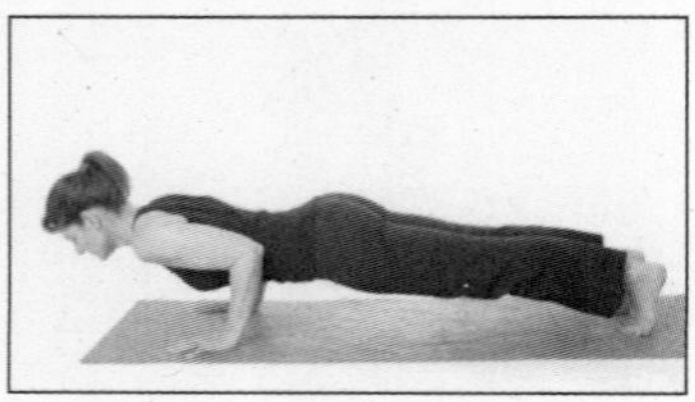

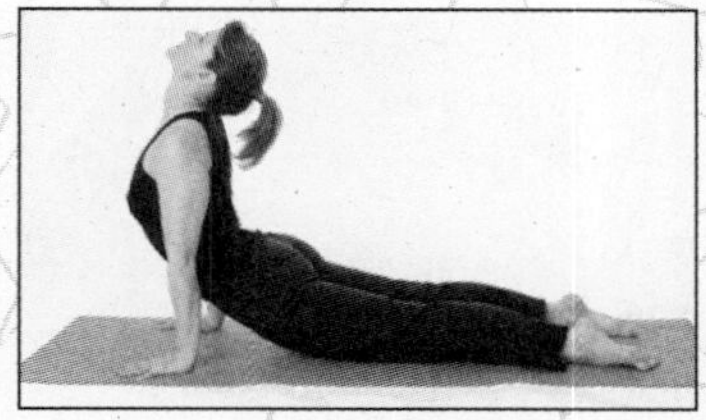

Einatmend in Urdhva Mukha Svanasana (den nach oben blickenden Hund) kommen.

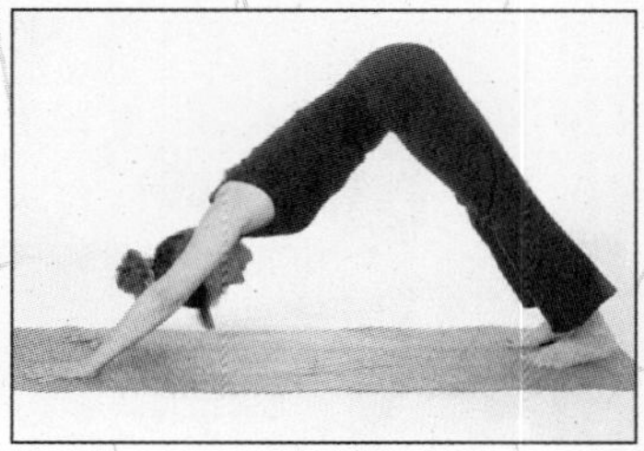

Ausatmend in Adho Mukha Svanasana (den nach unten blickenden Hund) kommen.

Wiederholen Sie diese Sequenz von Punkt 1 an bis hierhin auf der anderen Seite.

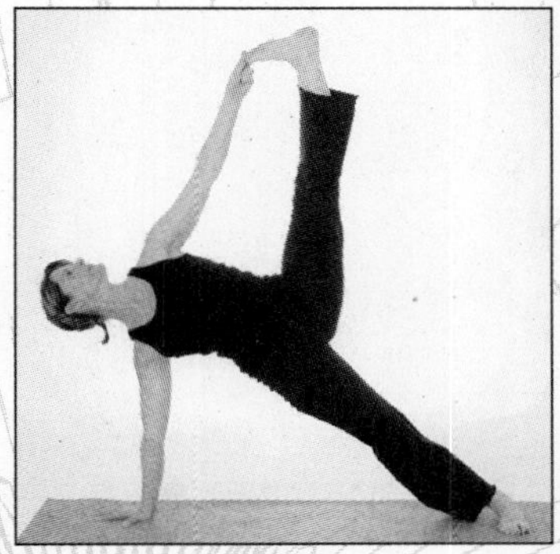

6. Volles Vasisthasana • Seitliches Brett

Verlagern Sie das Gewicht auf die rechte Hand und die Außenseite des rechten Fußes, wobei Sie die Stellung des Beckens erneut so ausrichten, dass es mit Füßen und Schultern eine Linie bildet, wie in Tadasana. Drehen Sie das rechte Bein nach außen, beugen Sie das Knie, und halten Sie den rechten Fuß in der Haltung „gestreckte Hand hält den großen Zeh“ fest. Strecken Sie den rechten Fuß nach oben. Sie werden feststellen, dass Ihr Fuß nicht direkt nach oben geht, sondern sich etwas vor Sie bewegen muss. Der Winkel des oberen Beins ist davon abhängig, welcher Spielraum Ihnen in der jeweiligen Hüfte für die Außenrotation zur Verfügung steht. Es ist grundsätzlich dieselbe Haltung wie Uttitha Hasta Padangusthasana (= ausgestreckte Hand hält großen Zeh) zur Seite oder die Dreieckshaltung. Rollen Sie die Außenfalte der oberen Hüfte nach unten und heben Sie den unteren inneren Schenkel an. Arbeiten Sie darauf hin, die Hüften hoch genug zu heben, um den unteren Fuß flach auf dem Boden aufsetzen zu können.

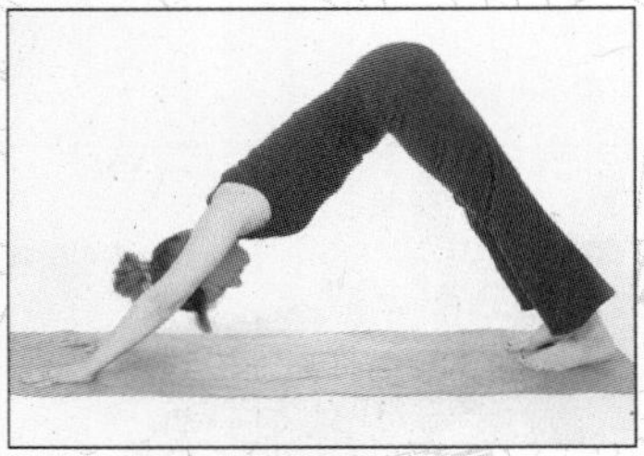

Kommen Sie zurück in den nach unten blickenden Hund. Versuchen Sie, dieses volle Vasisthasana auch auf der anderen Seite auszuführen, und enden Sie im nach unten blickenden Hund.

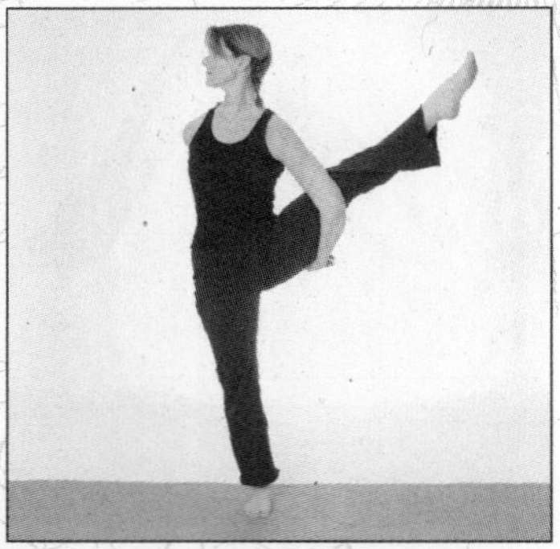

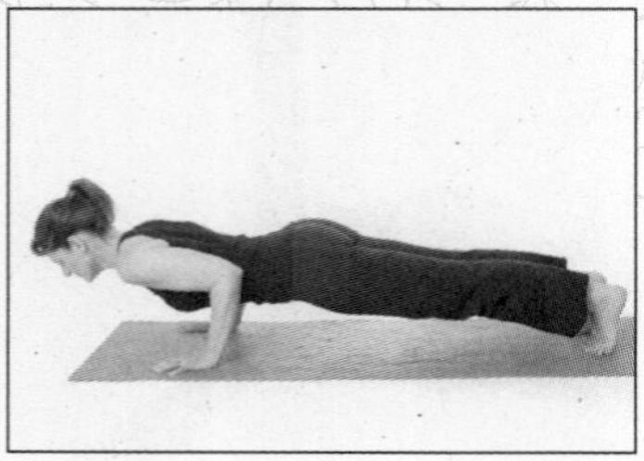

7. Malasana Variation • Paradiesvogel

Springen Sie wieder in die Malasana-Vorbereitung. Heben Sie diesmal leicht die Hüften an.

Drehen Sie den rechten Arm nach innen, und lassen Sie ihn unter den rechten Oberschenkel gleiten. Drehen Sie den linken Arm nach innen, und strecken Sie ihn ganz hinter dem Rücken herum. Versuchen Sie, das linke Handgelenk mit der rechten Hand zu greifen. Verlagern Sie das Gewicht auf den linken Fuß, und kommen Sie einatmend in den Stand, während Sie das rechte Knie hoch in Richtung Achselhöhle bringen. Denken Sie daran, das Steißbein zu senken, während Sie die Brust aufrichten, und lassen Sie sich von der Balance dieser entgegengesetzten Energie in den aufrechten Stand bringen. Wenn Sie etwas auf Augenhöhe betrachten, können Sie leichter das Gleichgewicht halten.

Gelingt es Ihnen, die Grundhaltung Tadasana in dieser Stellung beizubehalten, dann können Sie versuchen, das rechte Bein zur Seite auszustrecken und den Kopf nach links zu drehen. Können Sie den Namen dieser Haltung – Paradiesvogel – zum Ausdruck bringen? Ihre Auswahl sollte dem entsprechen, was Ihnen heute wirklich möglich ist. So entwickeln Sie allmählich Offenheit gegenüber sich selbst wie auch Aufrichtigkeit und Reife. Kommen Sie wieder zurück in die tiefe Hocke (Malasana Variation), und versuchen Sie es mit der anderen Seite.

Legen Sie aus der Hocke heraus die Hände flach auf den Boden. Atmen Sie aus, und springen Sie in Chaturanga.

Machen Sie den Sonnengruß für Fortgeschrittene, und kommen Sie am Ende wieder in Tadasana.

8. Garudasana • Adlerhaltung

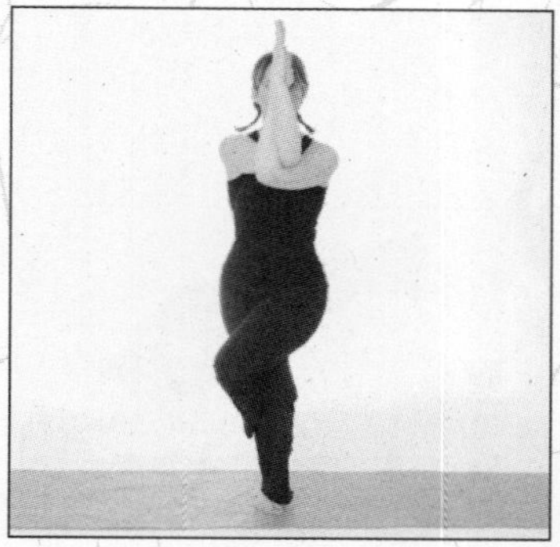

Beugen Sie leicht das linke Bein, und heben sie das rechte auf Brusthöhe hoch. Schlingen Sie das rechte Bein zweimal um das linke – wenn Sie zweimal nicht schaffen, dann nur einmal. Sie können diese Haltung sogar noch weiter ausführen, indem Sie darauf achten, dass der rechte Zeh den Boden berührt. Seien Sie achtsam, dass das untere Knie nach vorne weist. Die Arme werden umgekehrt verschlungen, der rechte Arm unter den linken. Wenn die Handflächen sich nicht gegenüberliegen können, sondern eher einen Knoten bilden, dann legen Sie stattdessen die Handrückseiten aneinander. Irgendwann werden sich Ihre Schultern und Handgelenke öffnen.

Lösen Sie Ihren Blick, und gehen Sie mit der Bewegung dieser kippelig-wackligen Haltung mit. Der Name dieser Stellung wird zwar häufig mit Adler wiedergegeben, aber es gibt in Tibet den mythischen Vogel Khyung (tib.) oder Garuda (Sanskrit), der unermüdlich und ohne sich auf seinem Weg beirren zu lassen fliegt und dabei auf dem Wind reitet. Die Garuda-Eigenschaft ist in diesem Zusammenhang die der Zuversicht und der Tapferkeit. Können Sie auf dem Wind Ihres eigenen Atems reiten?

9. Stehende Taube

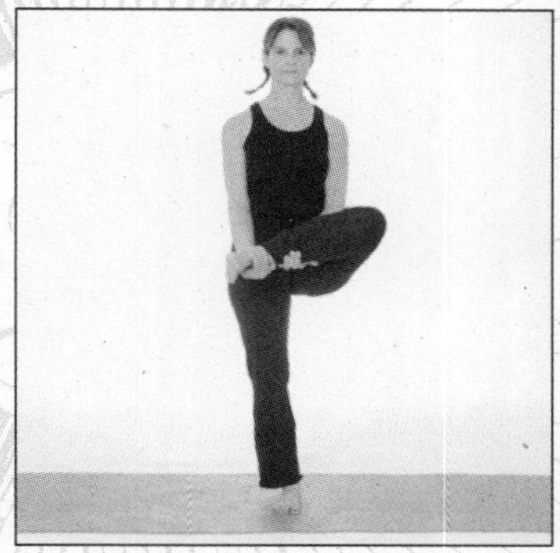

Lassen Sie die Arme locker, und lösen Sie das verschlungene rechte Bein. Wenn Sie müde sind, können Sie das Bein abstellen, aber wenn nicht, versuchen Sie, es angehoben zu lassen. Ändern Sie die Drehung des Oberschenkels von einer inneren zu einer äußeren, und greifen Sie unter das Schienbein. Achten Sie auf Ihre Tadasana-Ausrichtung.

Lassen Sie nach einigen Atemzügen den rechten Fußknöchel heruntergleiten, sodass er sich über dem rechten Knie befindet. Ruhen Sie mit den Unterarmen auf dem rechten Schienbein. Sie stehen im Prinzip in Utkatasana (machtvolle Haltung oder Stuhlposition), nur dass das rechte Bein dabei in einer Variation zur Hüftöffnung angehoben ist. Ist dies auf der rechten Hüfte zu intensiv, legen Sie Blöcke unter Ihre Hände. So können Sie die nächste Haltung entwickeln.

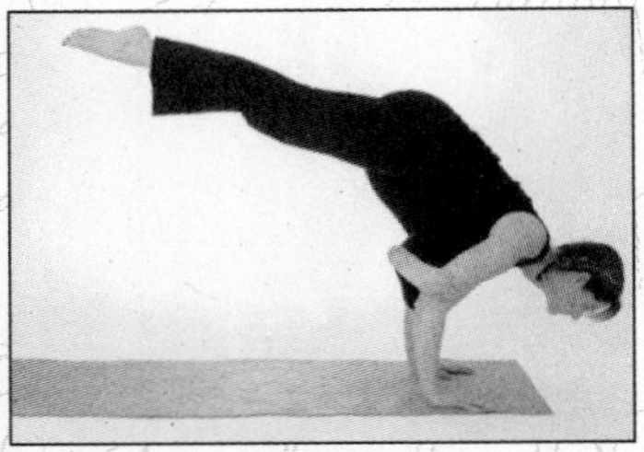

10. Eka Pada Galavasasana • Fliegende Krähe

Gleiten Sie mit den Oberarmen weiter am vorderen rechten Schienbein entlang nach unten. Haken Sie den rechten Fuß um die Rückseite Ihres linken Oberarms herum. Sinken Sie nach vorn auf die Hände, die Handflächen flach auf dem Boden. Verlagern Sie langsam, genauso wie in der Krähenhaltung, Ihr Gewicht nach vorne, sodass es vollständig auf den Händen ruht. Ihr hinterer Fuß wird sich heben. Halten Sie das Knie gebeugt, und versuchen Sie, den linken Oberschenkel von ihrem rechten Bein abzuheben. Strecken Sie dann das linke Bein lang nach hinten aus. Manchmal haben Leute, die diese Übung neu erlernen, das Gefühl, sie seien ganz schwer. Denken Sie daran, dass dies eine fliegende Haltung ist – lassen Sie sich also nicht entmutigen und Ihre Bemühungen nicht zu „beschwerlich“ werden. Selbst wenn sich nur der Atem oder Ihr Herz oder Ihr Bestreben leicht anfühlt, ist das schon mal ein Anfang.

Um sich aus dieser Haltung zu lösen, können Sie sich einfach hinsetzen oder auch zurücktreten in den nach unten blickenden Hund. Mit der Zeit sind Sie vielleicht in der Lage, das vordere Bein loszulassen und nach hinten in Chaturanga zu springen. Wiederholen Sie die Schritte 8–10 auf der anderen Seite.

Enden Sie in der Kindhaltung.

Acht

Die Grundlage des Nicht-Verletzens

Sitzhaltungen

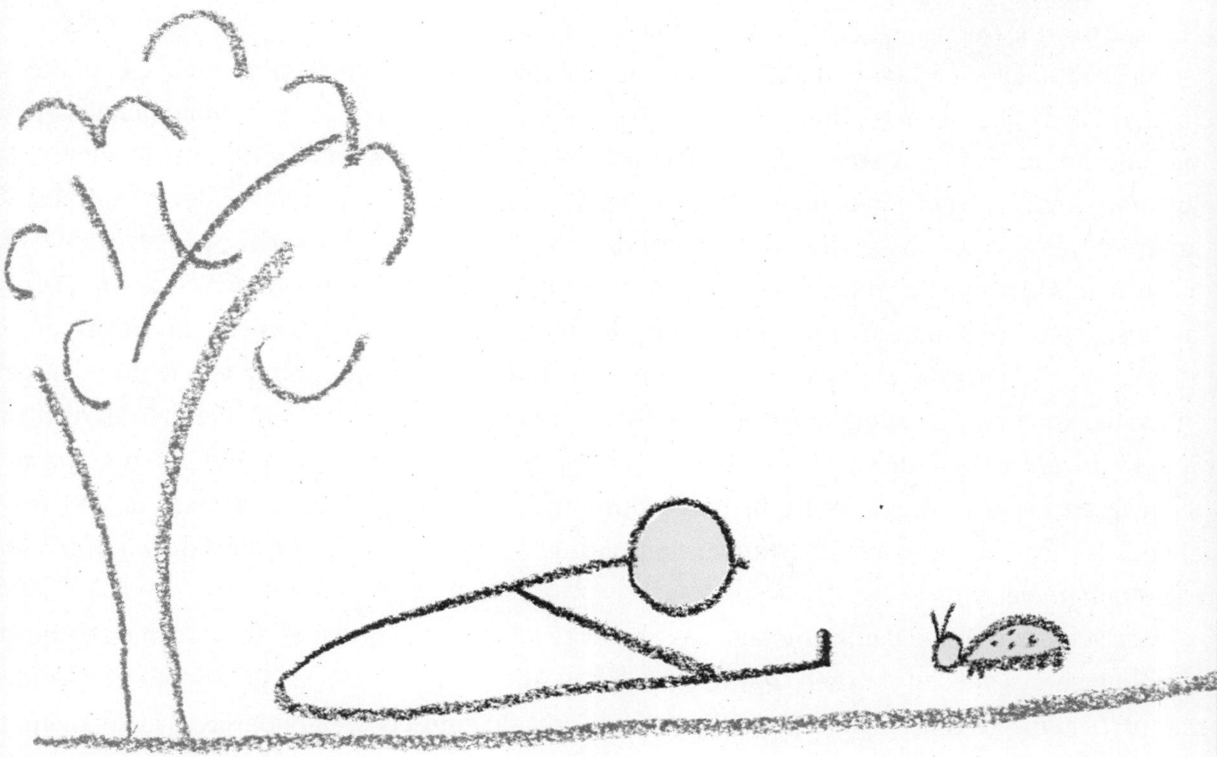

Ahimsa

In der Yogapraxis arbeiten wir mit einander entgegengesetzten Kräften. Wir breiten uns strahlenförmig aus und kommen ins Zentrum zurück, wie im Krieger 2; wir lassen los, um eine Verbindung zu finden, wie in Rückbeugen; und wir lassen uns sinken, um uns aufzurichten, wie in der Baumhaltung. Wir verbinden Himmel – Geist, Raum, Vision – und Erde – Machbarkeit, Einsatz, Manifestation. Und wir beginnen diese Beziehung, indem wir uns auf ganz reale, handfeste Weise mit der Erde verbinden. Wir beginnen mit der Grundlage, wer und wo wir genau jetzt sind. Das ist für viele von uns, die wir mit der Anspannung in unseren hinteren Oberschenkelmuskeln oder mit unserer schwachen Bauchmuskulatur gar nicht glücklich sind, eine Herausforderung. Wir wünschen uns einen anderen Körper, wünschen, wir wären anders, und sehen im Yoga ein Programm zur Verbesserung unserer selbst.

Yoga und Meditation laden uns ein, zu sehen, wer wir in diesem Augenblick sind. Der allererste Schritt auf dem Weg des Yoga findet sich in den Yamas und Niyamas, den ethischen Richtlinien der Dinge, die zu tun und zu lassen sind, dargelegt im Yogasutra des Patañjali. Es ist Ahimsa: weder sich selbst noch anderen Schaden zufügen. Dieser erste Schritt gilt auch als Grundlage der Praxis oder das Fundament, von dem ausgehend sich alle anderen Möglichkeiten herausbilden. Wenn Sie sich vornehmen, Ahimsa zu praktizieren, dann krempeln Sie die gesamte Art und Weise, wie Sie normalerweise an Ihre Situation herangehen, um – einschließlich der Einstellung zu ihrem Körper.

In *Die Weisheit der Ausweglosigkeit*[2] schreibt Pema Chödrön: „Bei der Übung von Meditation geht es nicht darum, uns selbst wegzuwerfen und etwas Besseres zu werden. Es geht vielmehr darum, uns mit dem anzufreunden, was wir sind. Die Grundlage der Praxis, das sind du und ich, und zwar so, wie wir genau jetzt sind." Das trifft die Bedeutung von Ahimsa. Es ist eine Aufforderung, unsere bestehende Lage zu untersuchen und zum Ausgangspunkt zu machen, während die Finger uns den Weg in die Freiheit weisen.

Unser verspannter Rücken, der wabbelig-schwache Bauch, der Ärger und das Unbehagen, die aus dem Wunsch erwachsen, Rücken und Bauch sollten anders sein – all das ist als Dukkha, Leiden, bekannt. Der einzige Weg, die Klaustrophobie von Dukkha aufzulösen, besteht darin, es anzuerkennen. Stellen Sie es sich vor wie die Rohrleitungen in Ihrem Haus: Genauso wie Rohre verstopfen und die Spüle zum Überlaufen bringen können und daher gereinigt werden müssen, so müssen auch die Rohre Ihres Körpers sauber und offen gehalten werden. Ist der Energiefluss nicht unbehindert, leiden wir unter Muskelverspannung und -ermüdung, der Stoffwechsel wird langsamer, das Denken unklar und der Atem flach. Ein verstopftes Rohr kann man jedoch weder dadurch reparieren, dass man den stinkenden Abfluss einfach ignoriert, noch dadurch, dass man ihn oder jemanden, der gerade danebensteht, vor lauter Frustration anschreit. Sie müssen genau hinsehen, das Problem erkennen, die richtigen Werkzeuge kaufen und sie geschickt einsetzen, damit die Situation geheilt wird und das Ganze wieder funktioniert.

Dasselbe gilt für unseren Körper. Wenn Sie so tun, als seien Ihre Beine locker, wenn sie in Wirklichkeit angespannt sind, dann werden Sie letztendlich nur einen Rückenmuskel überdehnen; die Beine werden sich nicht weiter öffnen, sondern sich nur noch mehr anspannen, und der Schmerz steigert sich bis zu einem Punkt, an dem Sie ihn nicht mehr ignorieren können. Das ist nicht Ahimsa.

Sie können dieses Muster umkehren, indem Sie Ihre Achtsamkeitspraxis und Ihre physischen Empfindungen zu Hilfe nehmen, um Ihren Körper zu verstehen. Statt sich dann zu wünschen, er wäre anders, lassen Sie sich von dieser unvoreingenommenen Information zur angemessenen Rohrfrei-Aktivität führen, wie zum Beispiel Pranayama und den Einsatz von Hilfsmitteln, um mehr Bewegung möglich zu machen. Ein unverstellter Blick auf den eigenen Körper und Geist, ganz gleich, was man findet, ist der einzige Weg, Dukkha, Leiden, in Sukha, Freiheit vom Leiden, zu transformieren. Sukha wird auch als Raum aufgefasst, und Raum ist nie aggressiv oder gewaltsam.

Sich von Ahimsa leiten zu lassen bedeutet allermindestens, niemanden zu beeinträchtigen. Wir betrachten uns zwar nicht oft als Beeinträchtigung unserer selbst, doch bei genauerem Hinsehen wird vielleicht für uns dennoch erkennbar, dass wir durch gewohnheitsmäßiges Ziehen und Drücken unserem Glück im Wege stehen, unser eigenes Leid schaffen. Diese Tendenz, sich auf ein solches persönliches Tauziehen einzulassen, zeigt sich häufiger in Sitzhaltungen, insbesondere in Vorbeugen und Hüftöffnungen.

Buddha-Geist

Das Hindernis als Weg

Als ich das OM Yoga Center eröffnet hatte, versuchte ich die Schüler anfangs davon zu überzeugen, Hilfsmittel zu benutzen – Kissen, Blöcke, Riemen, Decken –, was auch immer meinem Empfinden nach hilfreich für sie war und ihnen eine möglichst wohltuende Erfahrung ihrer Asana-Praxis ermöglichte. OM war eines der wenigen Yoga-Studios in der Stadt, die Hilfsmittel in eine Vinyasa-Form einbezogen, und weil das für viele Übenden so neu war, stieß es auf nicht geringen Widerstand. Die Schüler verrenkten sich lieber unter Ächzen und Stöhnen, um an die Zehen zu kommen, und hätten eher in Kauf genommen, dass ihre Rückenmuskulatur abplatzte, als dass sie einen Yogagurt verwendet oder ihr Becken mithilfe eines Blocks oder Kissens angehoben hätten. Sie ignorierten mich einfach, wenn ich ihnen zu zeigen versuchte, wie sie ihre Übungspraxis erleichtern konnten. Sie assoziierten „erleichtern" mit „leicht", und das galt als weichlich. Keine ausreichende Herausforderung, langweilig, zu langsam.

Mit der Zeit änderte sich dieses Muster dadurch, dass sie Dukkha erkannten, das Unbehagen, dass jede Erfahrung durchdringt, bei der wir uns darüber hinwegsetzen, wie die Situation wirklich ist. Die Beziehung zu unserem Körper, für die wir uns entschieden haben, kann uns viel über all unsere Beziehungen lehren. Eine unglückliche Beziehung vermittelt uns oft das Gefühl, wir hätten lediglich zwei Optionen: den Schmerz ertragen oder ganz aus der Situation aussteigen. Hilfsmittel zu verwenden ist eine Methode, Ahimsa zu praktizieren und uns nicht dadurch selbst zu schaden oder zu beeinträchtigen, dass wir uns von unserem Willen in die Klemme bringen lassen. Yogapraxis wird so zu einem Weg, die Einsicht zu entwickeln, dass wir mit jeder Situation umgehen können, dass es immer Möglichkeiten gibt. Wenn wir erkennen, dass der Kampf, den wir führen, nichts weiter ist als ein Kampf mit uns selbst, dann verstehen wir, dass wir die Verantwortung dafür übernehmen können, unser eigenes Glück zu erzeugen. Dieses Verständnis führt schließlich zu einem Gefühl des Selbstvertrauens und der Freiheit, das uns niemand mehr nehmen kann.

Wer vermag zu sagen, was zuerst kommt, offene Hüften oder ein offener Geist? Ich beobachtete damals, dass jene Schüler, die Hilfsmittel brauchten und sie auch verwendeten, sich in ihrer geistigen Annäherung an die Praxis öffneten. Ob es die Tatsache war, dass sie Raum in ihren Leistenbeugen schufen, die Anspannung im Lendenwirbelbereich verringerten und ihre hinteren Oberschenkelmuskeln lockerten, die dazu führte, dass sie dem Prozess Vorrang vor der Haltung gaben? Oder war es die Neugier zu sehen, was wohl geschähe, wenn sie einmal etwas anderes ausprobierten; die Bereitschaft, offen für neue Möglichkeiten zu sein? So oder so, die Beziehung zu ihrem Körper, zum Ziel ihrer Praxis und zu den Erwartungen an die Yoga-Erfahrung veränderten sich. Die Grundlage der Ahimsa – den Weg für sich selbst freizugeben – führte dazu, dass Geduld, Weite, Aufrichtigkeit und Reife sich entfalten konnten. Modern wird dies als „geerdet sein" bezeichnet.

In dem Maße, wie die Schüler lernten, Decken unter ihre Gesäßknochen zu legen, um Raum in den Leisten zu schaffen, Blöcke unter die Schenkel zu schieben, um Knie- und Leistenverletzungen vorzubeugen, Riemen um die Füße zu wickeln, damit sie die Beine zum Einsatz bringen und die Wirbelsäule lang halten konnten, kam es bei ihnen zu Öffnungsprozessen im Körper, was wiederum zu einer geistigen Öffnung führte in Bezug auf das, was richtig und falsch, wünschenswert oder nicht wünschenswert ist. Ihnen wurde klar, dass es bei ihrer inneren Schlacht um Sieg oder Niederlage, um Aufgeben oder schmerzvolles Ertragen noch eine dritte Option gab. Die Eigenschaft, aggressiv nach etwas zu verlangen, verschob sich hin zu einem geerdeten Beobachten der langsamen, beständigen Öffnung, die sich in jedem vollzieht, der Ahimsa anwendet. Was sie früher als Hindernis angesehen hatten – verkürzte hintere Oberschenkelmuskeln, ein eisenharter unterer Rückenbereich, verschlossene Hüften – war kein Problem mehr, sondern ein Plan, ein guter, starker, erdnaher Plan dafür, anzufangen. So etwas kann nur geschehen, wenn Sie Ihr Ziel verändern.

Wie wäre es, wenn Sie sich einmal zum Ziel setzten, kreativ mit Hindernissen zu arbeiten, statt zu versuchen, sie loszuwerden? Viele Menschen haben die Vorstellung, Meditation sei ein unveränderlicher Zustand watteweicher Verzückung. Vergleichbar damit gibt es auch in Bezug auf den Yoga die Vorstellung, es müsse sich dabei um eine eindimensionale Erfahrung köstlichen Fließens und vollständiger physischer Freiheit handeln. Dieser zielorientierte Ansatz begründet eine Situation, in der nahezu alles ein Hindernis ist. Doch wie sieht es aus, wenn Ihr Ziel darin besteht, die Hindernisse anzuerkennen und ihre Natur – Beschaffenheit, Struktur, Form – das sein zu lassen, was Sie genau diesem Augenblick wach und aufmerksam werden lässt? Dann würde sofort alles, was dem Anschein nach ein Hindernis ist, transformiert, würde zu Ihrem Weg, Ihrer Richtung, Ihrem Freund. Selbstverbesserung tritt zugunsten der interessanteren Selbsterkenntnis in den Hintergrund. Die dritte Option, die zu der des Gewinnens oder Verlierens hinzukommt, ist die, dass Sie die Möglichkeiten dessen, was Sie glücklich macht, erweitern.

Ein Freund und ich saßen einmal zusammen im Café, als er plötzlich zu keuchen begann. Ich begann allmählich, mir Sorgen zu machen, als ihm der Kellner endlich ein Glas Wasser brachte. Er trank es aus, und der Erstickungsanfall legte sich. „Ist es jetzt besser?", fragte der Kellner. Mein Freund überraschte alle, denn er schüttelte verneinend den Kopf und sagte einfach: „Es ist anders." Wie radikal, jeder einzelnen lebendigen Erfahrung ihre Gültigkeit zu lassen, offen zu sein für das „Aroma" jedes einzelnen Augenblicks, ob bitter oder süß. Dadurch, dass wir mit dem Greifbaren und Realen in Verbindung bleiben, haben wir sogar noch mehr Potenzial, uns mit dem Raum und der Vision in unserem Herzen und Geist zu verbinden. Unsere Praxis mag vielleicht nicht die Hochstimmung endloser Verzückung und eines fließenden Körpers sein, aber dennoch können wir immer noch ein „Hoch" haben: ein geerdetes Hoch, das einen unendlichen Reichtum in sich birgt.

Yoga-Körper

Loko-(E)motion – (emotionale) Fortbewegung

Wenn das Herzzentrum der Ort ist, von dem unsere Emotionen ausgehen, dann sind unsere Hüften das Hitzezentrum, von dem unsere Bewegungen ausgehen. Der Yoga-Anatomie zufolge befindet sich das Zentrum unseres Aktivitäts-Prana in unseren Genitalien und das Feuer-Element in unserem Becken. Diese Hitze, kombiniert mit Aktion, erstreckt sich bis zu unseren Beinen, die zum Fortbewegungsmittel werden und uns durch die Welt befördern. Die Fähigkeit, Bewegung in diesem Bereich hervorzubringen und aufrechtzuerhalten, ist eine der wichtigsten „Arbeitsplatzbeschreibungen" unseres Unterkörpers.

Ich habe ein Jahr lang in der Praxis eines Physiotherapeuten gearbeitet und war überrascht, als ich erfuhr, dass der Spitzenreiter unter den Problemen, von denen die Leute am häufigsten in die Praxis getrieben wurden, nichts mit Unfällen zu tun hatte, bei denen Geschwindigkeit, Drehung, Springen oder Aufprall eine Rolle spielten. Die häufigsten Beschwerden entsprangen der entgegengesetzten Situation: Schmerzen im unteren Rücken aufgrund von Bewegungsmangel. Tagein, tagaus gaben die Therapeuten einer Menge Menschen Rückenmassagen und verordneten ihnen heiße Packungen, obwohl sie eigentlich völlig gesund waren – aber ihr Rücken brachte sie um! Sie alle mussten bei der Arbeit stundenlang auf schlecht passenden Schreibtischstühlen sitzen. Die Therapeuten verschrieben einfache Übungen für die Körperteile, die mit dem Sitzen in Verbindung standen: unterer Rücken, Becken, Hüfte und Oberschenkel, aber die meisten Patienten brachten nicht genügend Disziplin auf, um diese Übungen über einen Zeitraum von sechs Wochen regelmäßig zu machen.

Ich habe den Verdacht, dass sich diese Leute in der verbleibenden Zeit unterhalb der Hüfte überhaupt nicht bewegten, außer um gelegentlich eine Treppe hochzusteigen, sich hinzusetzen und aufzustehen und auf unseren harten Bürgersteigen zu laufen. Wir sahen, wie Patienten immer wiederkamen. Sie hatten nicht verstanden, dass allein die Tatsache, dass sie von der Arbeit aus zweimal wöchentlich zu ihrer Physiotherapie gingen, nichts bewirken würde. Sie brauchten Bewegung.

Unser Becken ist der Sitz zahlreicher Bewegungen: Verdauung, Ausscheidung, Fortpflanzung. Fügen Sie Laufen, Sitzen und Atmen hinzu, und Sie erhalten die üblichen Aktivitäten, die dafür sorgen, dass wir mit unserer Welt in Verbindung stehen und in ihr unterwegs sind. Schränken Sie diese Aktivitäten ein, und Ihre gesamte Existenz schrumpft.

Wir alle haben eine Menge Gründe dafür – gesellschaftliche und persönliche –, dass wir unsere Hüft- und Beckenbewegungen auf ein Minimum beschränken. Obwohl die Hüfte gemäß der ersten Definition im Lexikon nur der „vorstehende Teil jeder Körperseite, geformt vom Becken und dem oberen Oberschenkelknochen und dem bedeckenden Muskelfleisch“ ist, wollen wir für unsere Zwecke Genitalien, den Unterleib, den unteren Rücken und die Oberschenkel mit hinzunehmen. Wem von uns verursacht nicht wenigstens einer dieser Bereiche Beschwerden?

Überall, wo wir auch hinsehen, wird uns in Werbung, Fernsehen und Filmen vorgegaukelt, es gebe nur eine gute Figur für Frauen und eine gute Körperform für Männer. Kein Wunder, dass dieser Bereich für uns so sehr mit emotionalem Ballast angefüllt ist. Eine Freundin von mir – ebenfalls Yogalehrerin – hat mir erzählt, ihre Mutter wohne in ihrer rechten Hüfte und ihr Vater in der linken. Fast alle wollen das, was dort geschieht, ändern – als würden wir dadurch glücklicher. In meinen Fitness-Workout-Kursen sehe ich die verschiedensten Leute, die alle versuchen, ihre Figur zu ändern. Die Dünnen wollen kräftiger werden, die Weichen härter. Es scheint, als wollten wir alle schmalere, kräftigere oder lockerere Hüften haben; unser Gesäß soll fester oder runder und unser Bauch härter sein, und die Schenkel wünschen wir uns als Zahnstocher ohne jegliche Dellen oder Einbuchtungen. Wir versuchen, unseren Körperumfang und unsere Figur zu verändern, ohne dass wir uns die Zeit nehmen, uns wirklich so zu sehen, wie wir sind, und ohne unsere Gefühle in Bezug auf diesen Bereich zu verstehen. Als Yoga-Praktizierende und Meditierende können wir jedoch den Ahimsa-Ansatz übernehmen und den Prozess damit einleiten, dass wir unser Gewahrsein des derzeitigen Bewegungsspektrums in Hüfte, Becken, unterem Rücken und Bauch steigern. Beginnen Sie, Ihre Art zu gehen wahrzunehmen: Machen Sie große oder kleine Schritte? Schwingen die Beine frei, oder fühlt es sich eher so an, als sei die Hüfte mit dem Becken verschmolzen, wenn Sie sich bewegen? Tragen Sie weite oder enge Hosen? Tragen Sie überhaupt Hosen? Enge Gürtel? Welche Schuhe tragen Sie? Wann haben Sie das letzte Mal auf dem Boden gesessen?

Vielleicht können wir von dem Ratschlag profitieren, den der Buddha dem Musiker gab, indem er diesen fragte, wie er sein Instrument stimmte. Die Antwort lautete: „Nicht zu fest, nicht zu locker“. Versuchen Sie, Ihre gewohnte Neigung umzukehren, und sehen Sie, wie dadurch Ihre Beweglichkeit und Ihre Einstellung gegenüber Ihrem Unterkörper beeinflusst werden. Wenn Sie enge Hosen tragen, dann versuchen Sie es eine Woche lang mit weiten, und umgekehrt. Zu locker könnte bedeuten, dass Sie einen Teil von sich verstecken, den Sie nicht mögen. Zu eng könnte die Blutzirkulation und den Atem im Unterkörper abschnüren. Wenn Sie die Kleidung ändern, könnte sich dadurch allmählich auch die Beziehung zu Ihrem Körper umwandeln.

Ich mag den Rest der Lexikon-Definitionen des englischen Begriffs „*hip*“ – deutsch „Hüfte“: „Frucht verschiedener Rosenarten, vor allem der Heckenrose (Hagebutte); ein Hochruf – Hipp hipp, hurra; und meine Lieblingsdefinition: die neuesten Ideen kennen, „in“ sein, auf dem neuesten Stand sein. Der rote Faden hier ist eine nach außen gewandte Aktivität: Blühen, Rufen, in Umlauf bringen und mitwirken. So wie unser Oberkörper das Zentrum für Kommunikation ist, so ist unser Unterkörper das Zentrum für Fortbewegung. Er birgt unsere Fähigkeit in sich, den Ausdruck unseres Herzens in der Welt zum Ausdruck zu bringen.

Die Mode mag vielleicht diktieren, dass wir alle gleich aussehen, doch Yoga und Meditation laden uns ein, unser wahrhaftigstes, unverfälschtes, einzigartiges persönliches Selbst zu sein. Wenn wir in einen Garten gehen, dann finden wir nicht nur zwei Blumen schön und erwarten nicht, dass alle anderen auch so aussehen sollen wie diese beiden. Unser persönliches Gleichgewicht zwischen Erde und Himmel, Hitze und Herz zu finden, das ist eine individuelle Reise, für die wir Ahimsa brauchen und die uns dazu einlädt, uns mit unserem eigenen – inneren und äußeren – Sein anzufreunden.

Pranayama und der Tanz des Beckenbodens

„Stell dir vor, du sitzt vollkommen nackt auf der Erde – mit dem blanken Hintern auf dem Boden – und ebenso nackt unter dem Himmel: ein nackter Mensch zwischen Himmel und Erde.

Die Erde ist immer Erde. Die Erde lässt jeden auf sich sitzen, ohne plötzlich unter ihm nachzugeben. Sie wird uns auch nicht loslassen, sodass wir von ihr herunterfallen und durch das All trudeln. Und der Himmel ist immer der Himmel über uns. Ob es regnet oder schneit oder die Sonne scheint, ob Tag oder Nacht, der Himmel ist immer da. In diesem Sinne wissen wir, dass wir auf Himmel und Erde vertrauen können.“ [3]

Diese Erklärungen von Chögyam Trungpa erinnern uns daran, dass die Erde uns alle unterschiedslos trägt. Sie ist wahrhaftig Mutter Erde. Ist diese Erkenntnis erst einmal in uns eingesunken, können wir unsererseits in die weiche Stütze von Mutter Erde einsinken. Wenn wir auf der Erde gehen, sitzen, stehen oder liegen, können wir stets darauf vertrauen, dass dies wirklich wahr ist, und uns so ein bisschen entspannen.

Besonders wenn Sie in der Stadt oder in einem Vorort wohnen, wo Sie auf Betonoberflächen laufen, ist Ihnen vielleicht aufgefallen, dass sich Ihre Unterleibsmuskeln fortwährend zusammenziehen, in dem unbewussten Versuch, die Organe vor Stößen zu schützen. Unser Körper befindet sich in einer Art physischem Haltezustand erzwungener Hebung, weil keine natürliche Rückfederung seitens der Erdenergie gegeben ist. Wir verkrampfen in dem Versuch, aufrecht zu bleiben, weil der Beton uns nicht stützt und wir intuitiv spüren, dass wir, würden wir uns in einen solchen Boden hineinfallen lassen, mit einiger Wahrscheinlichkeit zusammenbrechen und unten liegen bleiben würden. Das hat aber nichts mit Entspannung zu tun, sondern eher mit Unbewusstheit.

Um dies zu vermeiden, verfallen wir in den „Aufrechthalte- bzw. Hebemodus“, der bewirkt, dass unser Atem flach wird. Es ist, als würden wir einatmen, ohne auszuatmen, und in der Tat atmen viele von uns niemals ganz aus. Um den Atem frei fließen zu lassen und Balance zu finden – durch Ein- und Ausatmen, zwischen unten und oben, Erde und Himmel –, müssen wir die Bedingungen schaffen, die Atmen ermöglichen, indem wir der Erde nachgeben.

Sir Isaac Newton stellte fest: „Jede auf einen Körper wirkende Kraft löst eine gleich große, aber entgegengesetzt gerichtete Kraft aus.“ In die Sicherheit der Erde hinein zu entspannen schafft die Voraussetzungen dafür, dass Atmen stattfinden kann. Eines der Synonyme im Wörterbuch für „sich entspannen“ ist sogar „frei atmen“. Das natürliche Fallen führt zu einem natürlichen Wiederaufstehen, und dieser Rhythmus durchdringt jeden Schritt, jeden Atemzug, jeden Herzschlag.

Das Feuer-Element in unserem Becken-Bauch-Bereich bezieht sich auf kreative Leidenschaft wie auch auf erdverbundenere Prozesse wie den Verdauungsvorgang. Ist in diesem Bereich keine Bewegung, dann baut er Anspannung auf und verhindert, dass der Atem fließt. Ohne das Luft-Element des Atems kann das Verdauungsfeuer sich nicht entzünden, was zu Problemen wie Verstopfung, Schmerzen im unteren Rücken, Ischias-Problemen oder sogar noch ernsthafteren Beschwerden führt.

Pranayama, die yogische Kunst des Atmens, wird von Yogameister Iyengar so definiert: „Prana ist Energie, Ayama ist das Speichern und Verteilen dieser Energie.“ Prana ist Lebensenergie im Universum, die wir durch Sonnenlicht, Wasser, Essen, Erde empfangen. Eine der leichtesten Methoden, bewusst auf Prana zuzugreifen, ist durch Atemübungen. Die beiden Hauptrichtungen unserer inneren Luftzirkulation sind Prana, der aufsteigende Wind, und Apana, der abwärtsgerichtete Wind. Prana stellt sich beim Einatmen ein, steht mit dem Oberkörper in Beziehung und hat die Eigenschaften, zu nähren und aufzubauen. Apana, Ausatmung, fließt weg vom Gehirn und steht mit den Aktivitäten des Ausscheidens und Entfernens in Verbindung.

Das Gleichgewicht ist erreicht, wenn Prana, Einatmung, und Apana, Ausatmung, im Gleichgewicht sind. Die folgende Pranayama-Übung soll Ihnen helfen, diese Bewegungen in Ihrem Körper wahrzunehmen, insbesondere im Muladhara Chakra an der Wirbelsäulenbasis, der Quelle und Stütze der Lebenskraft, und im Svadisthana-Chakra an den Genitalien, dem Sitz der Lebenskraft.

Legen Sie sich auf den Rücken, die Knie gebeugt, die Füße flach auf dem Boden. Strecken Sie die Arme neben Ihrem Kopf aus, die Handflächen weisen nach oben. Verlängern Sie die Taille so weit wie möglich, und schaffen Sie Raum zwischen Rippen und Becken. Die Schulterblätter bewegen sich in den Brustkorb und öffnen sanft die Brust.

Bringen Sie nun die Arme im Halbkreis neben den Körper, und legen Sie die Fingerspitzen auf den Unterbauch, etwa fünf Zentimeter oberhalb des Schambeins. Spüren Sie die Bewegung Ihres Atems durch die Flüssigkeiten im Becken hindurch. Achten Sie beim Ausatmen auf das Steißbein, und spüren Sie, wie es sich leicht nach oben einrollt und den Tonus des Beckenbodens stärkt. Können Sie spüren, wie Ihr Beckenboden eine Membran ist, die sich auf und ab bewegt, genauso wie das Zwerchfell zwischen Ihren Eingeweiden und Herz und Lunge? Stellen Sie sich vor, dass Ihre Ausatmung im Beckenboden beginnt. Atmen Sie mindestens einige Minuten lang auf diese Weise.

Bringen Sie nun die Knie nach oben in Richtung Achselhöhlen. Sie werden feststellen, dass Ihr Rücken sich leicht wölbt, und das ist in Ordnung. Zwischen Ihrem unteren Rücken und dem Boden sollte so viel Platz sein, dass eine freundliche Maus hindurchlaufen kann. In dieser Position kann sich das Schambein durch die Oberschenkel hindurch in Richtung Boden strecken, was wiederum die Leistenbeugen vertieft und eine tiefere Einatmung ermöglicht. Spüren Sie, wie die Einatmung das Schambein senkt, dann den Oberkörper auffüllt und das Herz hebt. Erkunden Sie diese Atmung einige Minuten lang.

Stellen Sie zu guter Letzt fest, ob Sie die Hebung des Steißbeins – die Bewegung des Ausatmens – während der Einatmung fühlen können. Versuchen Sie, empfindsam genug zu sein, um auch dann noch zu spüren, dass das Schambein sich senkt und das Herz sich hebt, wenn die Ausatmung das Steißbein leicht einzieht. Man könnte es so erklären: Ebenso wie wir im Asana nach unten sinken, um uns nach oben zu strecken, achten wir im Pranayama auf die Einatmung innerhalb der Ausatmung und beobachten, wie die Ausatmung das Einatmen beeinflusst.

Dieses subtile Pulsieren von Festigkeit und Fließen kreiert einen Tanz, der den Muskeltonus im Beckenboden verbessert. Je mehr Atem und Bewusstsein wir in diesem Bereich wecken können, umso mehr Selbstvertrauen haben wir, wenn wir uns wirklich mit echter, erwachter Entspannung in die Erde hineinschmiegen.

Dieses bewusste Wahrnehmen des Atems können Sie jederzeit und überall praktizieren: beim Warten auf den Bus, wenn Sie im Bus sitzen, den Bus fahren. Erkunden Sie die Bewegungen Ihres Beckens ganz für sich in der Privatsphäre Ihres Körpers. Lernen Sie Ihre Bewegungs- und Atembegrenzungen kennen, und beobachten Sie, wie sie sich je nach Situation, Kleidung und Bewusstheit ändern. Finden Sie Manifestationen aller Elemente: die Erde unserer knochigen Iliosakralgelenke, der Wasser-Ozean unserer Organe, die Luft unseres Apana-Stroms, die Hitze unseres Verdauungsfeuers.

Hier ist ein erdverbundener (anders ausgedrückt: praktischer) Tipp, wie Sie in Becken, Hüfte und unterem Rücken mehr Offenheit schaffen können: Lassen Sie Stühle und Sessel einmal beiseite, und setzen Sie sich so oft wie möglich auf den Boden. Einer meiner Schüler nahm sich diesen Ratschlag zu Herzen: Er hat sich von seinem Schreibtischstuhl getrennt und arbeitet jetzt im Schneidersitz auf seinem Schreibtisch, statt daran. Er und seine Hüften haben sich sehr geöffnet. Hier haben wir ein perfektes Beispiel für jemanden, der dort ansetzt, wo er steht.

Es spielt nicht die geringste Rolle, ob Ihre Hüfte angespannt oder locker ist. Beginnen Sie Ihre Praxis der Hüftöffnung, indem Sie sich freundlich zu sich selbst sind. Seien Sie dann ehrlich, und lassen Sie die Situation bestimmen, ob Sie Hilfsmittel brauchen, um die Voraussetzungen für die Beckenöffnung und Atemvertiefung zu schaffen. Sitzen Sie mit dem, was ist, wo Sie gerade sind. Spüren Sie die bedingungslose Stütze der Erde. Beobachten Sie, wie die Dinge sich ganz natürlich öffnen, wenn Sie Ihnen Unterstützung, Aufmerksamkeit, Zeit und Prana gewähren.

Vielleicht werden auch Sie, wie mein Schüler, feststellen, dass die Grundlage von Ahimsa den Raum schafft, der zu kreativen Lösungen führt. Dies ist der erste Schritt auf dem Weg, Hindernisse umzuwandeln in eine neue Art, durch die Welt zu gehen. Das ist die Grundlage unserer Praxis.

Sitzhaltungen, Hüftöffner und Drehungen

Der Teil Ihres Körpers, der als „Sitzgrundlage" bezeichnet wird, auf dem Sie also sitzen, verbindet sich mit der Erde. Nehmen Sie wahr, ob Ihre Hüftpunkte angehoben sind, ob der Atem bis in den Becken-Bauchraum reicht, ob Ihre Hüftgelenke beweglich sind. Wenn nicht, dann sagt Ihnen der Ort, von dem Sie ausgehen, dass Sie Hilfsmittel einsetzen sollen.

- Decke oder Block: Die Richtlinien von Tadasana gelten auch dann noch, wenn wir uns nun hinsetzen. Bemühen Sie sich darum, dass eine ausgeglichene Beziehung zwischen Ihrem Schambein und Ihrem Steißbein besteht. Wenn Ihr Becken eingezogen ist, müssen Ihre Rückenmuskeln zu sehr arbeiten, um Ihre Wirbelsäule aufrecht zu halten. Platzieren Sie Ihre Gesäßknochen so, dass Ihr Rückgrat leicht aus dem Blumentopf Ihres Beckens nach oben wachsen kann.

  Jedes Mal, wenn Ihre Hüfte nicht im Gleichgewicht ist (wie zum Beispiel in Bharadvajasana und der Taube; beide Asanas werden Sie im weiteren Verlauf noch kennenlernen) und Sie das Gefühl haben, umzukippen, dann legen Sie eine feste, ordentlich gefaltete Decke oder ein Kissen unter die schwebende Hüftseite. Lassen Sie die Decke die Erde sein, die sich hebt, um Sie zu treffen und zu halten. Nun können Sie Ihr Gewicht nach unten in die Decke oder das Kissen hinein entspannen, wodurch die entsprechende aufwärtsgerichtete Stütze der Erde für Sie zugänglich wird. Sollte ein Kissen nicht ausreichen, versuchen Sie ruhig, sich auf einen Block zu setzen.

- Gurt: Wenn Sie Ihre Füße mit den Händen in einer Vorbeuge im Sitzen nicht erreichen können, nehmen Sie einen Gurt, ein langes Band oder ein Handtuch zu Hilfe. Auch dabei sollte die Wirbelsäule lang bleiben, Herz und Lunge sollten weiterhin offen sein und die Aktivität von Armen und Beinen beibehalten werden, genauso, als wären Sie in Tadasana. Wenn Sie all das beiseiteschieben, weil Sie ein Ziel anstreben, zum Beispiel die Zehen berühren wollen, dann verringern Sie dadurch für sich selbst die Möglichkeit, in den vollen Genuss der positiven Auswirkungen dieser Haltung zu kommen.

Übungsfolge im Sitzen für Anfänger

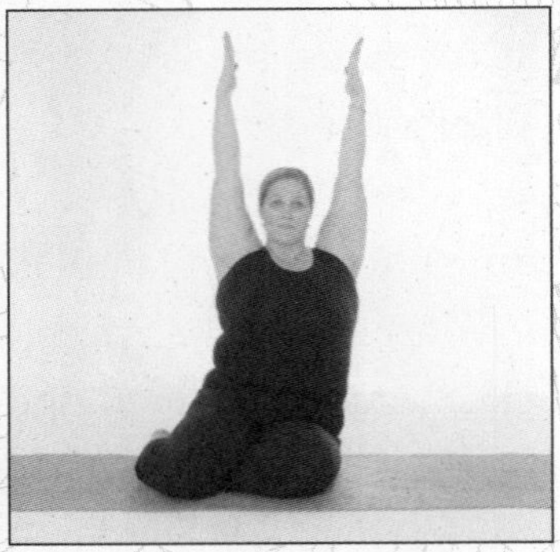

1. Bharadvajasana • Bharadvajas Haltung

Atmen Sie ein, heben Sie die Arme hoch über den Kopf.

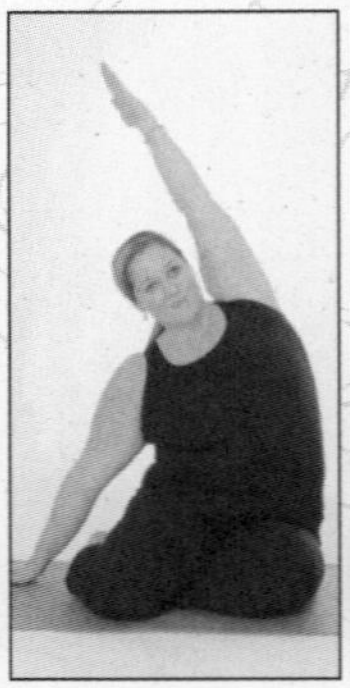

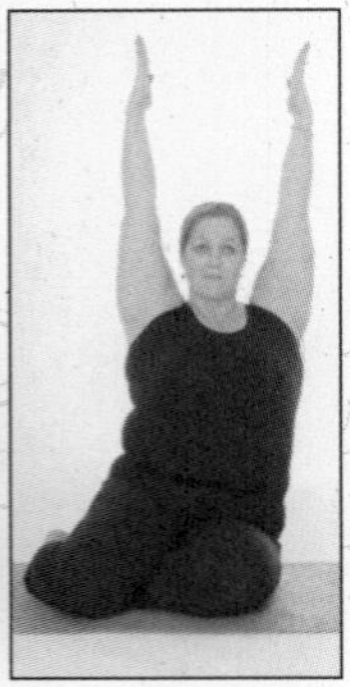

2. Bharadvajasana • Variation Seitenbeuge

Atmen Sie aus, beugen Sie sich nach rechts. Nehmen Sie den linken Arm über das Ohr, während die linke Hüfte weiterhin mit der Erde verbunden bleibt. Wenn Sie das Gefühl haben, Sie könnten umkippen, schieben Sie ein Kissen unter die angehobene Hüfte.

Atmen Sie ein, Arme und Körper sind wieder hoch über den Kopf gestreckt.

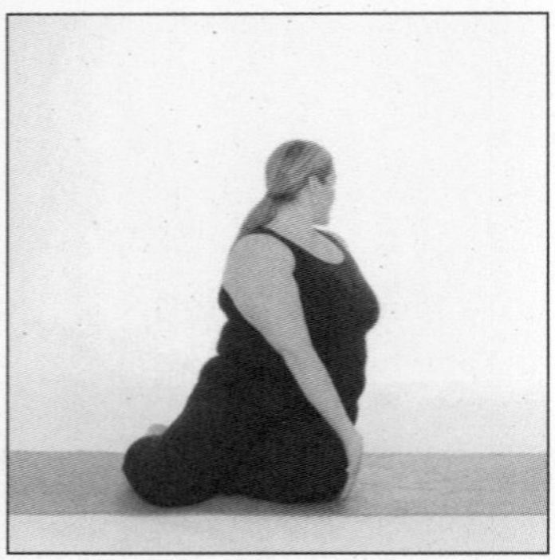

3. Bharadvajasana Drehung

Atmen Sie aus, und drehen Sie sich nach links.

4. Hüftöffner/Vorbeuge

Atmen Sie ein und strecken Sie dabei die Arme nach oben, die Handflächen zeigen nach vorne.
Atmen Sie aus, öffnen Sie ein Knie, und beugen Sie sich ganz nach vorn.

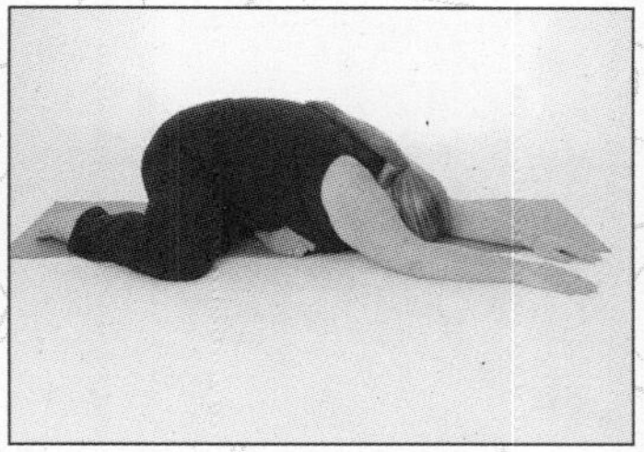

5. Baddhakonasana • Geschlossene Winkelhaltung oder Schustersitz

Atmen Sie ein, während Sie sich aufrecht hinsetzen; lassen Sie die Arme unten. Heben Sie das obere Bein, und drehen Sie es nach außen; dabei legen Sie die Fußsohlen aneinander. Das alles kann während derselben großen Einatmung geschehen.

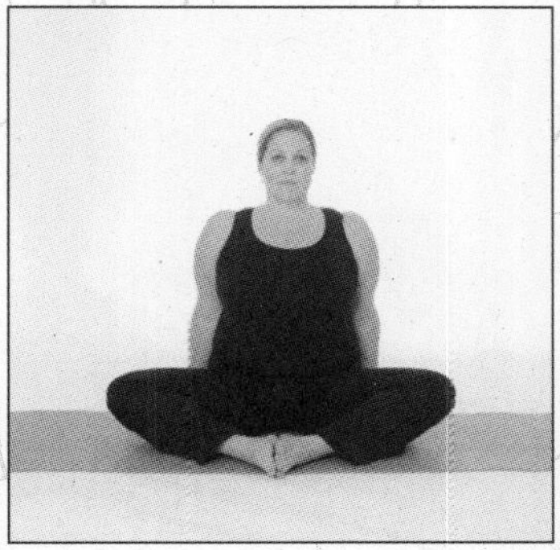

Atmen Sie aus, wandern Sie mit den Händen vorwärts, und beugen Sie sich ganz nach vorn. Atmen Sie ein, setzen Sie Ihre Hände ein, um wieder zum aufrechten Sitzen zurückzuwandern.

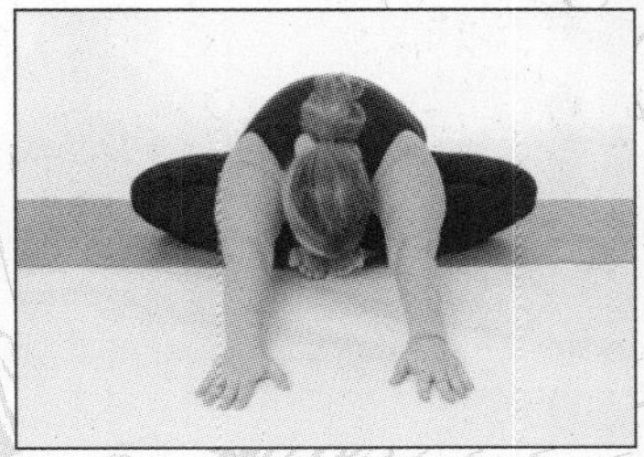

Bleiben Sie drei bis fünf Atemzüge lang in jedem der folgenden Asanas. (Die Schritte 1–5 können als Aufwärm-Vinyasa wiederholt werden.)

6. Janu Shirsasana • Kopf zum Knie

Strecken Sie aus Baddhakonasana heraus Ihr linkes Bein gerade vor sich aus. Atmen Sie ein, während Sie sich aufrichten und die Wirbelsäule verlängern. Beugen Sie sich in der Ausatmung ganz nach vorn. Die Haltung heißt zwar „Kopf zum Knie", aber stellen Sie sich dennoch vor, Sie würden den Scheitel in Richtung Fuß ausstrecken, damit Ihre

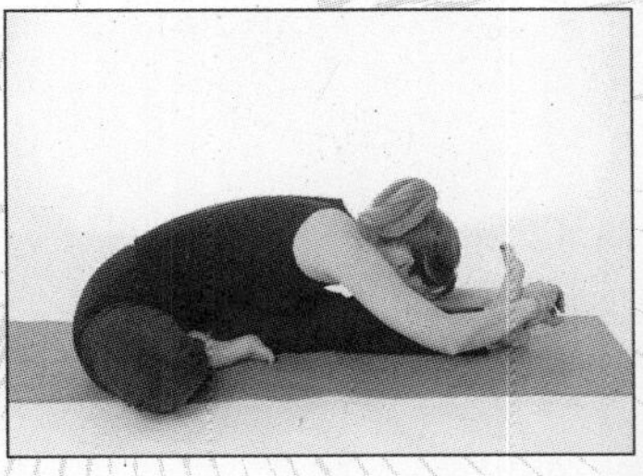

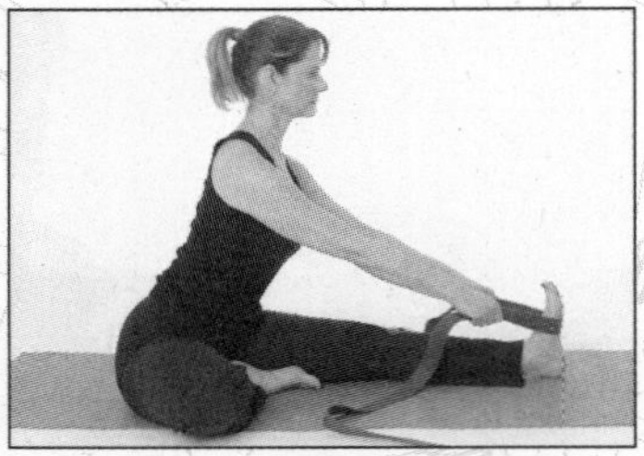

Brust nicht eingeengt wird. Halten Sie Ihr Schienbein, den Knöchel, den Fuß fest – wo auch immer Sie hinreichen können, ohne den Rücken zu wölben oder das Knie zu beugen.
Vielleicht ist es nötig, einen Gurt um Ihren Fuß zu schlingen. Es kann auch sein, dass Sie sich auf eine Decke setzen müssen. Erinnern Sie sich daran, dass diese Yoga-Hilfsmittel dazu dienen sollen, Ihnen die Haltung und ihre wunderbaren positiven Auswirkungen zugänglich zu machen.

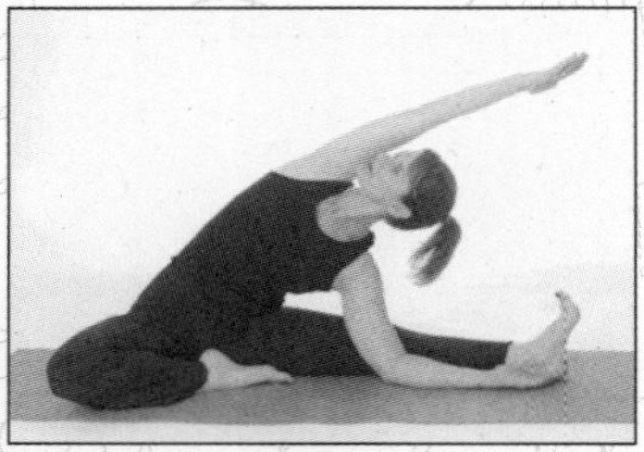

7. Parivritta Janu Shirsasana • Gedrehte Kopf-Knie-Stellung

Immer noch vorgebeugt, können Sie nun die linke Schulter herunterneigen bis vor Ihr linkes Knie oder eine andere Stelle in diesem Bereich, die Sie erreichen können. Atmen Sie ein, heben Sie den rechten Arm hoch und über das obere Ohr. Möglicherweise stellen Sie fest, dass Sie jedes Mal, wenn Sie ausatmen, Ihren Bauch ein bisschen mehr nach oben in Richtung Decke drehen können.

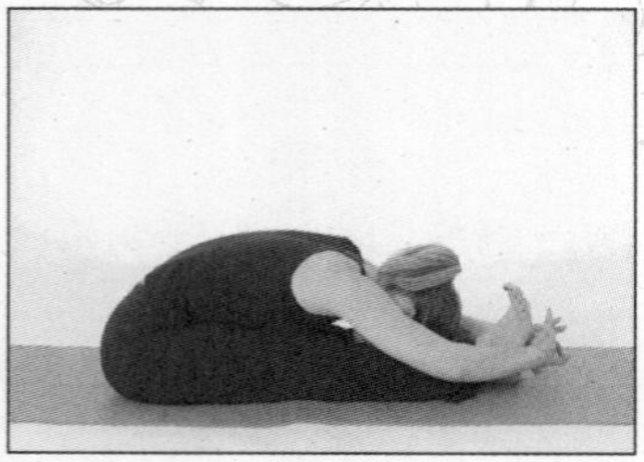

8. Paschimottanasana • Intensive Dehnung nach Westen/Vorwärtsbeuge im Sitzen

Dieses Asana streckt die gesamte Körperrückseite, die im Yoga als Westen bezeichnet wird. Die Körperrückseite umfasst die Fußsohlen, die Rückseite der Beine, des Rumpfes, Nacken und Hinterkopf bis ganz nach oben und weiter zum Raum zwischen den Augen. Atmen Sie ein, um die Wirbelsäule aufzurichten, und atmen Sie aus, um sich nach vorne zu beugen. Dabei können Sie wieder alle Hilfsmittel verwenden, die gerade nützlich für Sie sind. Wenn Sie in einem dieser Bereiche eine zu starke Dehnung spüren, reduzieren Sie Ihre Anstrengung. Unterscheiden Sie zwischen Anspannung, Empfindung, Festhalten-Wollen, Öffnen. Beobachten Sie, warten Sie, atmen Sie.

9. Purvottanasana-Variation • Intensive Dehnung nach Osten

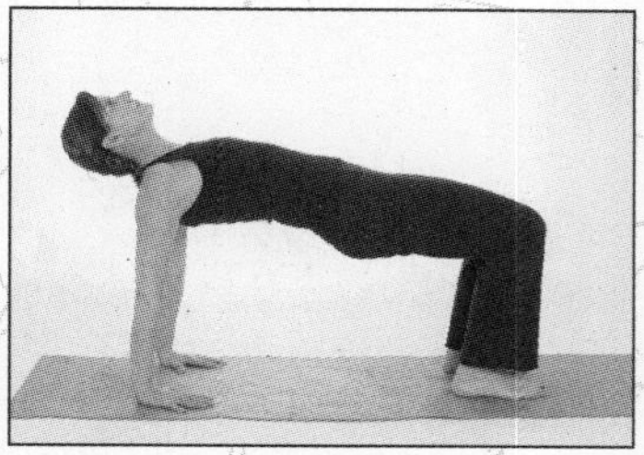

Setzen Sie die Handflächen etwa 20 Zentimeter hinter sich auf. Drücken Sie Hände und Füße nach unten, während Sie sich beim Einatmen aufrichten. Blicken Sie weiterhin nach vorne, und achten Sie darauf, dass die Knie gerade nach vorne ausgerichtet sind. Statt das Gesäß zusammenzukneifen, was unbewusst häufig geschieht, drücken Sie die Füße noch mehr in den Boden, und versuchen Sie, die Rückseite Ihrer Beine zu aktivieren. Stellen Sie sich vor, Sie atmeten durch Ihr Kreuzbein.

Setzen Sie sich in der Einatmung wieder hin, und schwingen Sie die Beine nach links, um die gesamte Übungsfolge (1–9) zur anderen Seite auszuführen.

Übungsfolge im Sitzen für Fortgeschrittene

Beginnen Sie mit Surya Namaskar vom nach unten blickenden Hund aus. Springen Sie vom nach unten blickenden Hund mit ausgestreckten Beinen durch die Arme, und landen Sie in Dandasana. Und so arbeiten Sie an diesem Durchsprung: Atmen Sie im nach unten blickenden Hund einmal ganz tief ein, beugen Sie gegen Ende der Ausatmung die Knie und springen Sie mit den Füßen in Richtung Zwischenraum zwischen Ihren Händen. Wenn Ihre Füße dort ankommen, atmen Sie ein, um mit ihnen hindurchzuschnellen, und atmen Sie aus, während Sie in Dandasana auf Ihrer Sitzfläche landen.

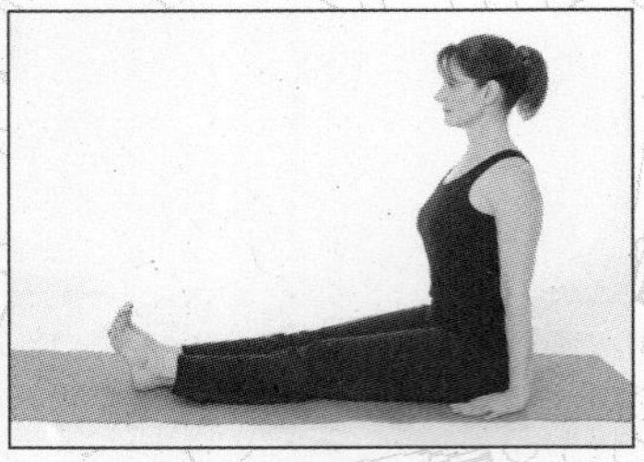

1. Dandasana
Dandasana ist die Grundlage aller Sitzhaltungen, so wie Tadasana für alle Standhaltungen die Grundlage ist. Sie können sehen, dass es im Grunde dieselbe Haltung ist, nur in den Hüften gebeugt.

(Die Übungsfolge ist links abgebildet.)

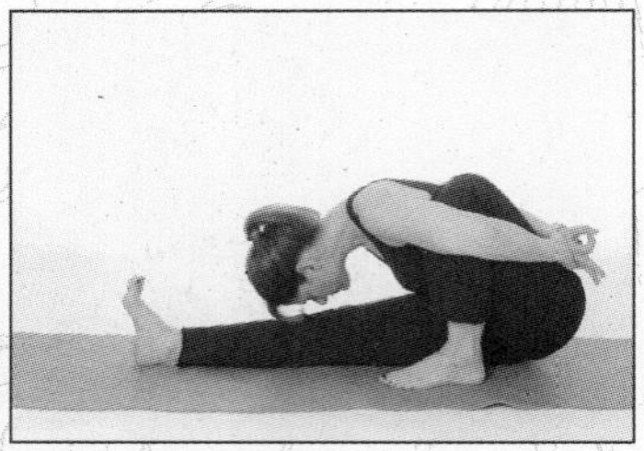

2. Marichyasana 1 • Marichis Haltung 1
Stellen Sie den rechten Fuß auf den Boden, etwa eine Handbreit entfernt von Ihrem linken Oberschenkel, und bringen Sie die rechte Ferse in eine Linie mit Ihrem rechten Gesäßknochen. Das linke Bein bleibt aktiv in Dandasana. Atmen Sie ein, und verlängern Sie Ihre Wirbelsäule. Beugen Sie sich beim Ausatmen nach vorn, und strecken Sie den rechten Arm vorwärts aus; drehen Sie ihn nach innen, sodass Sie die Handfläche von Ihnen weg weist. Schlingen Sie den Arm um die Außenseite Ihres rechten Beins. Während Sie den linken Arm nach innen drehen und ihn hinter sich strecken, öffnen sich auf der linken Seite die Schulter und der Achsel-Brust-Bereich ebenfalls ein bisschen nach links. Versuchen Sie, die linke Hand mit dem rechten Handgelenk festzuhalten. Wenn Sie sie nicht erreichen können, verwenden Sie einen Gurt. Öffnen Sie Ihre Schultern nach vorn, und atmen Sie aus, während Sie sich vorbeugen.

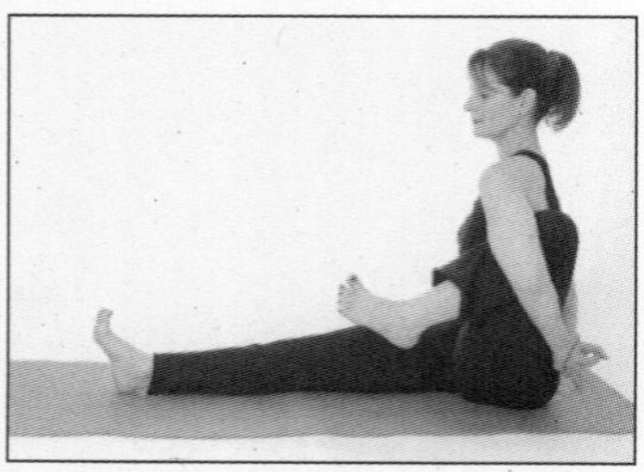

3. Fußgelenkkreisen
Bleiben Sie mit den Armen weiterhin in der verbundenen Haltung, während Sie sich beim Einatmen aufrichten und zum Sitzen kommen. Versuchen Sie auch hier, auf den Gesäßknochen aufrecht zu bleiben, die Brust offen. Kreisen Sie mit dem Fußgelenk viermal in jede Richtung.

4. Akarna Dhanurasana • Pfeil und Bogen

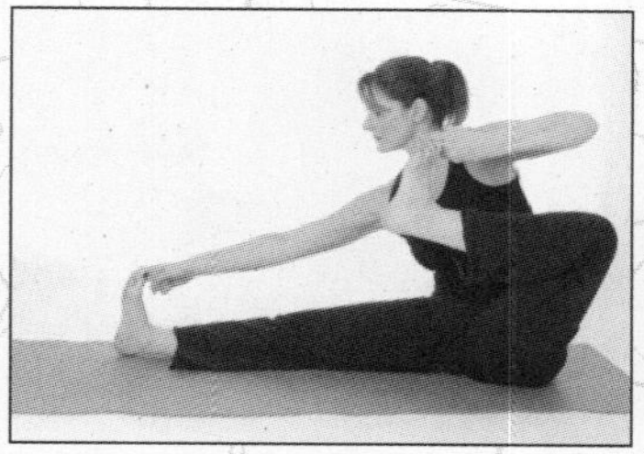

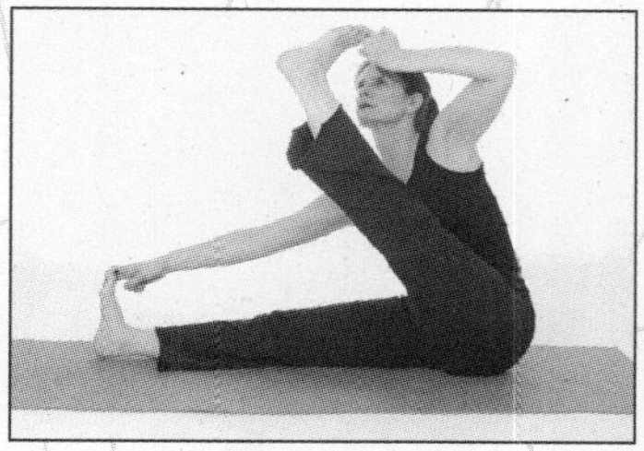

Lösen Sie die verbundenen Arme, und halten Sie die großen Zehen auf beiden Seiten mit Daumen und zwei Fingern fest. Atmen Sie aus, und ziehen Sie das rechte Bein zurück, wobei Sie den rechten großen Zeh nah an das rechte Ohr führen.
Atmen Sie ein, und strecken Sie den rechten Fuß gerade nach oben aus. Sie können in jeder Haltung einige Atemzüge lang bleiben und das Ganze ein paar Mal wiederholen.

5. Ardha Padmasana Paschimottanasana • Halber Lotus in der Vorwärtsbeuge

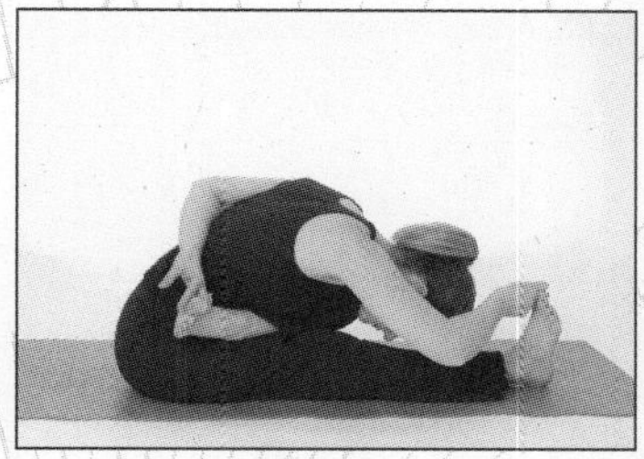

Drehen Sie das rechte Bein nach außen, und bringen Sie es in den halben Lotussitz. Bewegen Sie die Oberschenkel aufeinander zu, beinahe so, als sollten sie parallel sein. Schlingen Sie den rechten Arm hinten um sich herum, und halten Sie den rechten Zeh fest. Verwenden Sie auch hier wieder einen Gurt, wenn Sie ihn nicht erreichen.

Ergreifen Sie Ihr linkes Bein, wo immer Sie es erreichen, während Sie dabei immer noch Ihre Ausrichtung insgesamt intakt beibehalten. Wenn Ihnen dies gelingt und Sie Ihre linke große Zehe festhalten können, dann versuchen Sie es. Atmen Sie zur Vorbereitung ein, und atmen Sie aus, um sich nach vorn zu beugen. Atmen Sie ein, während Sie sich wieder aufrichten.

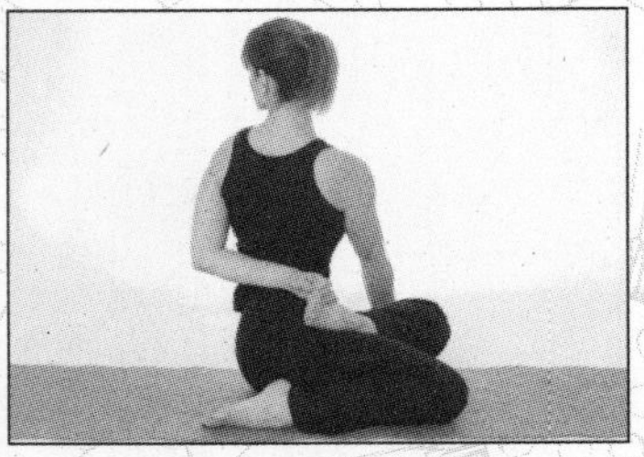

6. Volles Bharadvajasana mit verbundener Drehung

Winkeln Sie das linke Bein nach hinten an. Dies ist die volle Version der allerersten Haltung, die wir zu Beginn der Übungsfolgen im Sitzen durchgeführt haben. Drehen Sie sich beim Ausatmen nach rechts.

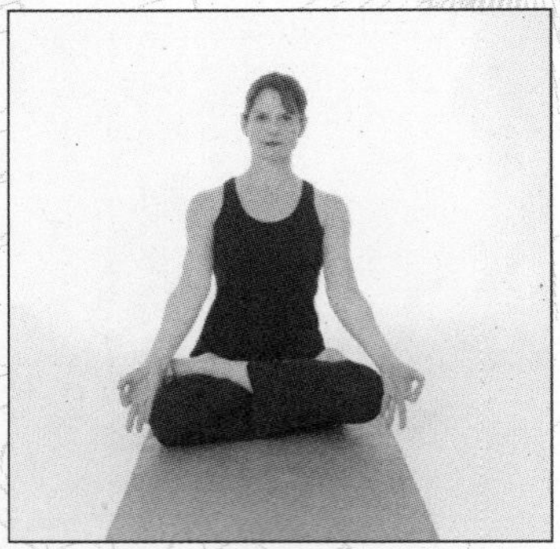

7. Padmasana • Voller Lotussitz

Lassen Sie die Arme locker. Drehen Sie achtsam Ihr unteres Bein und bringen Sie es herum zum vollen Lotussitz. Lassen Sie sich Zeit, und gehen Sie behutsam vor, wenn Sie an dieser Haltung arbeiten, damit Ihre Knie keinen Schaden nehmen. Bitte niemals reißen oder ziehen! Wenn Ihre Hüfte angespannt ist, können Sie am halben Lotussitz arbeiten. Gehen Sie es als langfristiges Vorhaben an.

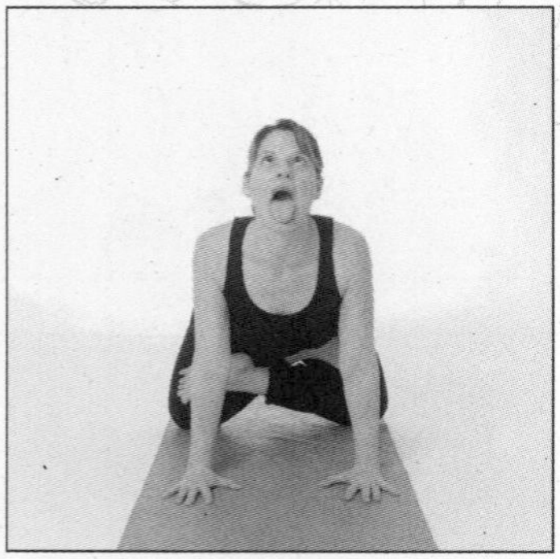

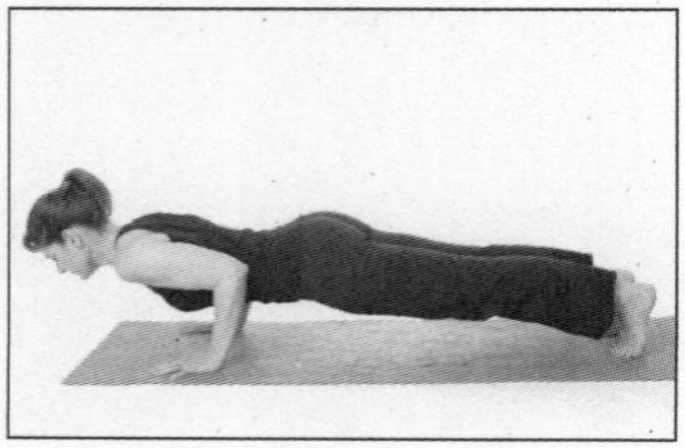

8. Simhasasana 2

Sitzen Sie entweder im vollen oder halben Lotussitz oder im leichten Schneidersitz, und verlagern Sie das Gewicht nach vorne auf die Hände. Lassen Sie das Steißbein in Richtung Schambein gleiten, während Sie den Bauch leicht anheben und die Brust öffnen, ein bisschen wie im nach oben blickenden Hund. Atmen Sie ein, und strecken Sie beim Ausatmen die Zunge heraus und nach unten zum Kinn, während Sie die Augen nach oben in Richtung des Raums zwischen den Augenbrauen rollen. Es ist lustig!

Schaukeln Sie dann entweder zurück nach hinten und heben Sie sich in Tolasana, schwingen Sie dann mit der Hüfte zurück und springen Sie in Chaturanga; oder schaukeln Sie nach hinten, kreuzen Sie die Beine, schaukeln Sie dann nach vorne auf die Hände und springen Sie nach hinten in Chaturanga.

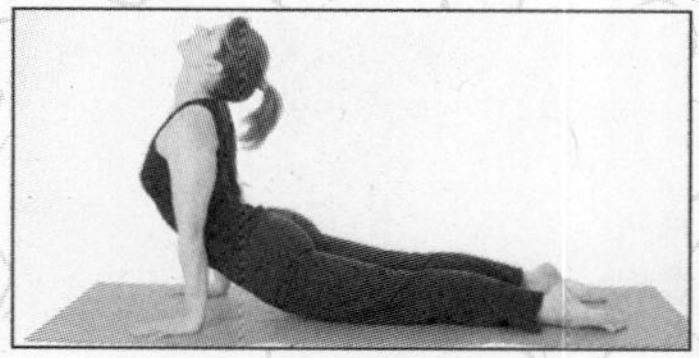

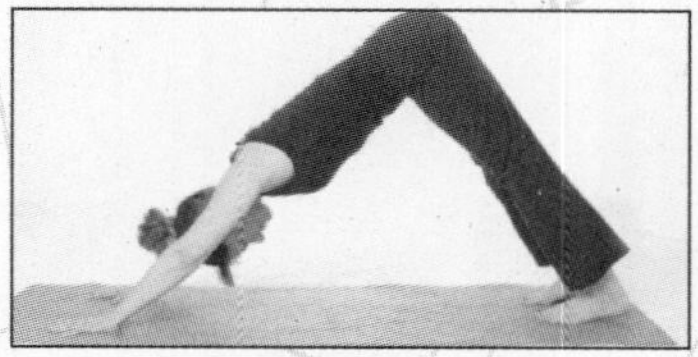

Danach folgen der nach unten blickende und der nach oben blickende Hund.

Wiederholen Sie diese Sequenz auf der anderen Seite noch einmal von vorn, bevor Sie fortfahren.

Vom nach unten blickenden Hund aus geht es weiter:

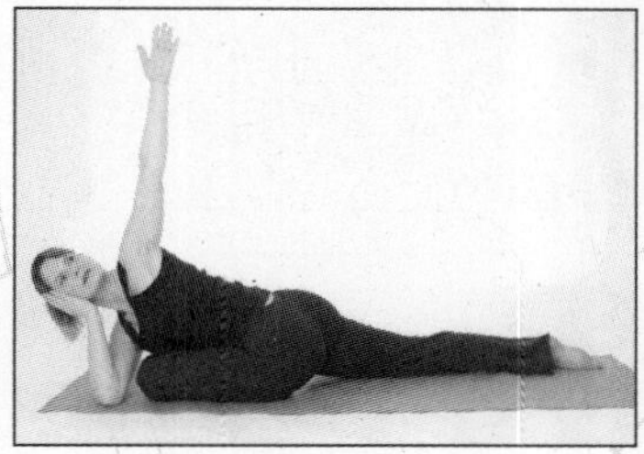

9. Eka Pada Raja Kapotasana mit Drehung • Taube mit Drehung

Bringen Sie das rechte Knie zur Brust, drehen Sie es nach außen, und kommen Sie in die Taubenhaltung. Halten Sie die Wirbelsäule aufrecht, und drehen Sie sich beim Ausatmen in Richtung des vorderen Knies. Legen Sie den linken Ellenbogen auf den Boden und die linke Wange in Ihre Hand. Ziehen Sie die Rippen der linken Seite nach unten ein, um die Drehung bei der folgenden Ausatmung zu steigern; der rechte Arm hebt sich zum Himmel. Dieses Entwickeln der Taubendrehung ist ein großartiger Hüftöffner!

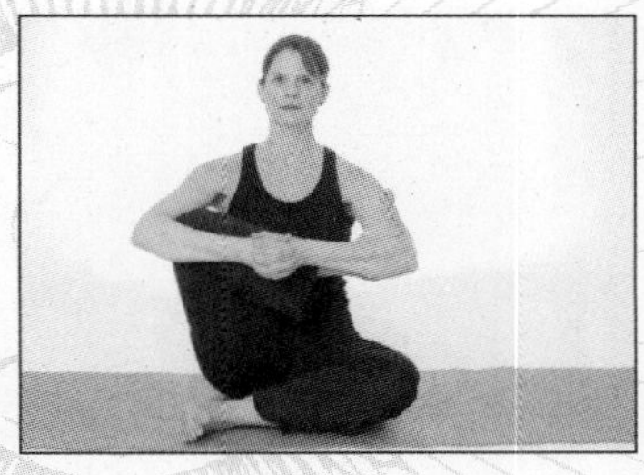

10. Das Bein in den Armen wiegen und den Fuß berühren

Atmen Sie aus, und heben Sie die Drehung auf. Schwingen Sie das hintere Bein nach vorn. Halten Sie es in Ihren Armen, und wiegen Sie es vor und zurück, wie ein geliebtes Baby. Halten Sie nach einigen Atemzügen in dieser Stellung Ihren Fuß fest. Bringen Sie den großen Zeh an die Stelle zwischen den Augenbrauen (oder in die Richtung), dann an die Nase, die Vertiefung auf Höhe der Kehle, zum Herzzentrum, an den Nabel. Achten Sie darauf, dass Sie gerade sitzen und nicht die Stirn nach unten zum Zeh hin bewegen.

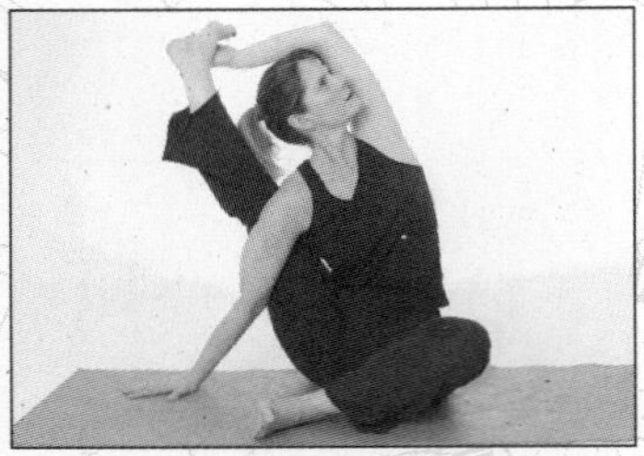

11. Vishvamitrasana-Variation • Kompasshaltung

Legen Sie das rechte Knie auf die rechte Schulter oder so weit oben auf den rechten Arm, wie Sie können. Setzen Sie die rechte Hand auf den Boden, und verwenden Sie den rechten Arm, um den Oberschenkel an Ort und Stelle zu verankern. Halten Sie die Außenseite des rechten Fußes mit der linken Hand fest. Atmen Sie aus, und strecken Sie den rechten Fuß gerade nach oben. Drehen Sie den Bauch nach links, und blicken Sie nach links oben.

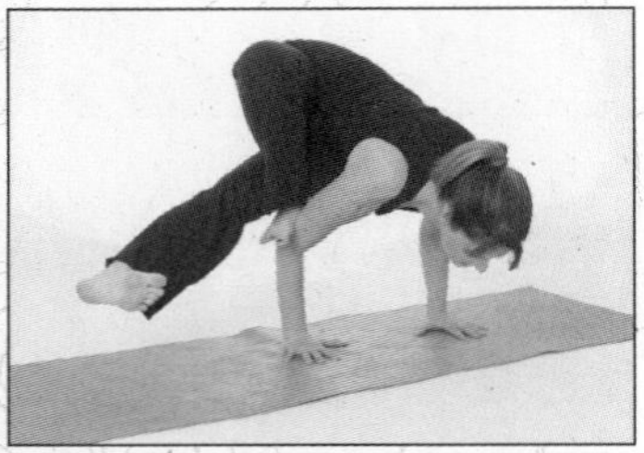

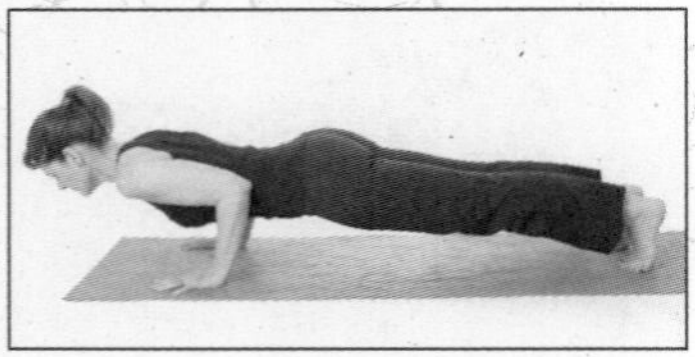

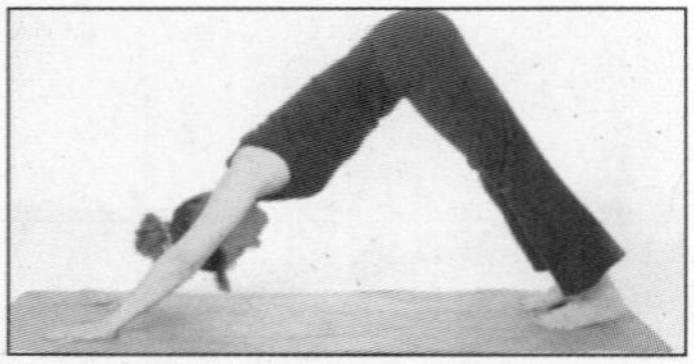

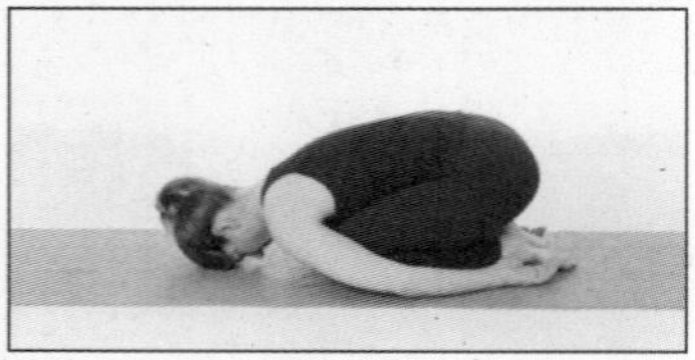

12. Rätselhafte Armbalance/Seitkrähe

Lösen Sie sich aus der Kompasshaltung, und legen Sie den rechten Knöchel auf Ihren linken Oberschenkel. Beugen Sie das linke Bein, verlagern Sie Ihr Gewicht nach vorne, und kommen Sie in die Haltung des einbeinigen Stuhls. Drehen Sie sich nach links, und legen Sie den rechten Oberarm in die rechte Fußsohle. Lehnen Sie sich aus dieser Haltung heraus in Richtung Boden, und legen Sie die Handflächen auf den Boden, die Arme in Chaturanga-Anordnung – der rechte Fuß bleibt dabei weiterhin auf dem rechten Oberarm. Nun stehen Sie im Prinzip auf dem rechten Oberarm. Strecken Sie das linke Bein aus. Wow!
Arbeiten Sie eine Zeitlang an dieser Haltung, dann wird sie Ihnen schon bald gelingen.

Lehnen Sie sich zurück. Springen Sie zurück in Chaturanga, und durchlaufen Sie die Vinyasa-Abfolge auf der anderen Seite. Wiederholen Sie die Schritte 9–12.

Senken Sie nach dem letzten nach unten blickenden Hund die Knie auf den Boden und ruhen Sie sich in der Kindhaltung aus.

Neun

Erwachtes Herz

Rückbeugen

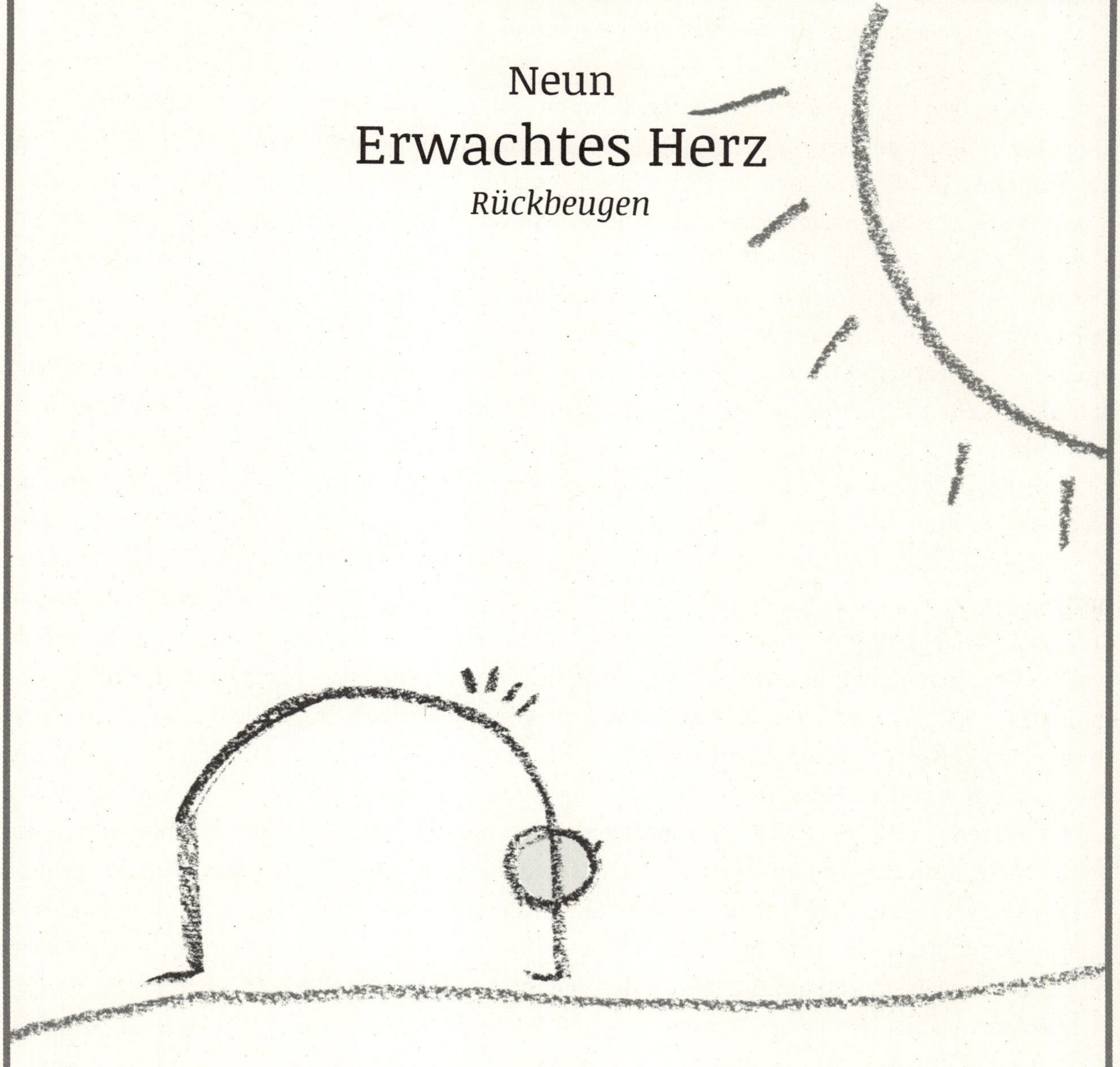

Buddha-Geist

Von körperlicher Bewegung zu emotionaler Bewegung

Im Sommer, bevor meine erste Ehe zerbrach, weinte ich im Yogaunterricht viel. Wenn wir uns zur Endentspannung hinlegten, liefen mir die Tränen aus den Augenwinkeln. Es war beinahe, als würde ich nicht weinen, sondern auslaufen, und so ging es jeden Tag, den ganzen Sommer lang. Irgendwie bewirkten das Loslassen der Anstrengung und das Freisetzen der Toxine in meinen Organen, dass in meinem Herzen und Geist Gefühle freigesetzt wurden. Körperliche Bewegung führte zu emotionaler Bewegung. Vor dem Unterricht war ich blockiert, und Yoga löste diese Blockierung. Es nahm mich mit auf die Reise zu mir selbst. Während ich meine Traurigkeit zunehmend körperlich zum Ausdruck brachte – sie „verkörperte" –, wanderte sie allmählich wieder aus mir heraus, und am Ende des Sommers fühlte ich mich gereinigt, ausgeglichen und mutig genug, um die notwendigen Änderungen in meinem Leben anzugehen.

Es stellte sich heraus, dass mein Sommer mit gebrochenem Herzen immer noch besser war, als wenn ich es mir überhaupt nicht zu Herzen genommen hätte, auch wenn es schmerzlich war. Vor Kurzem habe ich meine Freundin, ein leistungs- und wettbewerbsorientiertes Arbeitstier der hartgesottensten Art und daher besonders stressanfällig, mit Yoga bekannt gemacht. Am Ende der Stunde sagte sie: „Ich habe mein Herz gefühlt! Zum ersten Mal in meinem Leben habe ich gefühlt, wie das Herz in meiner Brust schlägt." Diese Frau hat jahrelang Aerobic, Jogging, Gewichtheben, Golf und alles Mögliche praktiziert, aber erst durch die Empfindsamkeit und Stille des Yoga konnte sie ihren eigenen Herzschlag wahrnehmen. Das war ein starker Moment für sie – und das gilt für uns alle, wenn wir wirklich die Erfahrung machen, die Bewegung unseres Herzens zu spüren. Selbst wenn wir im Herzen Traurigkeit oder Zorn empfinden: dadurch wissen wir, dass wir am Leben sind. Wenn wir diesen Kreislauf der Gefühle nicht spüren, werden wir depressiv und blockiert. Meine Freundin hatte andere, eher auf begrifflichen Konzepten beruhende Bemühungen unternommen, mit sich selbst in Kontakt zu kommen – Psychotherapie, Zwölf-Schritte-Gruppen –, aber der körperliche Ansatz führte sie geradewegs und unmittelbar zu ihrem eigenen schlagenden Herz.

Einer meiner Yogaschüler, ein typischer Bewohner des New Yorker East Village mit geschorenem Kopf, Nasen-, Ohr- und Zungen-Piercings und zahlreichen Tätowierungen, wirkte zunächst furchteinflößend, bis auf die Tatsache, dass ihm an Yoga ganz offensichtlich sehr viel lag und er sehr darauf aus war, mehr zu lernen. Eines Tages fragte er mich schüchtern im Unterricht: „Sind Rückbeugen deswegen so schwierig für mich, weil mein Herz nicht offen ist?" In diesem Augenblick sah ich, wie zart und empfindsam er war. Beinahe hätte ich geweint, und ich spürte, dass der gesamte Kurs gerührt war. Dieses harte Aussehen war der sehr effektive Panzer einer Zerbrechlichkeit, die schließlich den Mut gefasst hatte, sich zu zeigen. Ich sagte: „Nein, ich glaube überhaupt nicht, dass du hartherzig bist. Aber deine Muskeln sind angespannt, und daran können wir arbeiten."

Von allen Workshops, die ich auf der ganzen Welt anbiete, füllt sich der Workshop „Das Herz öffnen" tendenziell am schnellsten. Ich finde das ziemlich anrührend, denn ich bin sicher, dass diejenigen, die sich für diese Workshops anmelden, bereits offenherzig sind. Nur die stützende Anatomie ist vielleicht noch angespannt oder schwach, sodass es schwierig sein kann, die physische Bewegung zu spüren, die es ermöglicht, dass unser emotionaler Weg sich vertieft.

Versuchen Sie es einmal damit: Setzen Sie sich ganz aufrecht hin, und atmen Sie tief ein. Lassen Sie sich dann beim Ausatmen zusammensacken, das Steißbein eingezogen, und versuchen Sie, einen weiteren tiefen Atemzug zu nehmen. Wie sehr Sie es auch versuchen, es wird Ihnen nicht gelingen, und die Anstrengung wird Sie allmählich entmutigen. Wenn die Wirbelsäule durchhängt, fällt auch der Kopf nach unten, und die Stimmung sinkt. Sie können den Himmel nicht sehen oder der Welt mit erhobenem Kopf aufrecht gegenübertreten.

Das Sanskrit-Wort für Herz ist „Hridaya", das in bestimmten Zusammenhängen auch „geben und nehmen" oder „das, was zirkuliert" symbolisieren kann. Die anatomische Funktion des Herzens beinhaltet genau das: Es erhält sauerstoffarmes Blut von den Venen, pumpt Blut in die Lunge, wo es wieder mit Sauerstoff angereichert wird, und befördert das Blut weiter zu den Arterien und durch das gesamte System. Die Funktionen von Herz und Lunge sind durch diesen Austausch eng miteinander verknüpft, und wie wir bei unserem Atem-Experiment gelernt haben, können wir nicht genügend Luft einatmen, wenn unser Herz-Kreislauf-Bereich eingedrückt wird. Dieses Unvermögen, Sauerstoff aufzunehmen, ist eine subtile Form des Erstickens und führt zu schwachem Prana, schwacher Lebensenergie. Der ayurvedischen Medizin zufolge befindet sich unser „Lebens-Prana" in unserem Herzen.

Häufig stellen wir uns vor, unser Geist sei im Kopf und unser Herz in der Brust. Doch ebenso wie unser Bewusstsein lebt auch unser Herz in unserem ganzen Sein. Im Tibetischen gibt es Begriffe, in denen beide Bedeutungen, Herz und Geist, enthalten sind. Wenn aber unser Herz überall in unserem Körper ist, dann ist es tatsächlich nicht mehr so schwer, es zu spüren, sobald man erst einmal genügend sensibilisiert ist. Schließen Sie die Augen, geistig ganz entspannt, und beginnen Sie zu erkunden, an wie vielen Stellen Ihres Körpers Sie den Puls fühlen können: an den Schläfen, im Nacken, an der Brust, im Unterleib, in den Leisten, hinten an den Knien ... und wo noch?

Wir können dieses empfindende Verstehen des Gebens, Empfangens und Zirkulierens steigern, indem wir die stützende und schützende Anatomie um unser Herz herum stärken und den Bewegungsspielraum in diesen Bereichen erweitern. Dazu gehören auch Arme, Schultern, Nacken, oberer Rücken und der ganze Brustkorb. Zuallererst müssen wir wahrnehmen, dass wir diese Körperteile überhaupt haben.

Besonders unsere Arme sind Ausdruck unseres Herzens. Sie ermöglichen uns zu kommunizieren, zu gestikulieren, zu umarmen und zu schützen. Einer Studie zufolge, die ich einmal gelesen habe, findet nur sieben Prozent der Kommunikation mittels Worten statt und 93 Prozent mittels Körper und Herz. Obwohl mir entfallen ist, wer die Studie durchgeführt hat, weiß ich, dass dies der Wahrheit entspricht. Denken Sie zum Beispiel daran, wenn wir winken, etwas zeigen, etwas fangen, ein Taxi herbeirufen, ein Baby halten, und vor allem an unsere Lieblingsgeste – jemanden umarmen, denn genau dann stellt unser Herz die Berührung in den Mittelpunkt. Umarmen Sie sich selbst gleich jetzt, indem Sie einen Arm über den anderen legen. Sehen Sie, ob Sie bis an die Schulterblätter reichen, zucken Sie dann mit den Schultern, und bringen Sie die Schulterblätter noch ein bisschen weiter auseinander. Vertiefen Sie den Atem, und senden Sie ihn in den Raum zwischen den Schulterblättern; öffnen Sie dabei die Rückseite des Herzens und die Muskeln des oberen Rückens.

Unser Schulter- und Nackenbereich steht in Verbindung mit dem begrifflich-konzeptuellen Teil unserer selbst – der eher männlichen, nach außen gerichteten Aktivität. Dieser Teil neigt dazu, sich zu sehr abzumühen und müde und angespannt zu werden. Wenn dies geschieht, schieben sich die Schultern in Richtung Nacken und verschlucken unsere Ohren. Dieser Bereich ist solch ein beliebter Anspannungspunkt, dass in New York schon das Gerücht umgeht, die Taxifahrer hätten überhaupt keinen Nacken mehr.

Legen Sie dieses Buch genau jetzt hin, und geben Sie sich selbst eine kleine Massage. Legen Sie die Hände auf den oberen Rücken, und betasten Sie die Trapezmuskeln. Das sind die Muskeln ganz oben am Rücken, die vom Nacken zu den Schultern hin verlaufen. Wandern Sie mit den Fingern von dort aus hinten am Nacken aufwärts. Erforschen Sie diesen Teil Ihrer Wirbelsäule, und stellen Sie fest, ob Ihre Rückenwirbel sich gleichmäßig und ausbalanciert anfühlen. Wandern Sie mit den Händen weiter bis zur Schädelbasis, hinter den Ohren herum, wieder zurück nach unten zum seitlichen Nacken, und erfühlen Sie Ihre Schlüsselbeine. Wussten Sie, dass Ihre Lunge bis ganz nach oben hinter die Schlüsselbeine hinaufreicht? Können Sie Ihren Atem und den Herzschlag an Ihrem vorderen Hals spüren? Wie fühlt es sich an, wenn Sie die zarten Muskeln am Hals massieren? Verwenden Sie die gegenüberliegende Hand, um jeder Schulter und jedem Arm eine kleine Massage zu geben. Das ist eine großartige Methode, den Kreislauf zu stärken wie auch Gewahrsein in all diesen Bereichen zu steigern.

Ihre Schultern, Arme, der Nacken und die Rippen können für Ihr Herz entweder ein einschränkender Käfig oder ein wellenartig wogender, beruhigender Schutz sein. Der bekannte Yogalehrer Rodney Yee fragte einmal in einem Kurs: „Wenn ihr euer Herz in den Händen halten könntet, wie würdet ihr es halten?“ Fragen auch Sie sich jetzt, wie Sie es jetzt halten würden: fest umklammert, zärtlich, fest und sanft, vorsichtig und achtsam? Halten Sie es sehr eng umschlossen, oder geben Sie ihm Raum?

Sich zu öffnen ist angsteinflößend

Letztes Jahr an Halloween begann ein Yogalehrer am OM Center seinen Abendunterricht damit, dass er seine Schüler bat, Yogahaltungen einzunehmen, die ihnen Angst einflößten. Er war nicht überrascht von phantasievollen Vorschlägen wie Rückbeugen, bei denen der Boden mit dem Kopf berührt werden soll, auf den Armen statt auf den Beinen stehen, fünf Minuten lang Kopfstand machen und natürlich verschiedene Brezel-Haltungen des Typs „Bein hinter den Nacken“. Der ganze Kurs war jedoch ein bisschen überrascht, als ein Schüler Meditation nannte und sagte: „Das ist der Teil des Yoga, der mir am meisten Angst macht.“ Pema Chödrön erinnert uns in ihrem Buch *Geh an die Orte, die du fürchtest*[4)] an die Lehre des Buddha, „dass Flexibilität und Offenheit uns Stärke bescheren und das Weglaufen vor der Bodenlosigkeit uns schwächt und Schmerzen bringt.“ Sie fragt: „Aber haben wir wirklich begriffen, dass der Schlüssel darin liegt, unsere Fluchtmechanismen kennenzulernen? Offenheit entsteht nicht daraus, dass wir unseren Ängsten widerstehen, sondern dass wir sie besser verstehen.“

Einige von uns laufen weg, indem sie ihrem Geist/Herzen aus dem Weg gehen, während andere gerne vor ihrer äußeren Umgebung davonlaufen. Manche tun beides – sogar ohne dass sie es merken. Einmal im Jahr kann man mich sehen, wie ich mich anschicke, New York City mit einem Dharma-Buch, einer Yogamatte und Spannungskopfschmerzen zu verlassen, um ein Yoga-Retreat in Costa Rica zu leiten. Das Open-Air-Studio, in dem ich dort unterrichte, ist eine Komposition für die Sinne aus süßem Vogelgesang, reifenden Früchten und duftenden Blumen. Ich kreuze die Beine, setze mich auf den Boden aus Mandelbaumholz und fühle mich gesund, inspiriert und genährt von der Stille und dem Raum.

Dann komme ich wieder zu Hause in Downtown Manhattan an, wo die Luftqualität mir Übelkeit verursacht und Bauarbeiten das ganze Gebäude erschüttern. Ich wache auf vom Geräusch der Feuerwehrsirenen, deren Heulen aus der Station im nächsten Block herüberdringt. Ich gehe ins Bett beim Klang der Stimmen betrunkener Typen aus dem versnobten Restaurant vor meinem Schlafzimmerfenster. Ich atme die Abgase der Autowerkstatt unten ein, dusche über der rumpelnden U-Bahn. Obwohl ich New York liebe, ist es eine Herausforderung, diesem Ansturm von Giftstoffen an sich ranzulassen. Stimmt es denn wirklich, dass ich mich körperlich und geistig offener und flexibler fühle, wenn ich den Mut aufbringe, Schwierigkeiten einzulassen, statt mich vor ihnen abzuschotten?

Ob die Reibungspunkte mit der Umgebung äußerlich oder innerlich sind: Sich zu öffnen ruft zunächst Angst hervor, denn es fällt eher in die Kategorie des Seins als des Tuns. Wir alle sind es gewohnt, unsere Erfahrung zu „managen“, und geben uns im Allgemeinen mit einer „Projektmentalität“ zufrieden. Mit diesem Ansatz können wir uns in dem Glauben wiegen, wir kontrollierten die Realität, anders ausgedrückt: die Dinge seien unter Kontrolle. Für viele erfahrene Hatha-Yoga-Praktizierende erfordert das Sitzen in der Meditation mehr Anstrengung, mehr Mut, als 108 Sonnengrüße auszuführen. Für andere wiederum besteht die härteste Herausforderung darin, sich für den Verkehr, Erwartungen ihrer Famile oder lärmende Nachbarn zu öffnen.

Die grundlegende Voraussetzung des Yoga ist die Vereinigung, und für die meisten von uns ist die Vorstellung, sich mit allem und allen zu verbinden, inspirierend und so lange schön, bis wir auf etwas Ärgerliches treffen. Dann beginnen wir herauszupicken und zu wählen, mit wem oder was wir uns verbunden fühlen wollen. Leider funktioniert es mit dem Auswählen nicht so gut, weil wir uns letztendlich zwischen zwei Stühle setzen in unserem Verlangen nach dem, was uns anzieht, einerseits und unserer Abwehr dessen, was abstoßend oder furchteinflößend wirkt, andererseits. Vereinigung mit dem Göttlichen bedeutet nicht, dass wir erst herausfinden sollen, was göttlich ist, um uns anschließend nur noch damit zu befassen. Es bedeutet vielmehr, dass alles göttlich ist – wir selbst eingeschlossen –, und wenn wir mutig genug sind, einmal etwas von unseren Bewertungen, Meinungen, Ängsten abzulassen, dann spüren wir diese Göttlichkeit, Harmonie, dieses Fließen und diese Stärke wieder.

Die Erste Edle Wahrheit des Buddha besagt, dass Leiden existiert. Niemand braucht einen Buddhisten, der ihm das sagt. Wir alle kennen das Gefühl der Enttäuschung, eines gebrochenen Herzens, der Ablehnung und des Verlusts. Die Geschichte von Kisagotami erinnert uns daran, dass wir in unserem Leiden nicht allein sind:

„Zur Zeit des Buddha verlor eine Frau namens Kisagotami ihren Sohn, ihr einziges Kind. Unfähig, seinen Tod zu ertragen, lief sie von einem zum anderen auf der Suche nach einer Medizin, die ihr Kind wieder zum Leben erwecken könnte. Es hieß, der Buddha habe eine solche Medizin. Kisagotami suchte den Buddha auf, bezeigte ihm ihre Ehrerbietung und fragte: ‚Kannst du eine Medizin herstellen, die mein Kind wieder lebendig macht?'

‚Ich kenne eine Medizin', sagte der Buddha. ‚Aber um sie herzustellen, brauche ich bestimmte Zutaten.'

Erleichtert fragte die Frau: ‚Welche Zutaten brauchst du?'

‚Bring mir eine Handvoll Senfsamen', sagte der Buddha. ‚Und zwar Senfsamen aus einem Haushalt, in dem kein Kind, Ehepartner, Elternteil oder Diener gestorben ist.'

Die Frau erklärte sich einverstanden und ging von Haus zu Haus auf der Suche nach den Senfsamen. In jedem Haus war man bereit, ihr die Senfsamen zu geben, doch immer wenn sie fragte, ob irgendjemand gestorben war, erwies sich, dass es keinen Haushalt gab, in den der Tod nicht eingekehrt war. In einem Haus war eine Tochter, in einem anderen ein Diener, wieder in anderen ein Ehemann oder ein Elternteil gestorben. Kisagotami fand kein Haus, das vom Leid des Todes ausgenommen war. Als sie erkannte, dass sie mit ihrem Kummer nicht allein dastand, gab die Frau den leblosen Körper ihres Kindes frei und begab sich erneut zum Buddha, der mit großem Mitgefühl sagte: ‚Du dachtest, nur du allein hättest einen Sohn verloren. Es ist aber das Gesetz des Todes, dass kein Lebewesen dauerhaft fortbesteht.'"

Paradoxerweise ist unser eigenes Leiden die Saat des Mitgefühls. Seine Heiligkeit der Dalai Lama sagt, dass alle auf Erden dasselbe wollen: glücklich sein. Der Weg zum Glück zeigt sich, wenn wir unsere gewohnte Neigung, alles für unser eigenes Wohlergehen Notwendige zu tun, umkehren können und stattdessen versuchen, anderen zu helfen. Wenn wir uns anderen verschließen, entweder weil sie eine bestimmte Reaktion in uns auslösen oder weil sie nicht zu einem bestimmten uns genehmen Zeitpunkt genau das getan haben, was wir von ihnen erwarteten, dann verringert sich unser Potenzial, glücklich zu sein. Die Voraussetzungen für unser Glück werden zu spezifisch und klein. So geraten wir in eine festgefahrene Situation und kennen nicht mehr das Gefühl, in Bewegung zu sein; uns kommt das Verständnis abhanden, dass Habgier nicht zu Freude führt, sondern nur Furcht gebiert. Unser eigenes Glück fließt freier, wenn wir den Fokus von uns selbst abwenden und auf andere richten. Haben wir unser eigenes Herz gespürt, dann können wir uns in Erinnerung rufen, wie auch Kisagotami es getan hat, dass auch andere ein Herz haben.

Der erste Schritt in die Richtung, unser Herz zu erwecken, besteht darin, ruhig und aufmerksam zu sein. Doch wenn es lediglich dabei bleibt und wir nicht tiefer vordringen, erfahren wir nur die Hälfte unserer Herzensgeschichte. Das Herz hat die Aufgabe, zu verteilen: sowohl zu geben als auch zu empfangen. Zu den erstaunlichsten Dingen am Yogalehrerinnendasein gehört es, dass ich manchmal spüre, wie das Herz der Schüler schlägt, wenn ich ihre Haltung mit meinen Händen justiere. Es ist so winzig und gleichzeitig doch so stark. Ich bin gerührt, dass dieses kleine Pulsieren das ist, was uns am Leben erhält, dass diese subtile, aber unablässige Bewegung unseren Körper und Geist animiert und diese winzig kleine Stelle mitten in der Brust ein so großes Repertoire an Emotionen enthalten kann. Es ist eine sehr tiefgehende Erfahrung, das Herz eines anderen unter meiner Hand schlagen zu fühlen und die Erfahrung zu machen, dass diese Person so offen zu mir ist und ich sie auf diese so intime Weise spüren darf. In diesem kostbaren Moment besteht kein Zweifel, dass ihr Herz gibt und ich empfange, selbst wenn es den Anschein hat, als täte ich etwas für sie. Ihr Lebens-Prana fließt in meine Hand, und ein mütterliches Gefühl steigt in mir auf, eine nährende, schützende Eigenart, die ich den Schülern entgegenbringe. Ich mag es, wenn ich dieses Gefühl habe, aber ich kann es nicht heraufbeschwören, denn es ist ihre Offenheit, die meine wahrhaftige Reaktion verursacht.

Dr. Jonathan Haidt (Empfänger des John Templeton Award für Positive Psychologie – der wissenschaftliche Studien von Eigenschaften wie Optimismus, Mut, Mitgefühl und Großzügigkeit fördert) bezeichnet das warme Gefühl, das ganz natürlich aufkommt, wenn wir einen anderen Menschen Gutes tun sehen oder von freundlichen, mutigen Taten erfahren, als *elevation*, „Erhebung“, also ein „erhebendes“ Gefühl.

Haidt zufolge entsteht dieses Gefühl nicht nur dann in uns, wenn wir die von Herzen kommenden Taten und Absichten anderer erkennen, sondern es ist ansteckend. Sind wir von Güte inspiriert, dann öffnen wir uns und sind liebevoller, wertschätzender und mitfühlender. Haidt und seine Mitarbeiter konnten dieses Gefühl, das manche als Tränen, andere als Weite in der Brust erleben, mit wissenschaftlichen Methoden messen. Elevation, so fanden sie heraus, wirkt auf den Vagusnerv, der den Herzschlag reguliert, und diese warm glühende Empfindung in der Brust ist eigentlich der Ausdruck einer gesunden Veränderung des Herzrhythmus. Uns für uns selbst und andere zu öffnen mag uns vielleicht Angst einflößen, aber es kann auch gut für uns sein.

Grenzen auflösen

Tenzin Palmo, eine buddhistische Nonne, die in Großbritannien aufwuchs, lebte zwölf Jahre lang in einer Höhle in den Bergen des Himalaya. Einen Großteil der Zeit war sie allein, und die letzten drei Jahre verbrachte sie im Einzel-Retreat. In einem Dharma-Vortrag in New York City sagte sie: „Jeder Mensch, dem wir begegnen, ist für uns eine Gelegenheit, zu praktizieren.“ Nach so vielen Jahren minimalen Austauschs mit anderen sollte sie es wissen! Jeder Mensch ist eine Gelegenheit für uns, bei der wir üben können, unsere Tendenz zu erkennen, mit Anziehung oder Abneigung zu reagieren, und diese Neigung dann aufzugeben und sich gegenüber jedem zu öffnen, dem wir begegnen, WAS AUCH IMMER GESCHIEHT! Liebende Güte gegenüber allen Wesen zu praktizieren. Das erfordert großes Engagement, aber es ist möglich.

Als ich dem Dalai Lama zum ersten Mal begegnete, fühlte ich mich von der Güte und Bescheidenheit, die er so vollkommen verkörperte, zutiefst inspiriert. Ich erkannte Seine Heiligkeit als Bodhisattva, was mich dazu anregte, denselben Weg zu beschreiten. *Bodhi* heißt „Erwachen“ und *sattva* heißt „Wesen“. Das Bodhisattva-Gelübde abzulegen heißt, dass man sein Leben der Aufgabe verschreibt, für das Erwachen, die Erleuchtung aller Lebewesen zu arbeiten; andere an die erste

Stelle zu setzen. Das Beispiel Seiner Heiligkeit genügte, um mein Leben für immer zu verändern. Wie Dr. Haidt sagen würde, vermittelte mir das Beispiel dieses wunderbaren Mönchs ein Gefühl der „Erhebung".

Maitri-Meditation oder die Meditation der Liebenden Güte soll uns daran erinnern, dass wir alle miteinander verbunden sind: durch unseren Atem, unser Herz, das Pulsieren von allem und allen überall. Eido Roshi hat einmal gesagt, dass er sich früher für egoistisch hielt, weil er sich in stundenlanger Zazen-Meditation erging und währenddessen allein für sich selbst meditierte. Nach dreißig Jahren des meditativen Sitzens erkannte er jedoch, dass die transformative Kraft der Praxis von ihm ausstrahlte und für andere spürbar war. Was auch immer Sie tun, es wirkt sich auf andere aus. Durch unsere Praxis haben wir alle die Gelegenheit, anderen zu helfen, „Erhebung" kennenzulernen. Auf seinem Totenbett sagte der Buddha: „Sei dir selbst ein Licht."

Können wir durch Yoga und Meditation zum Weltfrieden beitragen? Ich weiß es nicht, aber Chögyam Trungpa zufolge liegt „der Weg, auf die Geschicke der Welt einzuwirken", darin, dass wir „unser Herz offenlegen". Wenn Ebbe und Flut unseres Herzens abnehmen, fühlen wir uns getrennt von der weiten Welt um uns herum, in der alles atmet, pulsiert, sich ausdehnt und zusammenzieht. Yoga, Buddhismus und alle spirituellen Pfade sind eine Landkarte, die den Weg zurück zum Herzen des Universums, des „Großen Geistes", der Quelle alles Seienden weist. Und dieses Herz des Universums ist natürlich stets in unserem eigenen Herzen, wenn wir nur den Mut aufbringen, seine Bewegung zu spüren.

Mitunter kommt uns dieser Mut, weil wir keine andere Wahl haben. Ich selbst habe die Erfahrung gemacht, dass sich meine Grenzen gerade dann, als mein Herz gebrochen war, wie in jenem tränenreichen Sommer, aufweichten und sich auflösten. Als meinem Vater mitgeteilt wurde, dass er am Gehirn operiert werden sollte, lag der Schluss nahe, dass er vielleicht nicht mehr lange zu leben hatte. Unsere kleine Familie, nur meine Mutter, mein Vater und ich, war erschüttert und verängstigt. Ich habe mich noch nie zuvor so lebendig gefühlt wie zur Zeit seiner Operation, als wir nicht wussten, was geschehen würde. Alles war äußerst intensiv und klar. Auf dem Operationstisch entdeckten die Ärzte, dass es sich zwar um eine schwere Gehirnentzündung handelte, aber nicht um einen Tumor. Daddy würde überleben und wieder gesund werden. In dieser Zeit praktizierte ich täglich Maitri-Meditation, die Meditation der Liebenden Güte, für meinen Vater. Als ich erstmals seinen Kopf mit der großen Frankenstein-ähnlichen Narbe sah, reagierte ich instinktiv damit, dass ich meinen eigenen Kopf berührte. Es war, als würde ich seinen Kopf berühren, weil ich in diesem Augenblick seinen und meinen Körper, meinen und seinen Kopf, sein und mein Herz nicht als getrennt empfand.

Maitri-Meditation

Trungpa Rinpoche zufolge besteht eines der ersten Elemente der Meditationshaltung darin, unseren Sitz mit „gutem Kopf und guten Schultern" einzunehmen. Wenn wir achtsam und präsent sind, dann halten wir ganz natürlich Kopf und Schultern würdevoll aufrecht. Hängt der Kopf nach unten, senkt sich dadurch der Blick, und es entsteht eine selbstzentrierte Realität, weil man nichts anderes mehr sieht. Dies führt zu einer Paranoia in Bezug auf das, was um einen herum passiert, wie bei einem Tier, das durch die Welt geht und dabei auf den Boden schaut in dem hauptsächlichen Bestreben, Futter zu finden und sich vor Raubtieren und anderen Bedrohungen in seiner Welt zu schützen. Wenn wir den Kopf heben, können wir andere Menschen sehen, und es lenkt die Aufmerksamkeit von uns weg, was wiederum auf natürliche Weise eine Offenheit in unserem Herzen schafft.

Wenn Sie diese Visualisierung praktizieren, wird es allmählich Ihre Beziehung zu allem verändern und Ihre Grenzen lockern. Es kann schwierig sein; denken Sie also daran, dass Sie behutsam mit sich selbst umgehen. Lassen Sie zu, dass sich Ihr Herz in dem ihm eigenen Tempo öffnet.

Schließen Sie die Augen, und visualisieren Sie drei Gestalten vor sich. Eine ist ein Mensch, den Sie lieben, eine jemand, den Sie hassen, und die dritte jemand, dem Sie neutral gegenüberstehen.

Beginnen Sie, indem Sie sich auf die Person konzentrieren, die Sie lieben. Vielleicht ist es ein Elternteil oder Ihr Kind, eine Person, von der Sie sagen können, dass Sie sie bedingungslos lieben. Nun spüren Sie, wie Ihr Körper mit einer warmen Flüssigkeit angefüllt ist, der Milch des Mitgefühls. Lassen Sie diese warme, weiße Milch einen wirbelnden Ball im Zentrum Ihrer Brust bilden. Sie können Ihre Brust berühren, wenn Sie wollen. Öffnen Sie Ihr Herz, und lassen Sie die Milch des Mitgefühls von Ihrem Herzen direkt in das Herz dieser Person strömen, die Ihnen so sehr am Herzen liegt. Sehen Sie, wie ihr Körper sich mit Wärme und Licht füllt. Spüren Sie diese Verbindung. Visualisieren Sie als Nächstes einen Menschen, den Sie momentan nicht mögen. Es kann jemand sein, mit dem Sie

Schwierigkeiten haben oder der unfreundlich zu Ihnen war. Sie könnten sich diese Person als einen Feind vorstellen. Nehmen Sie lieber jemanden aus Ihrem persönlichen Umfeld und keine historische Gestalt oder einen Politiker, dem Sie noch nie begegnet sind. Falls Sie sich außerstande fühlen, diese Übung mit Ihrem Feind durchzuführen, dann ist das in Ordnung. Selbst die Tatsache, dass Sie eine solche Übung überhaupt in Betracht ziehen, ist ein guter Anfang. Setzen Sie sich nicht unter Druck. Wenn Sie die Visualisierung auch für Ihren Feind praktizieren können, dann stellen Sie sich erneut vor, Sie seien angefüllt mit einer warmen, wundervollen Flüssigkeit, als ließe Ihr Herz Mitgefühl durch Ihre Adern kreisen. Diese Milch sammelt sich als weicher Ball in Ihrem Herzen. Öffnen Sie die Tür zu Ihrem Herzen, und gießen Sie die Flüssigkeit in das Herz Ihres schwierigen Menschen. Erkennen Sie, dass auch er leidet, und geben Sie ihm die Milch des Mitgefühls geradewegs von Ihrem Herzen. Sehen Sie, wie sich sein ganzer Körper damit anfüllt, und stellen Sie sich vor, dass der Betreffende sich durch diese Transformation besser fühlt. Erkennen Sie, welche positiven Auswirkungen die Wandlung für diesen Menschen hat.

Denken Sie sich nun einen Menschen in Ihrem Leben, den Sie nicht kennen. Versuchen Sie, jemanden zu wählen, den Sie regelmäßig sehen, aber nie besonders beachten, vielleicht die Angestellte in der Reinigung, den Tankwart oder den Obdachlosen, der auf der Treppe vor der Bibliothek schläft. Visualisieren Sie die Person so klar wie möglich. Fühlen Sie, wie Ihr Körper mit der Milch des Mitgefühls gefüllt ist, und nehmen Sie wahr, welche Empfindungen Sie haben und wie es ist, hundertprozentig mitfühlend zu sein. Lassen Sie Ihr Herz so vollständig von diesem Gefühl durchdringen, dass Sie sich ganz natürlich öffnen; die Milch des Mitgefühls fließt dabei geradewegs in das Herz der fremden Person. Sehen Sie, dass Ihre eigene Intention der Liebenden Güte auch einen anderen Menschen mit Liebender Güte erfüllen kann. Nehmen Sie wahr, wie es ist, dies für einen Fremden zu tun, und erinnern Sie sich daran, dass Sie selbst für fast alle Menschen auf der Welt ein Fremder sind.

Yoga-Körper

Übungsfolgen zum Öffnen des Herzens

Versuchen Sie, die folgenden Herzöffnungssequenzen langsam auszuführen, mit einem panoramischen Gewahrsein körperlicher und geistiger Prozesse. Sobald die toxische Spannung in Ihren

Muskeln losgelassen wird, vertieft sich Ihr Atem von ganz allein, was wiederum Ihr Nervensystem beruhigt. Dies trägt dazu bei, dass wir zuversichtlicher sind und uns für unsere Umgebung öffnen können, sei es eine laute Stadt, ein friedlicher Strand oder unser eigener angespannter Körper.

Vielleicht wollen Sie schneller vorangehen, drücken und ziehen oder gar nicht mehr in der Haltung bleiben, doch solange Sie nicht das Gefühl haben, es bestehe Verletzungsgefahr, sollten Sie während der gesamten von mir empfohlenen Dauer in der Haltung bleiben. Dadurch, dass Sie für eine bestimmte Zeit in den Asanas verharren, können Sie die Unbeständigkeit jeder Empfindung wahrnehmen.

Genau wie im Leben erkennen Sie vielleicht Ihre Neigung, weglaufen zu wollen, sei es dadurch, dass Sie abdriften, geistige Anmerkungen machen, die Position ändern oder zum Kühlschrank gehen. Kommen Sie wieder zum Atem zurück. Nehmen Sie wahr, dass Ihr Körper beides haben kann: bestimmte Körperstellen und Offenheit und Gewahrsein dem Raum gegenüber. Schauen Sie sich den Film Ihres Geistes an. Seien Sie unbesorgt.

Aufwärm-Vinyasa zur Herzöffnung

Dies ist die gleiche Übungsfolge wie im Sitzen, nur mit ein paar Änderungen in der Armhaltung, um Brust, Schultern und den oberen Rücken zu öffnen.

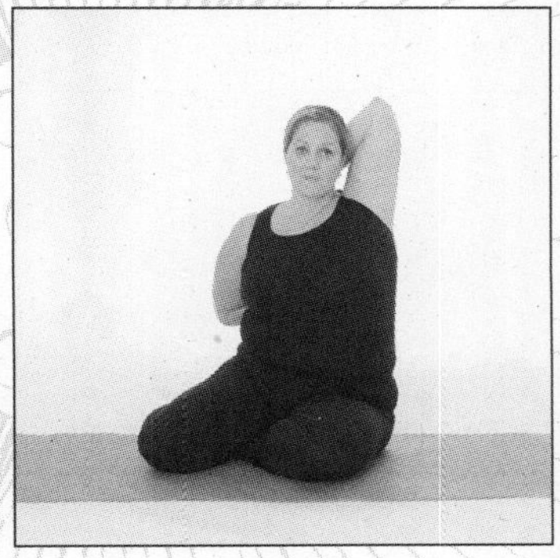

1. Bharadvajasana mit Gomukhasana-Armen • Bharadvajas Haltung mit Armen der Kuhmaulhaltung

Zu Beginn sind beide Arme von den Schultern ausgehend seitlich ausgestreckt. Drehen Sie den linken Arm nach außen, heben Sie ihn an, und winkeln Sie ihn hinter dem Kopf an. Drehen Sie den rechten Arm nach innen, beugen Sie ihn, und strecken Sie die Finger des rechten Arms denen des linken Arms nach oben entgegen. Wenn Sie

sie nicht erreichen, benutzen Sie einen Gurt. Wenn Sie sie erreichen, nehmen Sie bewusst wahr, welcher Art die Berührung ist. Halten Sie sich selbst so an der Hand, wie Sie es sich von jemand anderem wünschen würden.

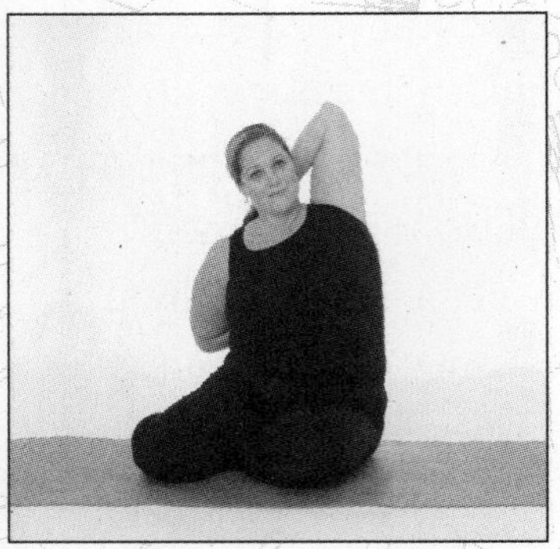

2. Bharadvajasana-Variation mit Seitbeuge

Atmen Sie aus, und beugen Sie sich nach rechts. Achten Sie darauf, dass die linke Hüfte die Verbindung zum Boden hält. Sitzen Sie auf einem Kissen, wenn es Ihnen hilft, die Hüften ins Gleichgewicht zu bringen. Nach einem oder zwei Atemzügen lassen Sie den unteren Arm frei und Richtung Boden sinken.

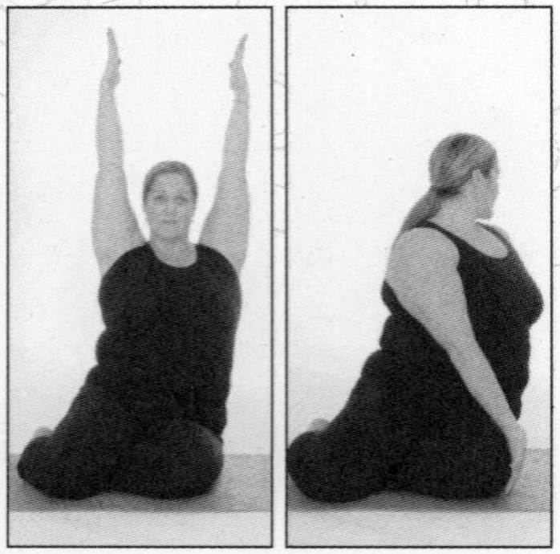

3. Bharadvajasana-Drehung

Richten Sie sich beim Einatmen auf, und strecken Sie beide Arme nach oben. Atmen Sie aus, und drehen Sie sich nach links.

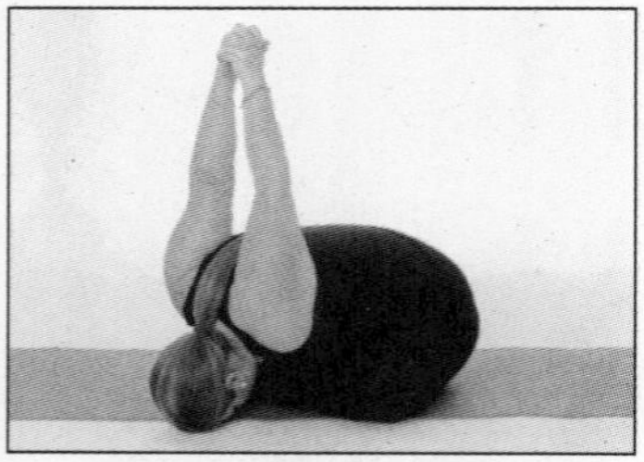

4. Hüftöffner/Vorbeuge

Drehen Sie sich beim Einatmen wieder zur Mitte, und verschränken Sie die Finger hinter dem Rücken. Atmen Sie aus, öffnen Sie ein Knie, und beugen Sie sich ganz nach vorn.

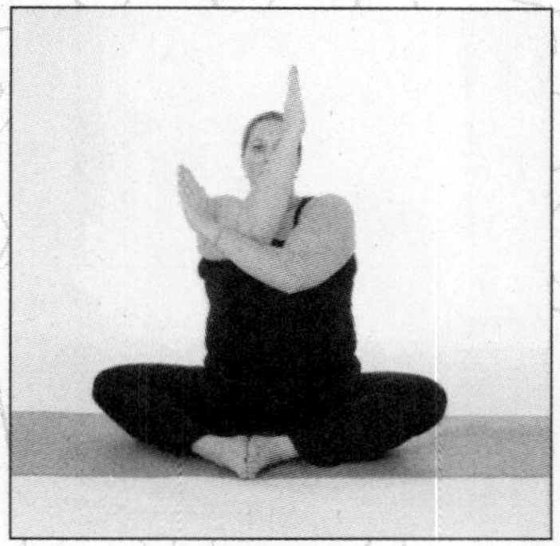

5. Baddhakonasana •
Geschlossene Winkelhaltung oder Schustersitz mit Garuda-Armen
Setzen Sie sich einatmend aufrecht hin, und schwingen Sie die Arme wieder nach vorn vor den Körper. Während Sie die Fußsohlen aneinanderbringen, legen Sie den rechten Ellenbogen auf den linken und schlingen die Handgelenke umeinander. Falls die Hände sich verdrehen, wenn Sie versuchen, die Handgelenke umeinanderzuschlingen, legen Sie die Handrückseiten aneinander; so erzeugen Sie nicht noch mehr Spannung in Fingern und Handgelenken. Atmen Sie hier aus. Spüren Sie den Atem zwischen den Schulterblättern? Beim Zurückbeugen wollen wir zwar die Kraft der Schulterblätter fest auf dem Rücken spüren, wollen jedoch auch zulassen, dass die Rückenmuskeln sich weiten, weg von der Wirbelsäule. Lockern Sie die Arme, und ändern Sie die Haltung, um mit der anderen Seite zu beginnen.

Machen Sie auf jeder Seite zwei bis vier Wiederholungen.

Herzöffnungssequenz für Anfänger

Beginnen Sie mit Surya Namaskar über den ersten nach unten blickenden Hund.

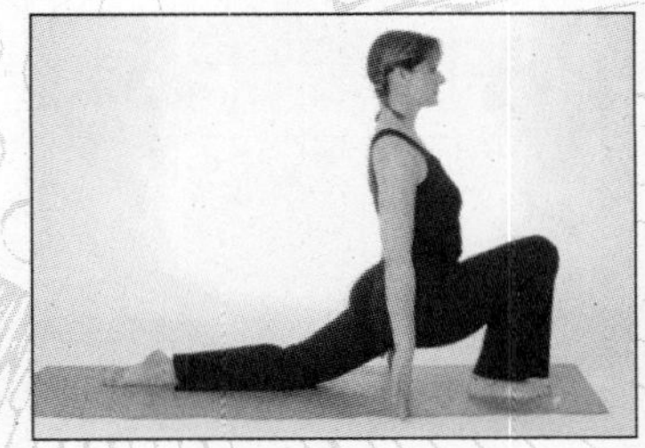

1. Ausfallschritt zur Öffnung des Großen Lendenmuskels (Psoas)
Der Psoas-Muskel ist ein sehr langer Muskel, der durch das Becken hindurch verläuft und zum einen den Unter- mit dem Oberkörper, zum anderen den Rücken mit der Körpervorderseite verbindet. Wenn er

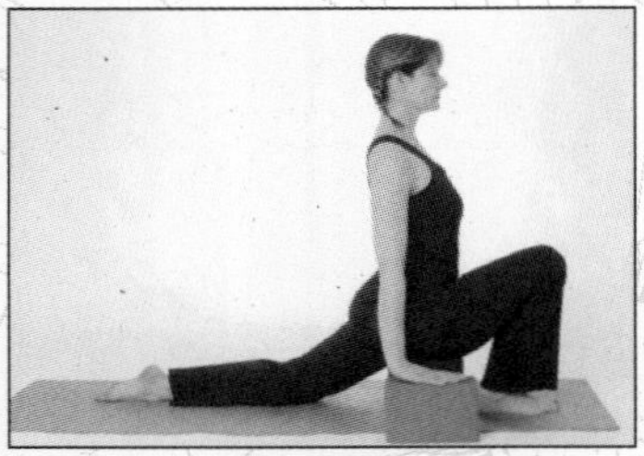

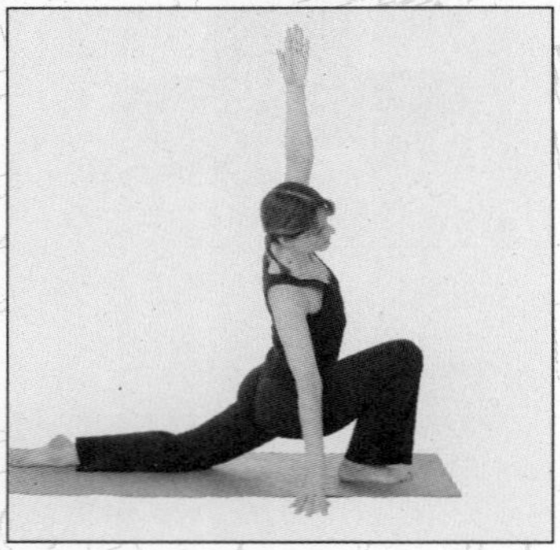

verspannt ist, kann er Probleme im unteren Rücken verursachen, das Atmen behindern und Rückbeugen sehr erschweren.

Bringen Sie das rechte Bein nach vorn zu einem Ausfallschritt. Senken Sie Ihr hinteres Knie auf den Boden, und lassen Sie das Kreuzbein nach vorne sinken. Das rechte Knie geht so weit wie möglich nach vorne, wobei die rechte Ferse immer im Boden verankert bleibt. Das gibt Ihnen eine gute Wadendehnung.

Bewegen Sie die Oberschenkelknochen aus dieser Position heraus in Richtung der hinteren Oberschenkelmuskeln, anders ausgedrückt: Das vordere Bein sollte sich in Richtung Boden bewegen, doch der hintere Oberschenkel bewegt sich währenddessen energisch nach oben und hinten, obwohl Ihr Knie auf dem Boden aufliegt.

Heben Sie die Hüftpunkte, und senken Sie das Steißbein, um das Schwanken des unteren Rückens zu minimieren.

Heben Sie den linken Arm hoch, während Sie einatmen. Atmen Sie aus, und beugen Sie sich nach rechts.

Sie können die rechte Hand auf einen Block aufsetzen oder auch mit den Fingerspitzen den Boden berühren. Richten Sie sich beim Einatmen wieder auf.

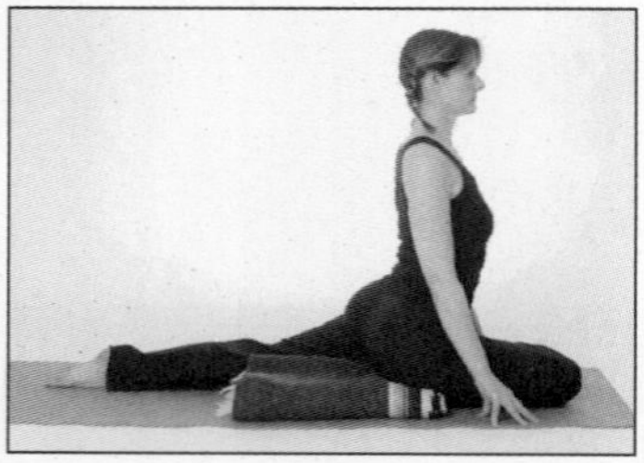

2. Eka Pada Raja Kapotasana • Taube

Legen Sie die Handflächen auf den Boden, und stellen Sie die Zehen des linken Fußes auf. Aktivieren Sie das hintere Bein stark genug, dass Sie die Hüfte anheben und das vordere Bein links in die Taubenhaltung verlagern können. Denken Sie daran, ein Polster zu benutzen, wenn eine Hüfte vom Boden abgehoben ist.

Wandern Sie mit den Händen nach vorn, und beugen Sie sich über Ihr Bein. Atmen Sie ein, und rollen Sie die Wirbelsäule wieder ab zum aufrechten Sitz. Wandern Sie mit den Händen zurück nach hinten, und kommen Sie wieder auf die Fingerspitzen. Das verlängert Ihre Arme,

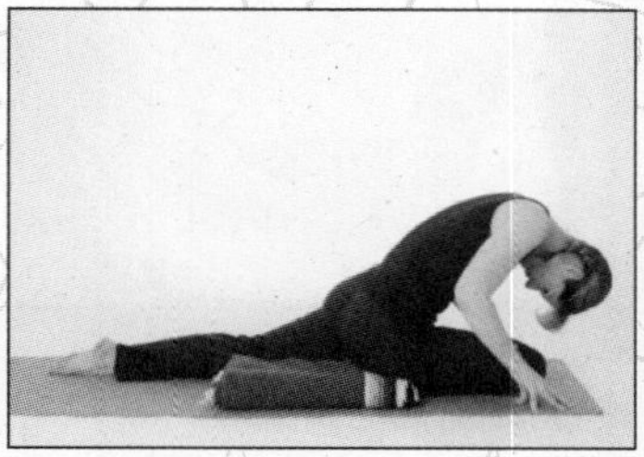

sodass Sie mehr Länge im Oberkörper erhalten. Können Sie, ohne die Hände zu Hilfe zu nehmen, den hinteren Fuß vom Boden heben, und sei es nur wenige Zentimeter?

Stellen Sie die Zehen des hinteren Beins auf, strecken Sie das Bein gerade aus. Drücken Sie die Handflächen nach unten, und treten Sie zurück in den nach unten blickenden Hund.

Wiederholen Sie Schritt 1 und 2 auf der anderen Seite, kommen Sie einatmend in die Bretthaltung und lassen Sie sich auf den Bauch sinken.

3. Salabasana • Heuschrecken-Mini-Vinyasa

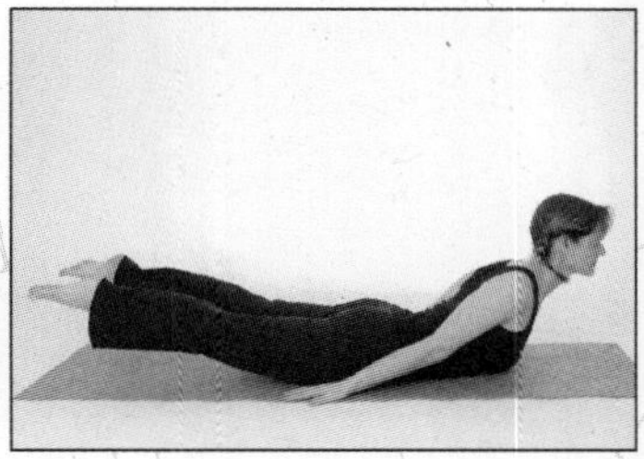

Legen Sie die Stirn auf den Boden; die Füße etwa so weit auseinander wie die Gesäßknochen.

Drücken Sie die Handflächen nach unten, und heben Sie nur die Schultern vom Boden ab, sodass Ihre Brust offen ist; als stünden Sie in Tadasana mit dem Gesicht zum Boden.

Atmen Sie ein, heben Sie Brust, Hals und Kopf an. Lassen Sie etwas Raum im Nacken.

Atmen Sie aus, heben Sie die Beine an. Leiten Sie diese Bewegung vom oberen Ansatz der vorderen Oberschenkel her ein, genau an der Bikini-Linie. Die Knie sind gerade, die Beine stark, die Füße gestreckt bis in die Fußspitzen, aber die Zehen weich.

Atmen Sie ein. Machen Sie sich über die Füße und den Scheitel lang.

Atmen Sie aus, und lassen Sie alles zurück auf den Boden sinken.

Wiederholen Sie diese Salabasana-Übungsfolge zwei- bis viermal.

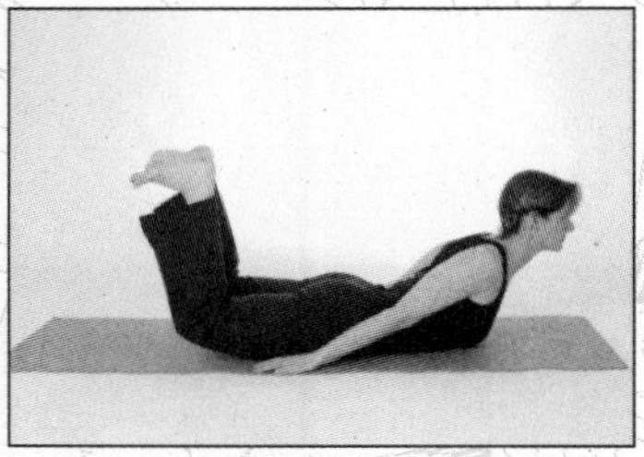

4. Dhanurasana-Vorbereitung •
Vorbereitung Bogen mit gebeugten Knien.

Beginnen Sie genauso wie in Salabasana, aber beugen Sie diesmal die Beine. Knicken Sie die Füße ab, und versuchen Sie, die Fußknöchel in einer Linie mit den Knien und diese wiederum in einer Linie mit den Gesäßknochen zu halten. Drücken Sie die Handflächen nach unten, und atmen Sie ein, während Sie den Oberkörper und die Oberschenkel anheben. Entwickeln Sie dabei das Gefühl, dass Sie mit den Füßen auf der Zimmerdecke stehen könnten. Lassen Sie sich beim Ausatmen wieder nach unten sinken. Drehen Sie den Kopf zur Seite, um sich auszuruhen. Zweimal wiederholen.

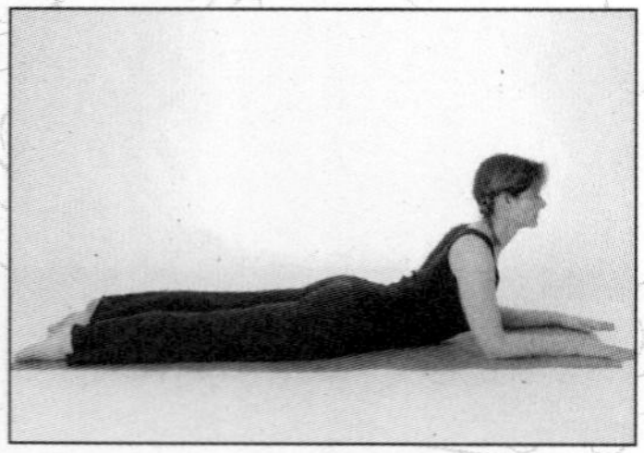

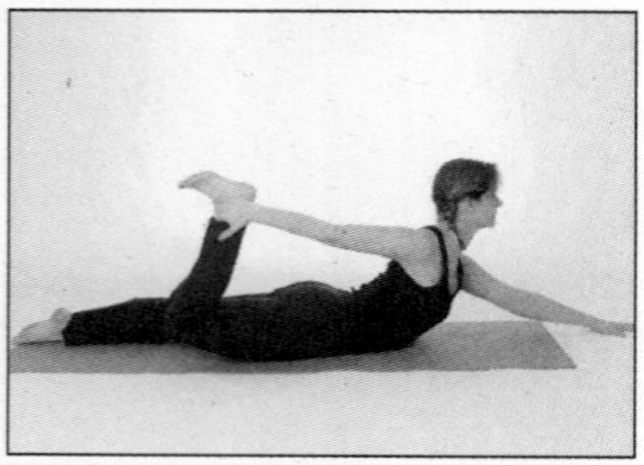

5. Ardha Dhanurasana • Halber Bogen

Machen Sie die Beine lang, und legen Sie die Unterarme auf den Boden, die Ellenbogen direkt unter den Schultern. Das ist die Sphinxhaltung. Beugen Sie das rechte Bein, und halten Sie mit der rechten Hand den Knöchel – nicht den Fuß – fest. Wenn Sie ihn nicht erreichen, verwenden Sie einen Gurt.

Drücken Sie die linke Hand nach unten, und strecken Sie den linken Arm gerade aus. Wenn das zu viel Rückbeugung ist, wandern Sie mit der linken Hand nach vorne. Halten Sie Ihr linkes Bein aktiv, drücken Sie es nach unten, und machen Sie es lang.

Atmen Sie aus, entspannen Sie sich und kommen Sie wieder nach unten. Versuchen Sie es mit der anderen Seite.

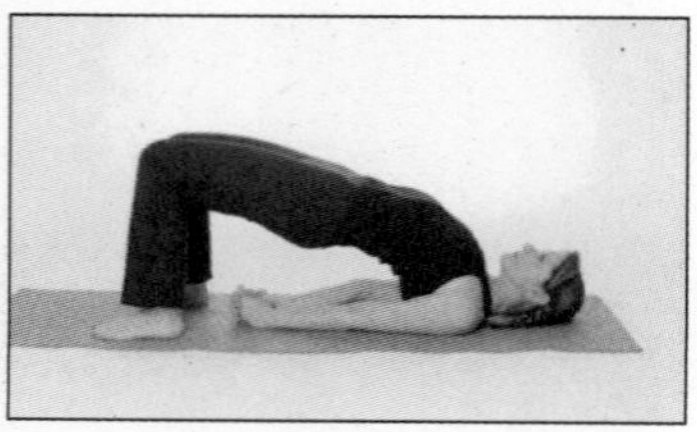

6. Ardha Urdhva Dhanurasana • Halbes Rad

Legen Sie sich auf den Rücken, die Fersen in einer Linie mit den Gesäßknochen. Drücken Sie die Fußsohlen und die Handflächen nach unten, während Sie den Körper anheben. Experimentieren Sie ein bisschen, heben Sie sich vom Nabel aus und nicht vom Steißbein aus; dadurch können Sie eine schöne Rückbeuge-Wölbung in Ihrer Wirbelsäule erzeugen. Sind Sie erst einmal oben, können Sie hin- und herschaukeln und dabei die Schultern unter sich rollen. Verschränken Sie die Finger hinter dem Rücken. Spüren Sie, wie die Schulterblätter unter Ihnen dazu beitragen, die Brust zu öffnen, ohne dass sie zu hart wird? Entspannen Sie Kehle und Kinn.

Lösen Sie in der Ausatmung die Hände wieder, und lassen Sie sich nach unten sinken; als Erstes berühren die Gesäßknochen den Boden. Wiederholen Sie das Ganze zweimal.

7. Variation Ardha Urdhva Dhanurasana •
Halbes Rad mit einem erhobenen Bein

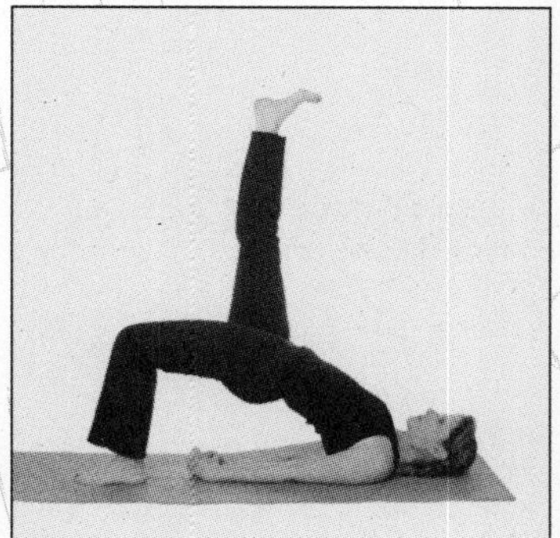

Heben Sie sich noch einmal in das halbe Rad. Bringen Sie diesmal beim Einatmen das rechte Knie bis zur Brust. Atmen Sie aus, und strecken Sie den rechten Fuß gerade zur Decke. Drücken Sie den linken Fuß ganz fest nach unten. Spüren Sie auch, wie Ihre Arme sich im Boden verankern. Setzen Sie den rechten Fuß wieder auf den Boden. Nun das andere Bein. Geben Sie die Arme unter sich wieder frei, lassen Sie sich nach unten sinken, und ruhen Sie sich aus.

8. Scheibenwischer

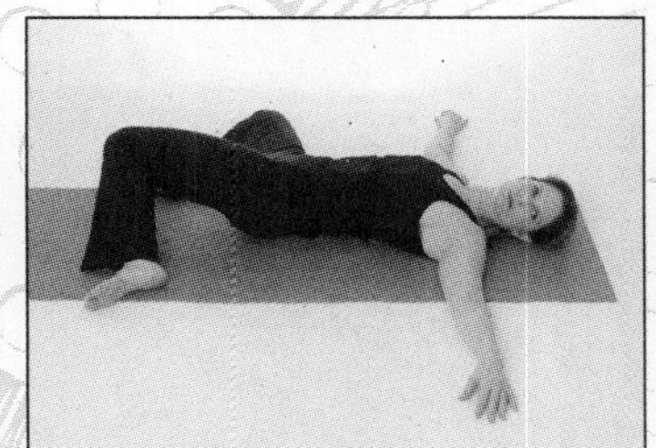

Stellen Sie die Füße mit gebeugten Knien so weit auseinander wie Ihre Matte. Lassen Sie die Knie nach rechts und links fallen, langsam hin und her wie Scheibenwischer auf der langsamsten Stufe. Das Gesicht kann sich in die den Knien jeweils entgegengesetzte Richtung bewegen.

Können Sie die Form Ihres Rückens, Kreuzbeins und Schädels spüren, wenn Sie hin- und herrollen?

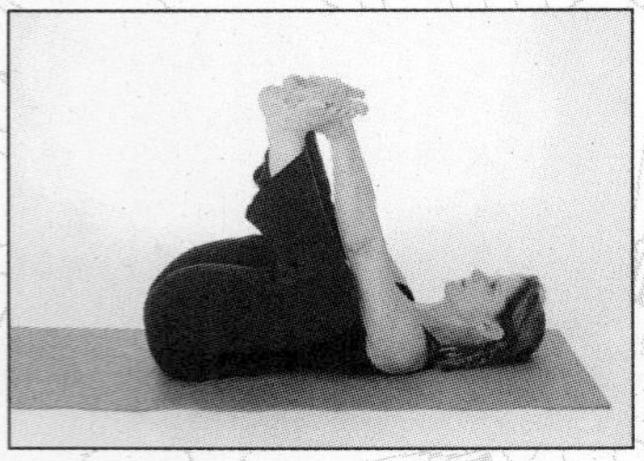

9. Asana „Käfer, der eines natürlichen Todes gestorben ist" • alias Ananda Balasana • Glückliches Kind

Bringen Sie die Knie zu den Achseln, und halten Sie Füße oder Beine dort fest, wo auch immer Sie sie ergreifen können, während die Wirbelsäule dabei dennoch lang bleibt. Sollte Ihr Gesäß sich vom Boden abheben, dann halten Sie eher die Innenseite der Oberschenkel als die Füße. Lenken Sie den Atem in die Breite Ihres Rückens.

Herzöffnungssequenz für Fortgeschrittene

Wenn Sie diese herausfordernden Stellungen und ausgefallenen Variationen durchlaufen, dann versuchen Sie, mit dem, was Sie fühlen, in Verbindung zu bleiben und nicht darauf aus zu sein, irgendwohin zu gelangen. Hier geht es nur um das Sichöffnen, und dafür muss man stark sein. Seien Sie neugierig und freundlich zu sich selbst, um zu üben, auch zu anderen so zu sein. Das ist die am weitesten fortgeschrittene Variante von allen.

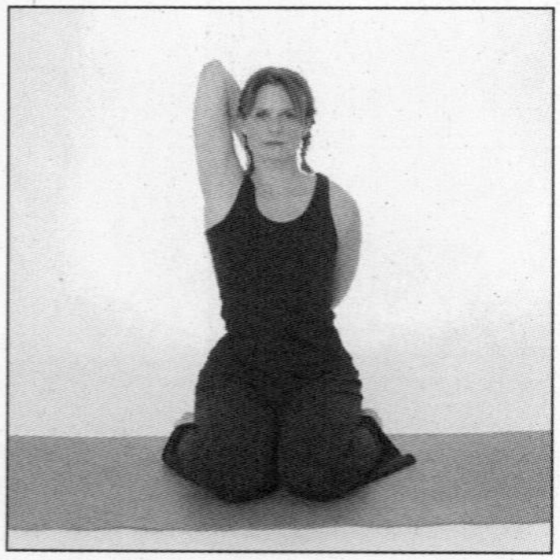

1. Virasana mit Gomukhasana und Garuda-Armen • Heldhaltung mit Kuhmaul und Adlerarmen

Sitzen Sie eine bis fünf Minuten oder länger in Virasana. Erkunden Sie in diesen beiden Arm-Varianten den Atem – über die Brust, den oberen Rücken, Schultern und Nacken. Lassen Sie die Zunge im Mund nach unten fallen und den Bereich zwischen den Augenbrauen weich werden. Beobachten Sie, wie Gedanken und Gefühle aufkommen und wieder vergehen, während Sie Ihre Sitzhaltung ruhig und konstant beibehalten.

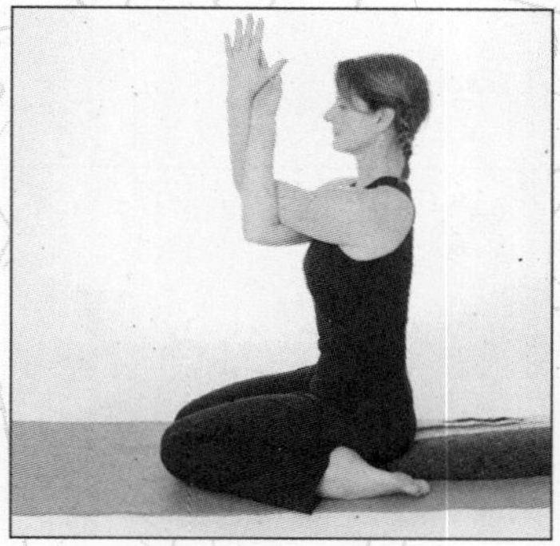

Wer ist der Held dieser Haltung? Wahrscheinlich sind Sie es, so wie wir auch ein Krieger sein können, wenn wir mutig und offenherzig und ausreichend geerdet sind, um mit allem, was auch immer gerade in dieser Haltung aufkommt, zu sitzen.

Achten Sie darauf, die Armhaltungen zu beiden Seiten hin auszuführen.

2. Supta Ardha Virasana • Halbe Liegender-Held-Stellung

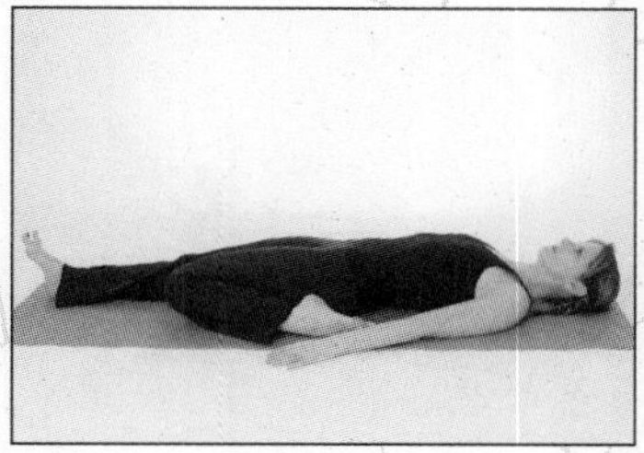

Verlagern Sie Ihr Gewicht nach links, und bringen Sie, während die rechte Ferse weiterhin eng an der rechten Gesäßhälfte liegt, das Bein herum und strecken es gerade aus. Lassen Sie sich langsam sinken, zuerst auf die Ellenbogen, dann ganz auf den Rücken. Sie können natürlich, wie in Supta Virasana, Decken unter Ihren Rücken legen, damit es Ihnen leichter fällt, in dieser Haltung auszuharren.

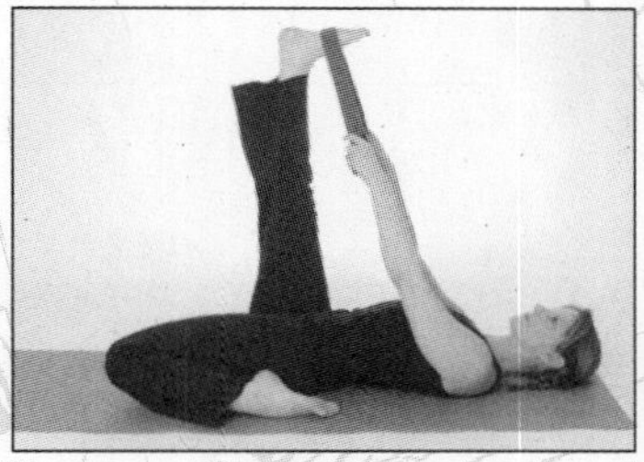

Das rechte Bein kann gestreckt bleiben; allerdings kommen manche besser zurecht, wenn sie es zunächst beugen und den Fuß auf den Boden stellen. Möglicherweise finden Sie die gesamte Folge sehr intensiv. Sehen Sie es als langfristiges Vorhaben, und geben Sie sich selbst viel Zeit für das Asana – sogar Jahrzehnte.

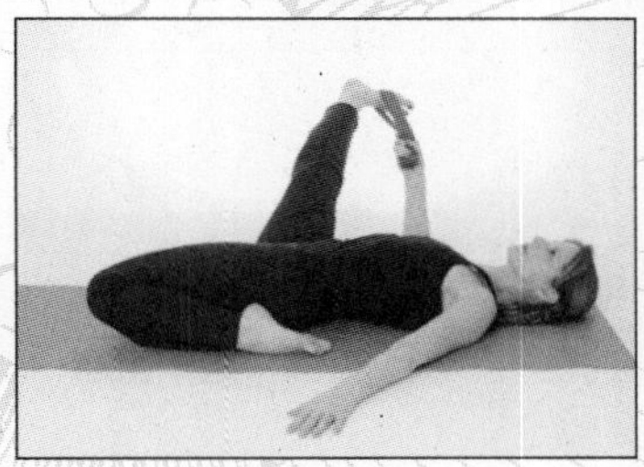

Wenn Sie das rechte Bein nach oben und dann seitlich ausstrecken, können Sie sich einen Gurt um den Fuß legen. Während Sie das rechte Bein zur Seite nehmen, können Sie einen Block unter den Oberschenkel oder die Wade legen, sodass Sie imstande sind, einige Atemzüge lang in dieser Position zu bleiben, während Sie Ihr Becken ausbalanciert halten.

Atmen Sie ein, und heben Sie das Bein wieder hoch. Beugen Sie das rechte Knie, und stellen Sie den Fuß auf den Boden. Setzen Sie sich langsam auf zur halben Virasanahaltung.

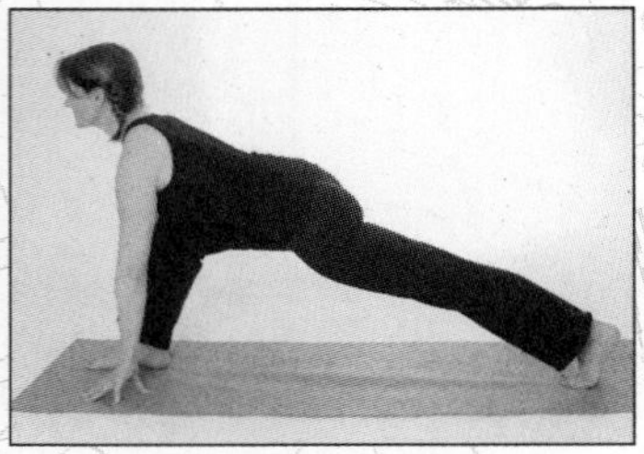

3. Ausfallschritt

Verlagern Sie das Gewicht nach vorne auf die Hände, und treten Sie mit dem linken Bein, das so lange gebeugt war, langsam gerade zurück in einen langen Ausfallschritt. Bleiben Sie einige Atemzüge lang in dieser Position, und lassen Sie das Blut frei durch Ihr linkes Bein fließen.

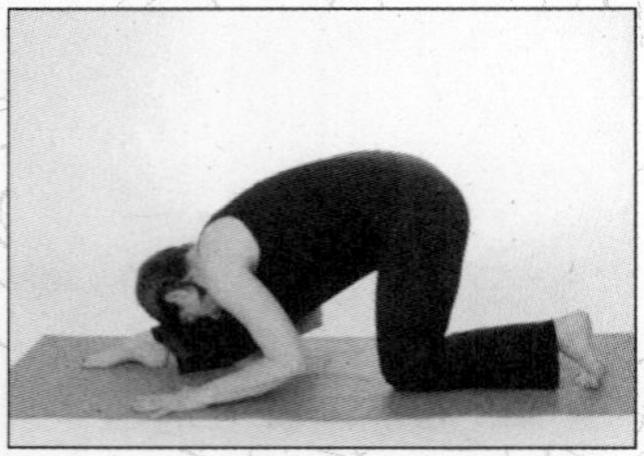

4. Vorbeuge

Schieben Sie die Hüfte nach hinten, und beugen Sie sich über das vordere Bein ganz nach vorn, als wären Sie im Paschimottanasana.

Nach mehreren Atemzügen richten Sie sich einatmend auf.

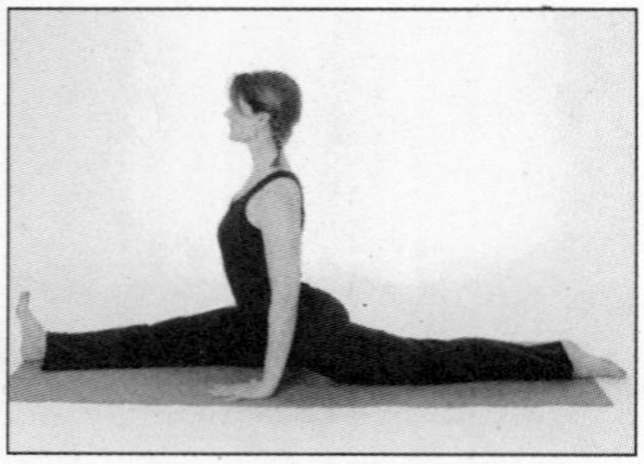

5. Hanumanasana • Spagathaltungen

Zuerst sind die Zehen des hinteren Fußes aufgestellt, sodass Sie das Bein wirklich gerade und parallel halten können und es sich direkt nach hinten bewegen und aktiv durch die vier Ecken des Fußes strecken kann. Setzen Sie unter jede Hand einen Block. Dies hilft Ihnen, den Tadasana-Bezugspunkt selbst dann beizubehalten, wenn die Hüfte über dem Boden schwebt.

Diese Haltung ist nach einem Affenkönig benannt, der dafür bekannt war, dass er herumsprang und lachte.

Können Sie die Mundwinkel hier ein bisschen heben? Arbeiten Sie nicht zuuuu verbissen – denken Sie daran: Es ist nur Yoga.

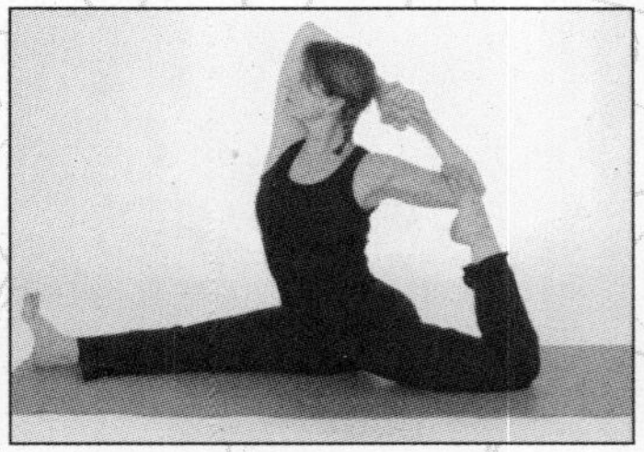

6. Hanumanasana • Spagat mit Beinvariationen

Wenn Ihre Hüfte im Boden verankert und Ihre Wirbelsäule angehoben ist, können Sie versuchen, den hinteren Fuß nach oben anzuheben und ihn festzuhalten. Sie können ihn wahlweise in der Ellenbogenbeuge oder mit beiden Händen festhalten.

Lassen Sie Ihr Bein los, und legen Sie die Handflächen auf beide Seiten Ihres vorderen Fußes ab. Nutzen Sie die Einatmung als Unterstützung, um die Hüften so hoch anzuheben, dass Sie das vordere Bein gerade nach hinten gleiten lassen können in den nach unten blickenden Hund.

Treten Sie mit den Füßen auf der Stelle, als würden Sie Rad fahren, und springen Sie anschließend nach vorne. Landen Sie leicht auf Ihren Schienbeinen. Bringen Sie die Beine in die halbe Virasanahaltung wie auf der anderen Seite, und wiederholen Sie diese Übungssequenz von diesem Punkt an bis hierhin (2–6).

7. Arm-Vorbereitungen für Eka Pada Raja Kapotasana • Königstaube

Bringen Sie aus dem nach unten blickenden Hund heraus das rechte Knie an die Brust, drehen Sie den rechten Oberschenkel nach außen, und setzen Sie sich in der Taubenhaltung hin. Strecken Sie beide Arme über dem Kopf aus, und drehen Sie sie nach außen, sodass die Handflächen nach hinten weisen. Dies ist eine gute Stelle, um etwas zu verweilen und zu arbeiten. Wenn Sie weitergehen wollen, beugen Sie die Ellenbogen, und laufen Sie mit den Fingerspitzen die Schulterblätter herunter. Behalten Sie dabei eine Hebung in den hinteren Rippen und Weichheit in den vorderen Rippen.

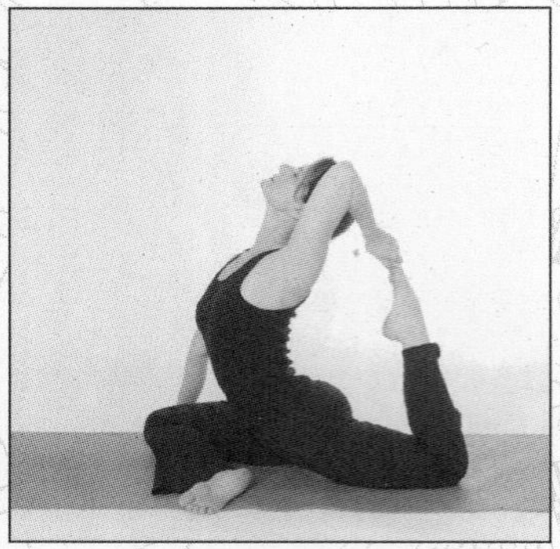

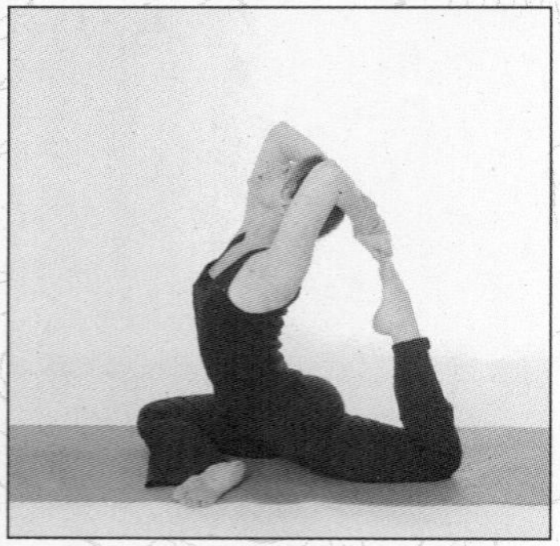

8. Eka Pada Raja Kapotasana • Königstaube

Legen Sie die Handflächen auf dem Boden ab, und beugen Sie das linke Knie. Halten Sie es mit der linken Hand fest. Sie können die Fußaußenseite mit der ganz nach außen gedrehten linken Hand greifen. Bringen Sie die Hand und den Fuß nah an die Schulter, führen Sie dann den linken Ellenbogen nach unten, nach vorne und nach oben. Nun sind Sie schon auf halbem Wege zur Königstaube.

Heben Sie den rechten Arm neben dem Ohr hoch, und strecken Sie ihn nach hinten, um den linken Fuß zu finden. Vielleicht finden Sie das linke Handgelenk. Sie können es festhalten und dann schließlich mit der Hand zum Fuß wandern. Sie können dies auch üben, indem Sie einen Gurt um den linken Fuß schlingen und den Gurt mit beiden Händen über dem Kopf halten.

Stellen Sie sich vor, Ihr Rücken sei ganz breit, und bringen Sie den Atem dorthin. Spüren Sie den Kreis, den Sie mit Ihrem Körper bilden. Versuchen Sie, Gewahrsein und Anstrengung in all Ihren Körperteilen gleichmäßig zu entwickeln.

Lösen Sie die Haltung sanft auf, und gehen Sie in den nach unten blickenden Hund. Treten Sie mit den Füßen wie beim Radfahren, und versuchen Sie es dann mit der anderen Seite.

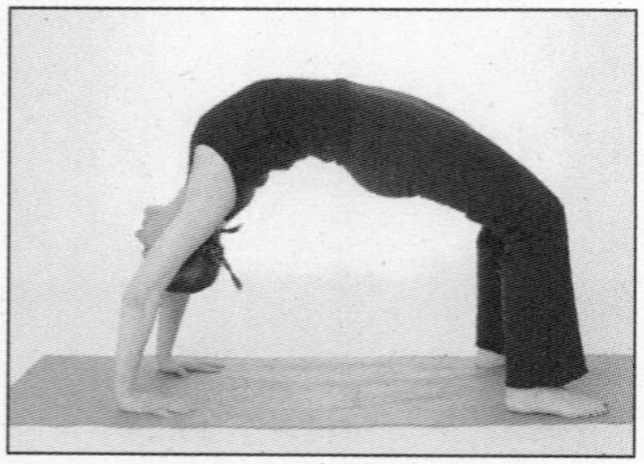

9. Urdhva Dhanurasana • Rad

Lassen Sie sich aus dem nach unten blickenden Hund auf den Bauch sinken, und drehen Sie sich um. Bereiten Sie Ihre Ausrichtung auf die Radhaltung vor. Drücken Sie sich beim Einatmen ab von der Erde, um sich zu heben. Können Sie dies zu einer Sinnesöffnung werden lassen, als würden Sie sich morgens das erste Mal richtig strecken und gähnen? Spüren Sie, wie die Kraft Ihrer Arme und Beine es ermöglicht, dass die Brust sich öffnet. Wie fühlt es sich an, so verwundbar zu sein? Befreiend, beängstigend, ein bisschen von beidem?

Machen Sie bis zu zehn Räder. Achten Sie dabei darauf, dass Ellenbogen und Knie durchgehend voneinander wegweisen. Lassen Sie den Kopf locker sinken, wenn Sie sich anheben, und behalten Sie Länge und Lockerheit in der Haltung. Sie können das Rad dreimal hintereinander ausführen und zwischendurch jedes Mal eine Pause einlegen. Versuchen Sie dann, das vierte, fünfte und sechste Mal jeweils mit einem Atemzug auszuführen, das heißt, beim Einatmen hochkommen und sich beim Ausatmen wieder sinken lassen und dann sofort wieder einatmend hoch und ausatmend herunter und noch einmal beim Einatmen hoch und beim Ausatmen herunter – beinahe so, als machten Sie in der Radhaltung Liegestütze. Dies wird Ihnen helfen, Kraft und Mumm in den Knochen zu entwickeln. Ruhen Sie sich aus.

Hier noch einige andere Rad-Experimente, die Spaß machen: Versuchen Sie, eines der Räder eine ganze Minute lang beizubehalten, ohne zu verhärten oder wie ein Bulldozer durch die Erfahrung zu gehen. Versuchen Sie, nur ein Rad drei Minuten lang beizubehalten. Versuchen Sie, ein Rad nur im Geist zu machen, aber visualisieren Sie es wirklich vollständig, mit korrekter Atmung und Ausrichtung. Führen Sie es dann körperlich aus, und sehen Sie, ob Sie aus Ihrem geistigen Rad etwas gelernt haben.

10. Eka Pada Urdhva Dhanurasana • Rad mit einem gehobenen Bein

Strecken Sie im Rad ein Bein gerade hoch zur Decke. Dann die andere Seite. Kommen Sie nach unten, und ruhen Sie sich aus.

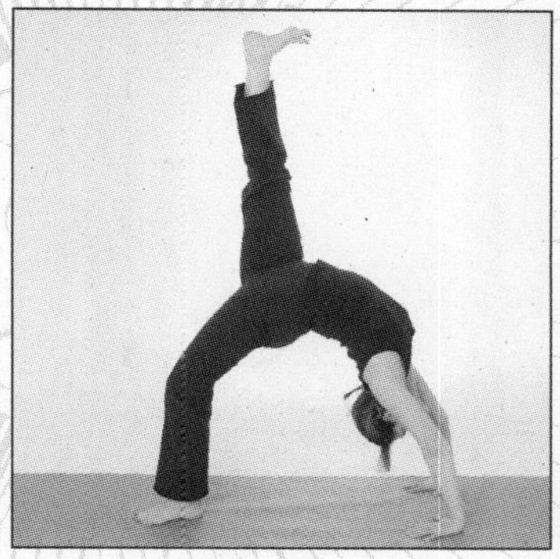

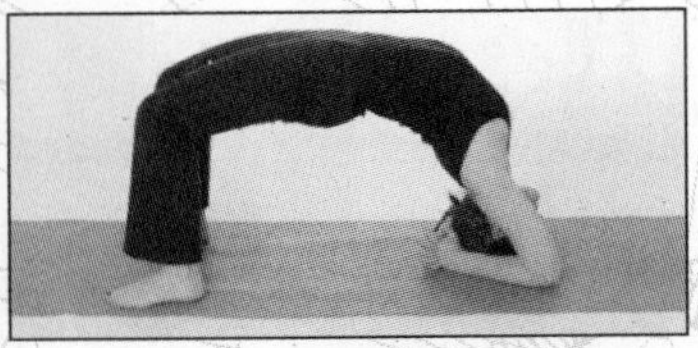
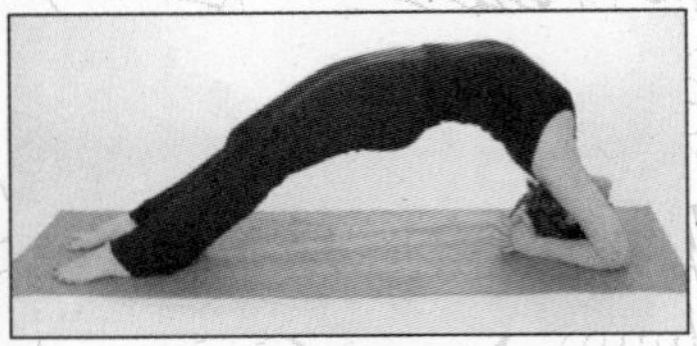
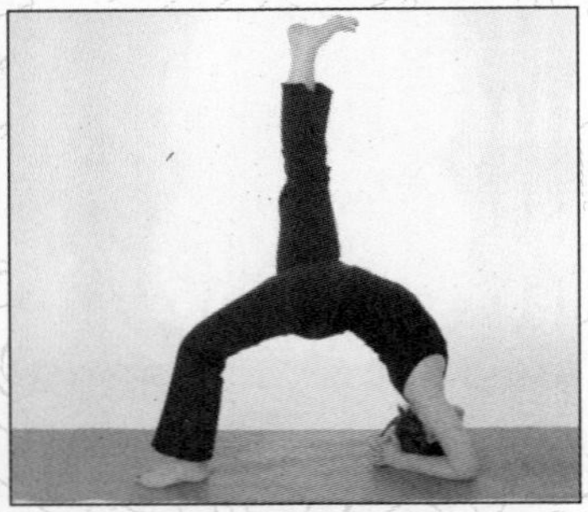

11. Dvi Pada Viparita Dandasana •
Zweibeinige umgekehrte Stockhaltung

Richten Sie sich beim Einatmen aus der Radhaltung bis zum oberen Scheitel auf. Verschränken Sie die Finger um den Hinterkopf, wie bei einem Kopfstand. Laufen Sie allmählich mit den Füßen weiter nach vorn. Stemmen Sie die vier Eckpunkte Ihrer Füße in den Boden, um die Brust zu öffnen, und hindern Sie die Beine daran, nach außen wegzusacken. Drücken Sie die Unterarme nach unten. Sie können diese Übung auch durchführen, ohne die Beine auszustrecken.

Probieren Sie ruhig auch die Variation mit einem nach oben gestreckten Bein. Lösen Sie sich aus der Haltung, indem Sie mit den Füßen wieder zurückwandern, die Hände neben die Schultern legen und sich wieder auf den Scheitel heben. Bringen Sie dann Ihr Kinn zur Brust und lassen Sie sich auf Ihre Schultern sinken.

Beenden Sie die Sequenz mit den folgenden Ausgleichshaltungen:

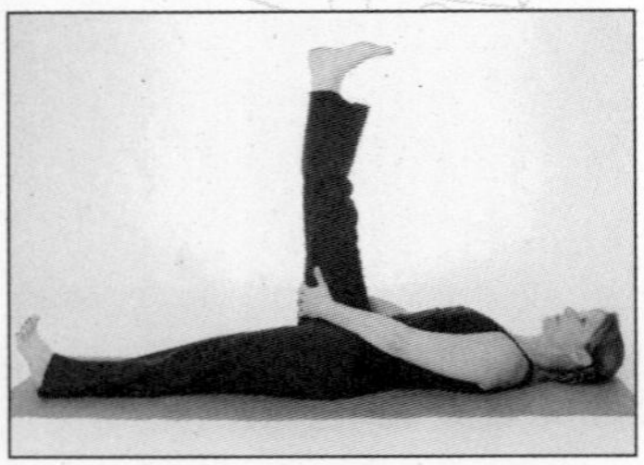

12. Supta Padangusthasana

Heben Sie Ihr rechtes Bein und halten Sie sich an der Rückseite des rechten Oberschenkels fest, während Sie im Oberkörper in die Länge kommen. Pressen Sie die Rückseite des linken Oberschenkels gleichzeitig in den Boden. Finden Sie auch in dieser Haltung die Tadasana-Ausrichtung. Wechseln Sie das Bein. Wiederholen Sie die Übung auf der anderen Seite.

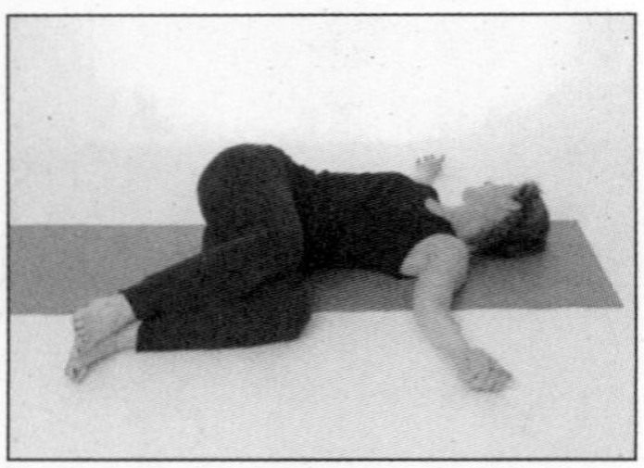

13. Jathara Parivartanasana mit gebeugten Knien

Bringen Sie in einer Ausatmung Ihre Beine mit gebeugten Knien zur Brust. Atmen Sie ein, und legen Sie beim nächsten Ausatmen die Beine auf der linken Seite ab, der Kopf dreht dabei nach rechts. Bleiben Sie in dieser Position für ein paar Atemzüge. In einer Ausatmung bringen Sie Beine und Kopf wieder zur Mitte. Atmen Sie ein und legen Sie in der nächsten Ausatmung Beine und Kopf zur anderen Seite hin ab.

Zehn

Die Welt steht kopf

Umkehrhaltungen

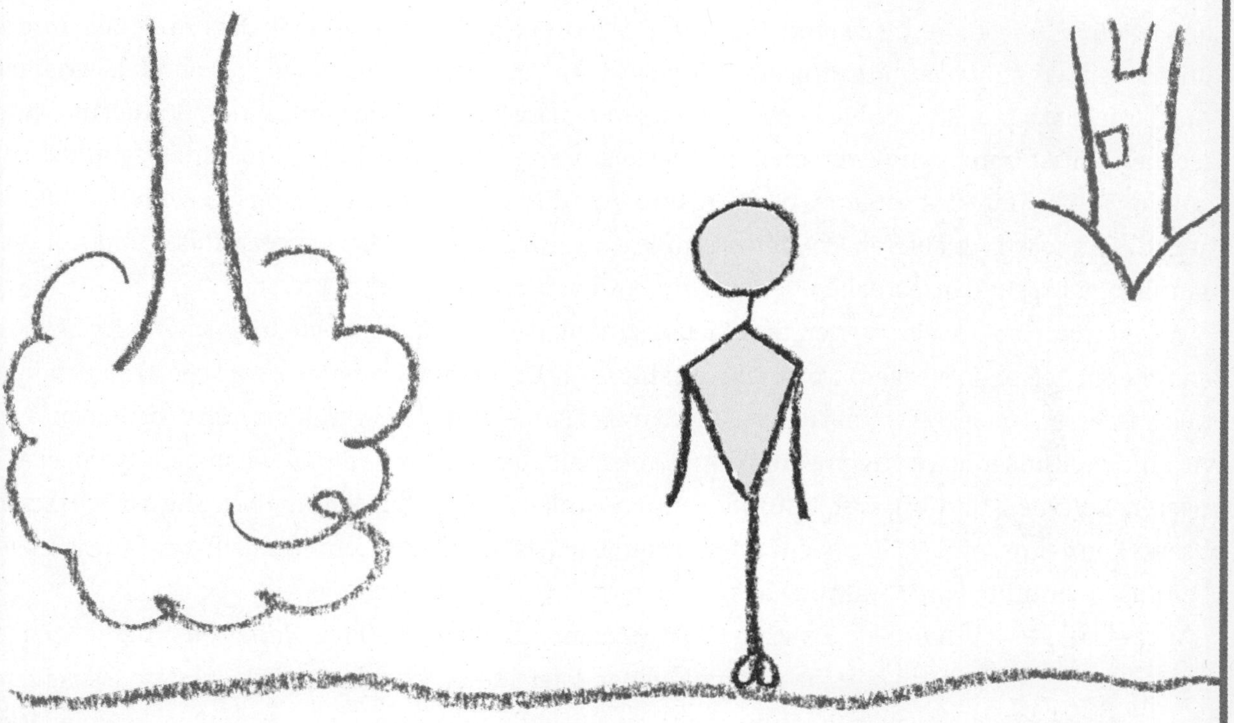

Buddha-Geist

Frei von geistiger Starrheit

Umkehrhaltungen sind die Geheimwaffe des Yoga. Wie viele Menschen kennen Sie – außer Turnern –, die in ihrer Körperstellung regelmäßig das Unterste zuoberst kehren? Selbst Turner, die auf den Händen stehen und laufen, drehen sich normalerweise nach wenigen Augenblicken wieder um und fahren mit ihrer Übung fort. Nicht so Yogis! Wir gehen hoch und bleiben dort. Ein fortgeschrittener Yogi könnte sogar über dreißig Minuten lang in einem Kopf- oder Schulterstand bleiben und das Ganze als angenehme, heiter-gelassene und erholsame Erfahrung einordnen.

Ein Teil der Wirksamkeit der Umkehrhaltungen rührt daher, dass untere und obere Teile unseres Energiekörpers wieder ins Gleichgewicht kommen. In der Yoga-Anatomie enthält der untere Teil unseres Körpers den Apana Vayu und der obere Teil den Prana Vayu. Der Apana Vayu oder abwärtsgerichtete Wind bezieht sich auf den weiblichen Aspekt unseres energetischen Seins und wird mit Erde und Natur assoziiert. Er ist unter dem Zwerchfell angesiedelt, bewegt sich in Richtung Erde und beeinflusst die Funktionen der Unterleibsorgane, wie Verdauung und Fortpflanzung. Er ist das Gegenteil des Prana Vayu, der aufwärtsgerichteten Windenergie, die Atmung und Herzfrequenz beeinflusst und mit dem männlichen Aspekt konzeptuellen Denkens und mit dem Himmel verknüpft ist.

Weil wir normalerweise stehen oder sitzen, zirkuliert unser Apana Vayu langsamer oder bleibt in den unteren Regionen stecken, wo er schwerfällig wird. Und weil wir uns zu wenig sportlich betätigen und stattdessen zu viel reden und denken, wird unser Prana Vayu überstimuliert und überbeansprucht. Wir sind von unseren geistigen Fähigkeiten abhängig, um unsere Welt zu verstehen, weniger von unseren Gefühlen und unserer Intuition. Durch Umkehrhaltungen können wir die Vorherrschaft unseres konzeptuellen Geistes über unseren intuitiven Geist und die unserer festgefügten Überlegungen über unsere unmittelbare Erfahrung ausgleichen.

Yoga-Asana-Praxis eröffnet uns viele Gelegenheiten, unsere körperliche Verfassung in die Balance zu bringen – rechts und links, vorne und hinten. Der tiefere Effekt jedoch, nämlich dass wir festgefügtes Denken loslassen, die Welt aus einem anderen Blickwinkel sehen, dass wir ruhig in einer Welt verweilen, die kopfsteht und in der das Unterste zuoberst ist: das dürfte die tiefgehendste positive Auswirkung des Yoga sein. Trungpa Rinpoche bezeichnete dies als „plötzlich frei sein von festgefügtem Denken". Unsere Vorstellungen und Meinungen, ob sie nun Schönheit, Politik oder Gesundheit betreffen, sind nichts Beständiges. Als würden wir aus dem Zentrum eines Kreises hinausblicken, ist unsere Perspektive nicht festgefügt. Es ist lediglich ein Standpunkt. Oben ist nicht immer oben. Unten ist nicht immer unten. Wenn wir unser visuelles Feld, unsere Basis der körperlichen Stütze, umkehren – ganz zu schweigen von unserer Vorstellung dessen, was geistig und körperlich gesund ist und was Spaß macht –, dann ist das ein mutiger Schritt voran in Richtung auf unsere Bereitschaft, einfach mit der Energie zu tanzen, ohne die Dinge mit Etiketten zu versehen oder an vorgefassten Ansichten festzuhalten.

Der Buddhismus drückt diese Vorstellung in einer Lehre des sogenannten Herz-Sutra aus, die mit dem Satz beginnt: „Form ist Leerheit, Leerheit ist Form." In *An Introduction to the Buddha and His Teachings* kommentiert das Nalanda-Übersetzerkomitee: „Form ist Leerheit bedeutet, dass alle Erscheinungsformen – Bäume, Stifte, Rufe, Stimmungen etc. – so, wie sie wirklich sind, leer von all den Konzepten sind, mit denen wir sie erfassen und in unsere Welt einpassen, leer von allem, was wir auf sie projizieren."

Das bedeutet, wir können lernen, uns auf Dinge so, wie sie sind, zu beziehen – nicht darauf, wie wir sie gerne hätten oder wie sie waren, sondern wie sie genau jetzt sind … und jetzt … und jetzt, denn sie wandeln sich fortwährend weiter. Wenn wir uns auf eine einzige Art, wie die Dinge sind, versteifen, dann stecken wir wahrhaftig fest. Denn sobald sich unsere Welt dann drastisch ändert – was unweigerlich geschehen wird, zum Beispiel durch den Tod eines Angehörigen, einen Arbeitsplatzwechsel oder sogar dadurch, dass man sich verliebt –, dann stellen wir fest, dass es uns wirklich aus der Bahn wirft, weil wir uns nur auf eine einzige Art und Daseinsweise unserer Welt eingestellt haben, und diese Art und Weise ist dann verschwunden. Eine umgekehrte Körperhaltung ist eine Übung, die uns darauf vorbereitet. Sie ermöglicht uns eine neue Perspektive. Wenn man mit Geistesruhe in dieser Umgebung zu bleiben vermag, ist damit der Grundstein gelegt für die Fähigkeit, zentriert zu bleiben, wenn es in unserer Welt drunter und drüber geht.

Furcht überwinden

Eines der häufigsten geistigen Hindernisse für das Durchführen von Umkehrhaltungen ist Angst. Manche fürchten, ihre Arme könnten sie nicht halten. Andere haben Angst vor neuen Empfindungen, wie zum Beispiel die Füße vom Boden abzuheben. Einige haben einfach Angst zu versagen. Es ist die Mühe wert, sich die Zeit zu nehmen, Ihre Angst anzuschauen und zu bestimmen, wie viel davon der Gewohnheit zuzurechnen ist.

Vor einigen Jahren wurde ich von einigen meiner Schüler zum Tauchen eingeladen. Sie beharrten so nachdrücklich darauf, mir die schöne Unterwasserwelt zeigen zu wollen, dass ich ihnen meine Angst vor dem Schwimmen im offenen Meer gestehen musste. Glücklicherweise war eine Frau in der Gruppe Psychotherapeutin und hatte Erfahrung darin, Menschen beim Überwinden ihrer Ängste zu helfen. Sie bot mir an, sich mit mir am folgenden Nachmittag zu treffen.

Ich war gleichzeitig skeptisch und voller Hoffnung. Viele haben schon versucht, mir beizubringen, in Wellen zu schwimmen, und mir die Angst auszureden, die mich erfasst, sobald ich eine Welle auf mich zukommen sehe. Manchmal kann ich diese Angst ein bisschen überwinden, doch gewöhnlich dauert es einen ganzen Sommer, und im folgenden Sommer bin ich aufs Neue völlig gelähmt.

Die Diagnose meines Mannes war, etwas müsse mich als Kind traumatisiert haben, doch ich entgegnete ihm: „Nein, ich war schon immer so.“ Als er meine Mutter traf, fragte er sie danach, und sie erklärte sofort: „O ja, Cyndi wäre mit zwölf Jahren einmal beinahe ertrunken! Es waren hohe Wellen, und sie haben sie hin- und her geworfen, sodass sie gegen einige Felsen geprallt ist – sie hatte ziemlich große Angst. Seitdem ist sie nur noch im Pool geschwommen.“ Als meine Mutter uns das erzählte, kam mir der Vorfall wieder deutlich in Erinnerung; bis dahin war er jedoch offenbar nur eine unbewusste, aber machtvolle Erinnerung auf der Zellebene.

Die Therapeutin forderte mich auf, mir den Tag ins Gedächtnis zu rufen, und fragte mich dann, ob ich mich noch an weitere Probleme mit Wasser erinnern könne. Zu meiner Überraschung kamen mehrere traumatische Erinnerungen im Zusammenhang mit Wasser an die Oberfläche, zumeist Begebenheiten aus meiner Kindheit. Bis zu jenem Moment existierten all diese Erinnerungen als feste Mauer der Furcht, die mich davon abhielt, im Meer oder selbst in einem strömenden Fluss zu schwimmen, ohne dass ich wusste, warum.

Als ich fortfuhr, diese Erfahrungen wieder abzurufen und sie laut auszusprechen, erkannte ich, dass die Angstreaktionen, die ich damals hatte, ganz natürlich waren für ein junges Mädchen, das auch noch körperlich besonders klein war, doch jetzt war ich erwachsen und kein ängstlicher Mensch mehr. Ich habe Zutrauen zu meiner körperlichen Stärke, zu der mir innewohnenden Intelligenz und zu meiner Fähigkeit, sichere Entscheidungen zu treffen. Plötzlich war es offensichtlich, dass ich auf

Wasser nicht mehr so reagieren musste wie mit zwölf Jahren. Ich würde ja auch keine furchtsamen Entscheidung in Bezug auf etwas anderes treffen, – ebenso wenig, wie ich in anderen Dingen ängstliche Entscheidungen, die auf meinem geistigen Entwicklungsstand im Alter von zwölf Jahren beruhen, treffen würde.

Was für eine Befreiung! Und es funktionierte. Am nächsten Tag machte ich einen Segelausflug, natürlich mit einer Rettungsweste bekleidet, sprang mitten in die tiefblaue See hinein und schwamm mit meinen Freunden herum. Es machte Spaß und war nur ein kleines bisschen furchteinflößend. Dies war eine tiefgehende Erfahrung für mich, und ich lernte daraus zwei Dinge, die in jeder Hinsicht hilfreich waren: 1. Der Geist ist ein starkes Hindernis; 2. Ich brauche mich nicht vor der Angst zu fürchten.

Als eine meiner Freundinnen anfangs bei mir Yoga erlernte, sagte sie mir, sie könne nur voller Bewunderung und Erstaunen zusehen, wenn ich mich „wie ein Schmetterling in einen Kopfstand" aufschwang. „Ich kann mir nicht vorstellen, jemals auf dem Kopf zu stehen", fügte sie hinzu.

Da sie kräftig war und eine gute Koordination und Ausrichtung hatte, erkannte ich, dass ein Mangel an Vorstellungskraft ihr größter Hemmschuh war. Den Körper ganz und gar im Raum umzukehren übersteigt bei weitem die wildesten Träume vieler Menschen. Es kommt für die meisten nicht infrage, denn sie halten es ohnehin nicht für sinnvoll und gut, die Beziehung zur Schwerkraft umzukehren; und noch weniger entspricht es Ihrer Vorstellung von Spaß – sie halten es ganz einfach für verrückt.

Warum ist es nur gut, auf den Füßen zu stehen? Warum können wir nicht auf unseren Händen stehen und die Arme wie Beine benutzen? Warum immer nur auf dem Boden stehen? Wenn wir unseren Körper und unsere Beziehung zur Schwerkraft komplett umdrehen, dann ist das eine Bedrohung für die Grundlage dieser Vorstellungen. Können wir aber in Umkehrhaltungen ruhig und mit Neugier verweilen, dann erweitern wir allmählich die Vorstellung von dem was real, festgelegt und solide ist.

Ein Schüler machte zum ersten Mal einen Kopfstand, und es machte ihm Spaß. „Wow, es sieht aus, als würde alles an der Decke kleben!" Yoga-Übende erweitern auch fortwährend ihre Vorstellung von dem, was Spaß macht! Viele Menschen meinen, sie hätten keine Phantasie. Wir alle sind jedoch mutiger und kreativer, als wir denken. Wie viele Dinge können Sie heute, obwohl Sie angenommen hatten, dazu seien Sie niemals in der Lage oder wollten es noch nicht einmal? Heiraten, sich beruflich selbstständig machen, Kinder haben, einen Marathon laufen, einen Angehörigen pflegen, der im

Sterben liegt, ein perfektes Soufflé backen, Yoga praktizieren. Im Alter von zwölf Monaten konnten Sie nicht laufen, haben es aber unablässig versucht. Sie sahen, wie andere Menschen es taten, und probierten es einfach aus. Obwohl Sie häufig hinfielen, ließen Sie sich nicht unterkriegen, und jetzt tun Sie es, ohne einen zweiten Gedanken daran zu verschwenden.

Einer der ersten Babyschritte in Richtung Umkehrhaltungen besteht darin, dass Sie sich vorstellen, Sie könnten es. Sie können tatsächlich Asanas – oder überhaupt irgendetwas Körperliches – auf diese Weise praktizieren. Als ich noch professionelle Tänzerin war, probten wir stundenlang, und es war recht ermüdend. Schließlich kamen wir darauf, dass wir nachts im Kopf trainieren und unsere Leistung verbessern konnten, ohne dass es uns erschöpfte. Wir machten bei unserem Tanz im Kopf eigentlich an genau derselben Stelle Fehler wie immer wieder bei der Probe. Wir konnten den Fehler im Geist noch einmal prüfen, ihn korrigieren, und wenn wir ihn mehrere Male klar im Geiste durchlaufen hatten, dann stellten wir fest, dass sich unser Muster geändert hatte und wir denselben Fehler nicht mehr machten. Ich habe gehört, dass Phil Jackson, der frühere Trainer der Chicago Bulls und Coach der L.A. Lakers, ein Zen-Buddhist, ähnliche Visualisierungstechniken einsetzt, um seine erfolgreichen Basketballspieler, wie Michael Jordan, zu trainieren. Das kann auf alles angewandt werden, wie es schon John Lennon vorgeschlagen hat: „Stell dir vor, alle Menschen leben in Frieden …" Würden alle Menschen sich das vorstellen, was geschähe dann?

Das Zweite, das ich durch meinen Durchbruch in Bezug auf Wasser lernte, war, dass eine gesunde Dosis Angst genau das sein kann: gesund. Die Therapeutin fragte mich, wie meine ideale Ozean-Erfahrung aussehe, und ich sagte, dass ich gerne wäre wie meine Freunde, die wild drauflos fröhlich ins Meer laufen. Wenn Sie aufs Wasser treffen, dann werden sie hin- und her- und umgeworfen wie in einer Waschmaschine und hüpfen lachend wieder hoch! Sie erklärte mir, dass selbst diejenigen, die sich in den Wellen amüsieren, immer noch ein kleines bisschen Angst haben – keine gewöhnliche Angst, die lähmt, sondern gerade stark genug, dass sie aufmerksam bleiben. Niemand, der halbwegs seine Sinne beisammen hat, würde im Meer schwimmen, ohne sich am Rande auf die fortwährenden Änderungen in ihrer Umgebung einzustellen. In der Tat gehört das sogar zur Heiterkeit und Zufriedenheit dazu: das prickelnde Gefühl, ganz und gar lebendig zu sein, ohne zu wissen, was kommt, und auf jeden einzelnen Augenblick ganz frisch zu reagieren. Bringen auch Sie den Mut auf, sich in Ihren Entscheidungen ebenso sehr von Körper und Intuition leiten zu lassen wie von Ihrem kenntnisreichen Gehirn?

Yoga-Körper

König und Königin Asana

Die positiven Auswirkungen der Umkehrhaltungen auf den Körper sind so zahlreich und stark, dass Kopf- und Schulterstand als König und Königin oder Vater und Mutter aller Yoga-Asanas gelten. Alle Asanas tonisieren und stärken die Muskeln, aber nur Haltungen mit Gewichtsbelastung, wie Standhaltungen, bauen Muskelmasse auf. Und Umkehrhaltungen gelten, ebenso wie Asanas, die auf Umkehrhaltungen vorbereiten, als Standhaltungen – man steht eben nur auf etwas anderem als auf den Füßen. Diese „gewichttragenden“ Asanas entwickeln Muskel- und Knochendichte in Handgelenken, Armen, Brust, im oberen Rücken und in den Schultern, wo es zu den meisten durch Osteoporose bedingten Knochenbrüchen kommt.

Zusätzlich zur Wirkung auf die äußere Körperform gibt es auch innerlich grundlegende positive Effekte auf die Gesundheit. Shirshasana – Kopfstand – stimuliert die Zirbeldrüse und die Hypophyse im Gehirn, die wichtigsten Drüsen des Hormonsystems, die das chemische Gleichgewicht im gesamten Körper kontrollieren. Salamba Sarvangasana – Schulterstand – stimuliert die Schilddrüse und die Nebenschilddrüse, die den Stoffwechsel regeln.

Umkehrhaltungen verbessern die Durchblutung im Unterkörper und lindern Anspannung und Müdigkeit in Beinen und Füßen, sorgen dafür, dass Flüssigkeit abfließen kann, und massieren innere Organe, während sie Verdauung und Ausscheidung unterstützen. Sie wirken als natürliches Facelift, indem sie die Durchblutung der Muskel- und Hautzellen des Gesichts verbessern. Die Ausschüttung sowohl von Melatonin als auch von Serotonin wird angeregt, was für Schlaf und Entspannung förderlich ist. Geistige Klarheit und Konzentration werden durch die Herausforderung, die Körperhaltung umzukehren, geschärft.

All diese positiven Wirkungen machen die Zeit wieder wett, die zum Erlernen von Umkehrhaltungen erforderlich ist. Möglicherweise haben Sie immer noch das Gefühl, dass dieser Teil der Praxis Ihnen keinen Spaß macht, aber denken Sie daran: Alles ändert sich ständig. Kannten Sie jemals jemanden nur von Ferne – vielleicht einen Mitarbeiter oder jemanden, mit dem Sie zur Schule gingen –, von dem Sie nur vom bloßen Ansehen her sagen konnten, dass Sie ihn überhaupt nicht mochten, und dann lernten Sie die betreffende Person doch noch kennen, und jetzt ist sie einer ihrer besten Freunde? So könnte es Ihnen auch mit Umkehrhaltungen ergehen. Wenn Sie in der Lage sind, Ihrer Angst ins Gesicht zu sehen, Ihre Vorstellungskraft einzusetzen und Kraft in den Armen, Beinen und im Bauch zu entwickeln, dann können Sie auch Ihre Umkehrhaltungen als Methode einsetzen, einen entspannteren Blickwinkel einzunehmen, wann immer Sie das Bedürfnis haben, Ihren Geist zu klären.

Umkehrhaltungssequenzen für Anfänger

Beginnen Sie mit Surya Namaskar, und führen Sie ihn bis zum ersten nach unten blickenden Hund aus.

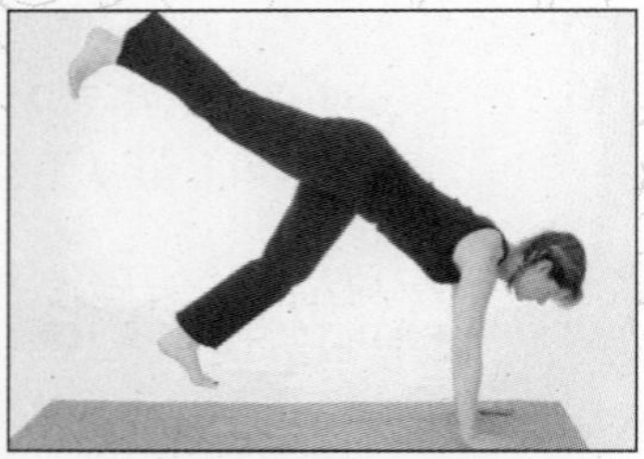

1. Adho Mukha Vrikshasana Vorbereitung • Handstand-Vorbereitung
Strecken Sie ein Bein nach hinten oben, während Sie die Tadasana-Ausrichtung in beiden Beinen beibehalten. Anders ausgedrückt: Versuchen Sie, das obere Bein nicht zu öffnen bzw. nach außen zu drehen. Beugen Sie das untere Bein, und springen Sie auf diesem Bein fünfmal auf und ab. Denken Sie daran, dass Sie jedes Mal bei Beginn und am Ende eines Sprungs das Knie des stützenden Beins beugen. Wechseln Sie das Bein, und springen Sie auf diesem fünfmal auf und ab.

2. Balasana • Variation der Kindhaltung
Senken Sie die Knie zum Boden ab. Die Füße sind zusammen, aber die Knie weit auseinander. Laufen Sie mit den Händen vorwärts, und legen Sie sich entweder mit der Stirn oder mit dem Kinn auf den Boden. Drehen Sie nach fünf Atemzügen in dieser Haltung Ihre Arme nach außen, indem Sie die Daumen nach oben und dann voneinander wegrollen – sehen Sie einfach, was Ihnen möglich ist. Beugen Sie nach

einigen weiteren Atemzügen die Ellenbogen, und legen Sie die Hände auf die Schulterblätter. Diese Außenrotation und dieses Beugen sind großartig, um Schultern und Trizeps zu öffnen, was sowohl für Rückbeugen als auch für Umkehrhaltungen hilfreich ist.

Drehen Sie die Handflächen nach unten, stellen Sie die Zehen auf, und gehen Sie zurück in den nach unten blickenden Hund.

3. Delfin

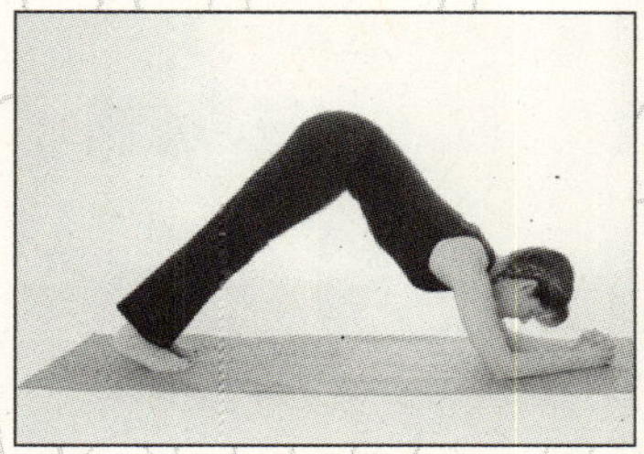

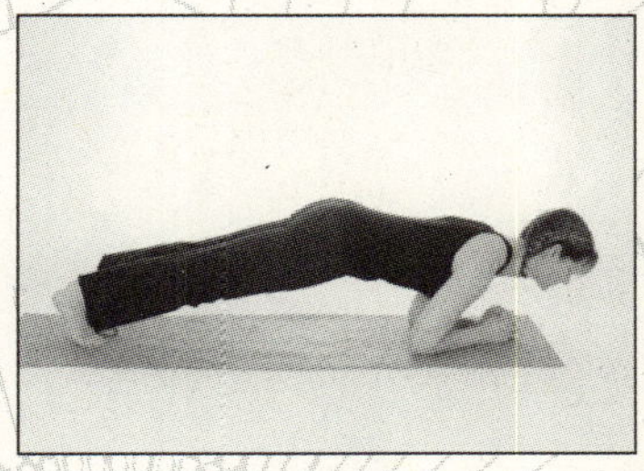

Senken Sie, während weiterhin die Beine aktiv und die Gesäßknochen angehoben bleiben, einen Unterarm auf den Boden. Drücken Sie diese Handfläche nach unten, um den Arm wieder auszustrecken. Nun der andere Arm. Versuchen Sie jetzt, beide gleichzeitig zu senken. Arbeiten Sie weiter daran, und vergessen Sie nicht, dass es Ihnen hilft, wenn Sie die Beine einsetzen.

Vergewissern Sie sich, dass Ihre Ellenbogen sich genau unter Ihren Schultern befinden, und verschränken Sie die Finger zu einer zweihändigen Faust. Beine und Körper sind wie im nach unten blickenden Hund.

Atmen Sie ein, und senken Sie beim erneuten Ausatmen das Kinn vor der Faust, und richten Sie sich beim Einatmen wieder auf. Das wird als Delfin bezeichnet. Wiederholen Sie dies bis zu zehnmal, aber mindestens zweimal. Ruhen Sie sich aus, und machen Sie noch mehr Wiederholungen, bis Sie schließlich fünfzehn Delfine geschafft haben.

Ruhen Sie sich in der Kindhaltung aus.

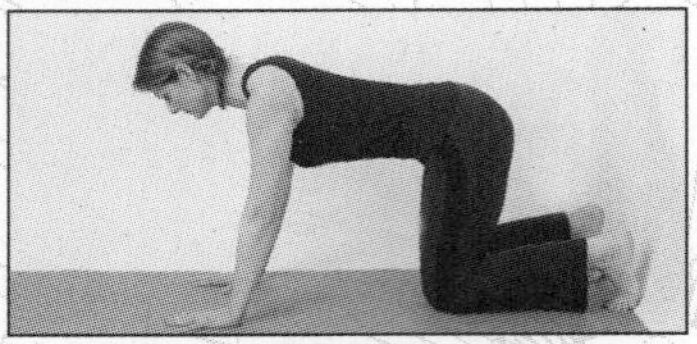

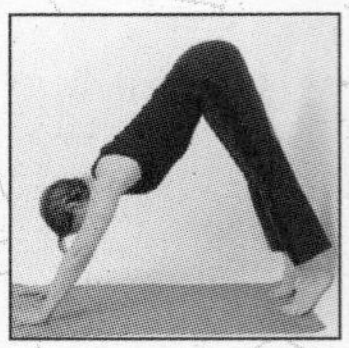

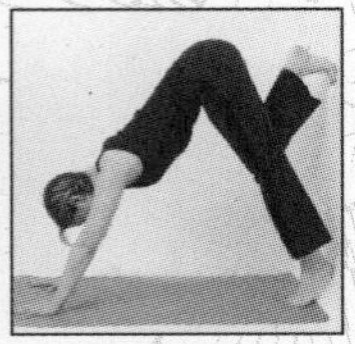

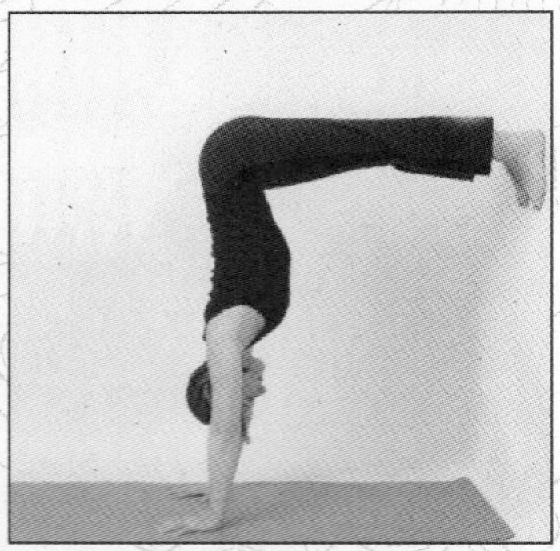

4. Vorbereitung Adho Mukha Vrikshasana • L-förmiger Handstand

Beginnen Sie auf Händen und Knien, die Fußsohlen liegen direkt an der Wand an. Die Handgelenke befinden sich direkt unter den Schultern und die Knie unter den Hüften.

Heben Sie, ohne Hände und Füße zu bewegen, die Hüften an, in den nach unten blickenden Hund. Treten Sie dann in einem ersten Schritt auf die Fußleiste an der Wand, wenn Sie so etwas haben.

Als Nächstes stellen Sie den rechten Fuß an die Wand unmittelbar hinter Ihrer rechten Hüfte. Drücken Sie den Fuß in die Wand hinein, während Sie die Hände in den Boden pressen; durch diese Kombination hebt sich die Hüfte.

Alle Glieder müssen hier sehr aktiv sein. Die Füße drücken in die Wand, die Hände in den Boden, die Gesäßknochen strecken sich nach oben, oben, oben. Springen Sie nach einem oder zwei Atemzügen wieder ab, und ruhen Sie sich in der Kindhaltung aus. Arbeiten Sie so lange daran, bis Sie zehn Atemzüge lang an der Wand bleiben können. Das könnte zwar mehrere Monate dauern, aber ist es nicht wunderbar und erstaunlich, dass Sie es überhaupt versuchen?

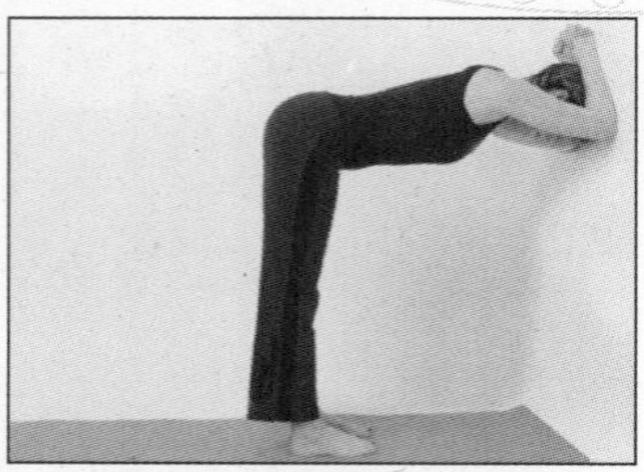

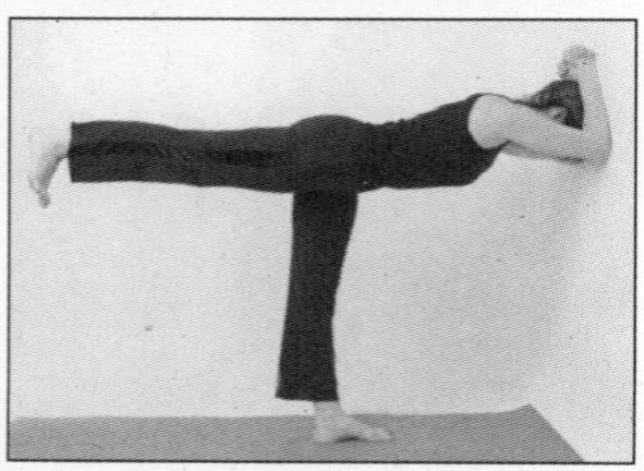

5. Shirshasana-Vorbereitung • Kopfstand-Vorbereitung

Legen Sie die Daumen auf Ihre Ohren und anschließend die Zeigefinger auf dem Kopf aneinander, sodass es sich anfühlt, als trügen Sie Kopfhörer. Dort, wo die Finger auf Ihrem Scheitel aneinanderstoßen, ist ungefähr die Stelle, auf der Sie stehen werden. Verschränken Sie dann die Finger, bringen Sie die Ellenbogen schulterbreit auseinander, und legen Sie die Unterarme an der Wand an. Legen Sie die Kopfstand-Stelle, die Sie auf Ihrem Scheitel lokalisiert haben, an die Wand hinter Ihre Handgelenke, und laufen Sie mit den Füßen so weit, dass Sie in einem 90-Grad-Winkel stehen. Atmen Sie ein, und strecken Sie das rechte Bein nach hinten aus, wie im Krieger 3. Strecken Sie weiterhin den linken Gesäßknochen nach hinten und die Unterarme in die Wand. Wechseln Sie das Bein. Sie können die Übung auf jeder Seite ein paar Mal wiederholen.

**6. Vorbereitung Salamba Sarvangasana •
Schulterstand-Vorbereitung an der Wand**

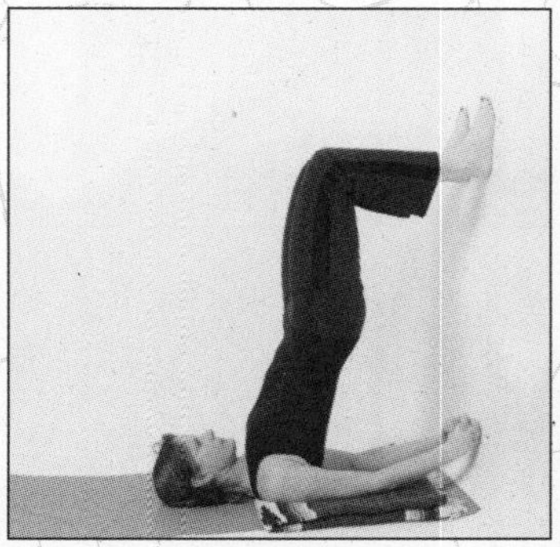

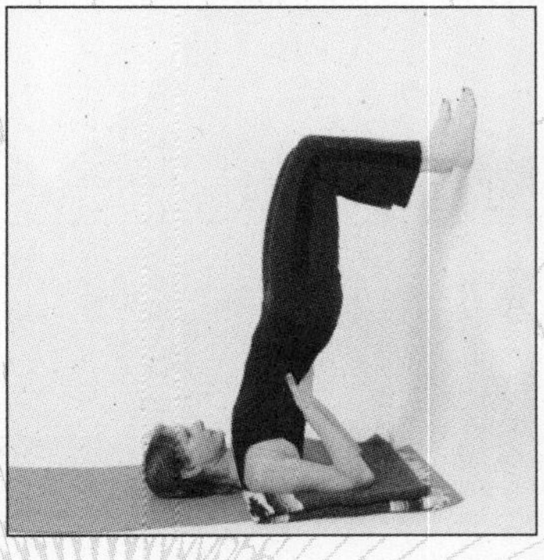

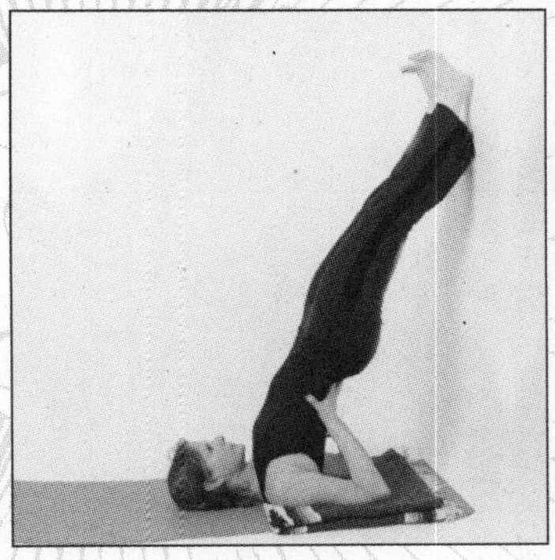

Legen Sie eine Decke auf den Boden neben der Wand, und legen Sie sich darauf, sodass Ihre Schultern am Rand der Decke liegen und Kopf und Nacken sich außerhalb der Decke befinden. Die Gesäßknochen sind an der Wand. Beugen Sie leicht die Knie, gerade genug, um die Füße flach auf die Wand legen zu können. Beugen Sie die Arme, und drücken Sie die Ellenbogen nach unten, während Sie die Füße in die Wand hineinpressen. Wie durch ein Wunder hebt sich die Hüfte! Rollen Sie die Schultern unter sich, und verschränken Sie die Finger, um die Brust zu öffnen.

Legen Sie dann die Handflächen auf den Rücken, und wandern Sie mit den Füßen, einer nach dem anderen, die Wand hinauf.
Aktivieren Sie die Beine, und strecken Sie sich durch die vier Eckpunkte der Füße aus. Dies ähnelt der Haltung der schiefen Ebene. Entspannen Sie Ihren Kiefer.

Nach etwa einer Minute können Sie mit den Füßen abwärtswandern, sodass die Knie gebeugt sind. Lockern Sie die Hüfte und lassen Sie sich ganz nach unten sinken.

Umkehrhaltungssequenz für Fortgeschrittene

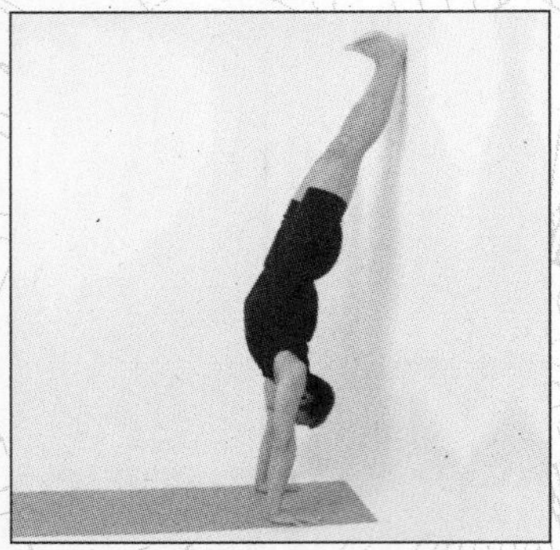

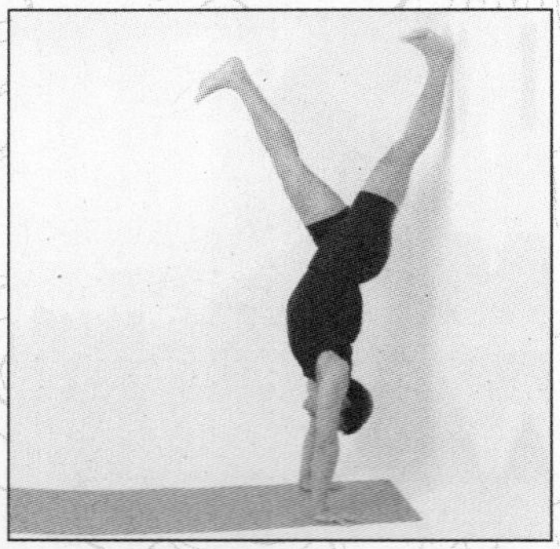

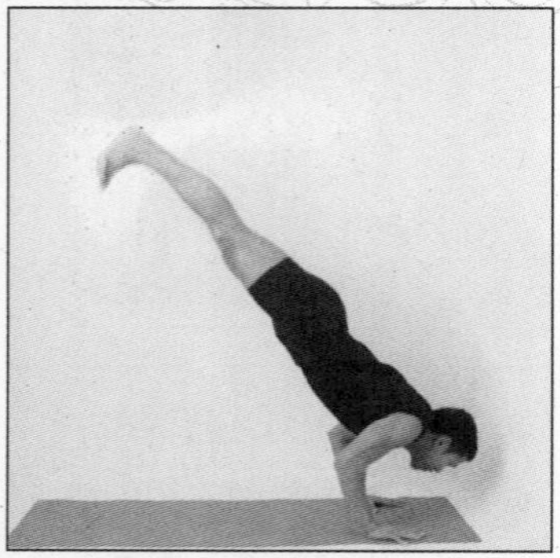

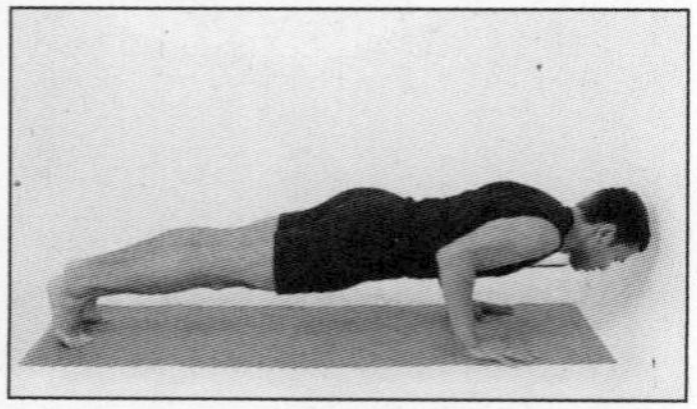

Legen Sie die Matte weit genug von der Wand entfernt hin, sodass Sie sich, wenn Sie im oberen Drittel der Matte stehen, nach vorne beugen können und Ihr Kopf noch ausreichend Platz vor der Wand hat.

1. Adho Mukha Vrikshasana Vinyasa • Handstand-Vinyasa

Stellen Sie sich auf die Stelle im oberen Drittel der Matte, und beginnen Sie mit Surya Namaskar. Wenn Sie zum nach unten blickenden Hund gelangen, stoßen Sie sich ab zum Handstand.

Die Wand ist immer noch hinter Ihnen, sodass Sie nicht befürchten müssen, nach hinten zu kippen. Visualisieren Sie, kurz bevor Sie sich abstoßen, den Luftraum knapp über Ihren Schultern. Achten Sie darauf, dass die Schultern sich über den Handgelenken befinden sollten, sodass es nun Ihre Aufgabe ist, einfach Ihre Hüften darüberzubringen, und Ihre Füße werden folgen, wenn Sie dafür sorgen, dass Ihre Beine weiterhin beteiligt sind. Sehen Sie diesen Punkt vor Ihrem geistigen Auge, und bewegen Sie einfach Ihr Becken dorthin. Wahrscheinlich brauchen Sie weniger Schwung, als Sie meinen. Versuchen Sie herauszufinden, welche Anstrengung zu schwach und welche zu stark ist, und dadurch können Sie wiederum herausfinden, welches Maß genau erforderlich ist, damit Sie an den angestrebten Punkt gelangen.

Sie können auch üben, aus dem Handstand in Chaturanga zu kommen, indem Sie ein Bein so lange wie möglich an der Wand halten.

Ziehen Sie es langsam nach unten, während Sie allmählich die Arme beugen und schließlich hinunter in Chaturanga sinken. Es ist vielleicht gar nicht so schwierig, wie Sie meinen. Versuchen Sie es mehrere Male, und wechseln Sie das Absprungbein jedes Mal.

2. Pincha Mayurasana Vinyasa • Unterarmstand-Vinyasa

Sie können dieselbe Übungsfolge ausführen, indem Sie die Unterarme im nach unten blickenden Hund zum Boden sinken lassen und sich in der Mitte der Surya-Namaskar-Sequenz in den Unterarmstand heben.

Schließlich werden Sie in der Lage sein, diese Übungsfolgen ohne Wand auszuführen. Beginnen Sie, indem Sie es visualisieren.

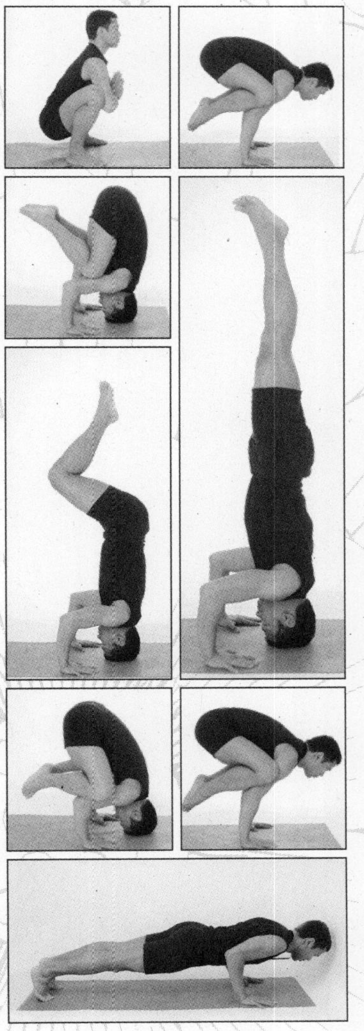

3. Shirshasana Vinyasa • Kopfstand-Vinyasa

Beginnen Sie mit Surya Namaskar bis zum nach unten blickenden Hund. Springen Sie dann mit den Füßen an die Außenseite der Arme zur Malasana-Vorbereitung.

Kommen Sie in die Krähenhaltung. Beugen Sie aus der Krähenhaltung heraus langsam die Arme; der Bauch bleibt dabei angehoben, um leicht den Scheitel auf den Boden legen zu können. Bringen Sie beim Einatmen die Beine nach oben in den Dreifuß oder dreibeinigen Kopfstand. Vergewissern Sie sich, dass die Ellenbogen gerade nach hinten weisen, als wären sie im Chaturanga. Um wieder nach unten zu kommen, bleiben die Gesäßknochen weiterhin angehoben, während Sie die Knie beugen, und werden dann außen auf den Oberarmen abgelegt. Denken Sie daran, dass Sie das Steißbein verlängern, weg vom Scheitelpunkt, statt nur den Kopf zu heben – Letzteres bewirkt wahrscheinlich nur, dass die Hüften sich senken und Sie aus der Krähenhaltung herausfallen. Möglicherweise fallen Sie ohnehin heraus. Versuchen Sie es weiter.

Strecken Sie aus der Krähenhaltung heraus Schultern und Brust nach vorne, während die Beine zurückschnellen, sodass Sie direkt in Chaturanga kommen. Durchlaufen Sie Surya Namaskar nun weiter bis zum Ende.

4. Salamba Sarvangasana Vinyasa • Schulterstand-Vinyasa

Atmen Sie ein, und schaukeln Sie sich hoch in den Schulterstand.

Ausatmen, Pflug.

Einatmen, nach unten rollen und sofort wieder hochkommen zur Boothaltung.

Ausatmen, Schustersitz.

Einatmen, Tisch.

Ausatmen, Vorbeuge im Sitzen.

Einatmen, aufrichten und die Knie beugen.

Ausatmen, Drehung nach rechts.

Einatmen, Mitte.

Ausatmen, Drehung nach links.

Wiederholen Sie dies, so oft Sie wollen. Bringen Sie die Bewegungen in Einklang mit Ihrem persönlichen Atemmuster am heutigen Tag.

Sie können folgende Variationen ausprobieren, wenn Sie etwas länger im Schulterstand bleiben möchten:

Beugen Sie die Knie zu Baddhakonasana (Schustersitz) oder Padmasana (Lotussitz). Legen Sie die Hände auf die Knie. Die Arme bleiben dabei ausgestreckt.

Oder legen Sie die Handflächen auf die Oberschenkel, während die Beine in Urdhva Mukha Upavistha Konasana (nach oben blickendes offenes Dreieck) weit gespreizt sind. Wenn Sie das Gefühl haben, dass Sie ausbalanciert sind, bringen Sie allmählich die Beine zusammen, und enden Sie in der Kerze.

5. Halasana und Karnapidasana • Pflug und Knie-Ohr-Haltung

Lassen Sie die Beine in die Haltung des Pflugs sinken. Spreizen Sie die Beine, und beugen Sie die Knie um Ihre Ohren herum. Sie können die Arme um die Knierückseiten schlingen und die Handflächen über die Ohren legen. Eine sehr nach innen gerichtete Haltung. Der gesamte Rücken wird hier sehr stark gedehnt; gehen Sie daher langsam und behutsam vor. Lassen Sie dem Ganzen Zeit.

Legen Sie die Hände auf den Rücken. Setzen Sie sie als Bremse ein, um Ihr Abrollen zu kontrollieren. Wenn Sie im hinteren Oberschenkelbereich sehr gelöst sind, können Sie die Arme um die hinteren Oberschenkel schlingen und langsam durch Urdhva Mukha Paschimottanasana (Vorbeuge mit dem Gesicht nach oben) nach unten rollen. Lassen Sie die Knie auf den Boden sinken.

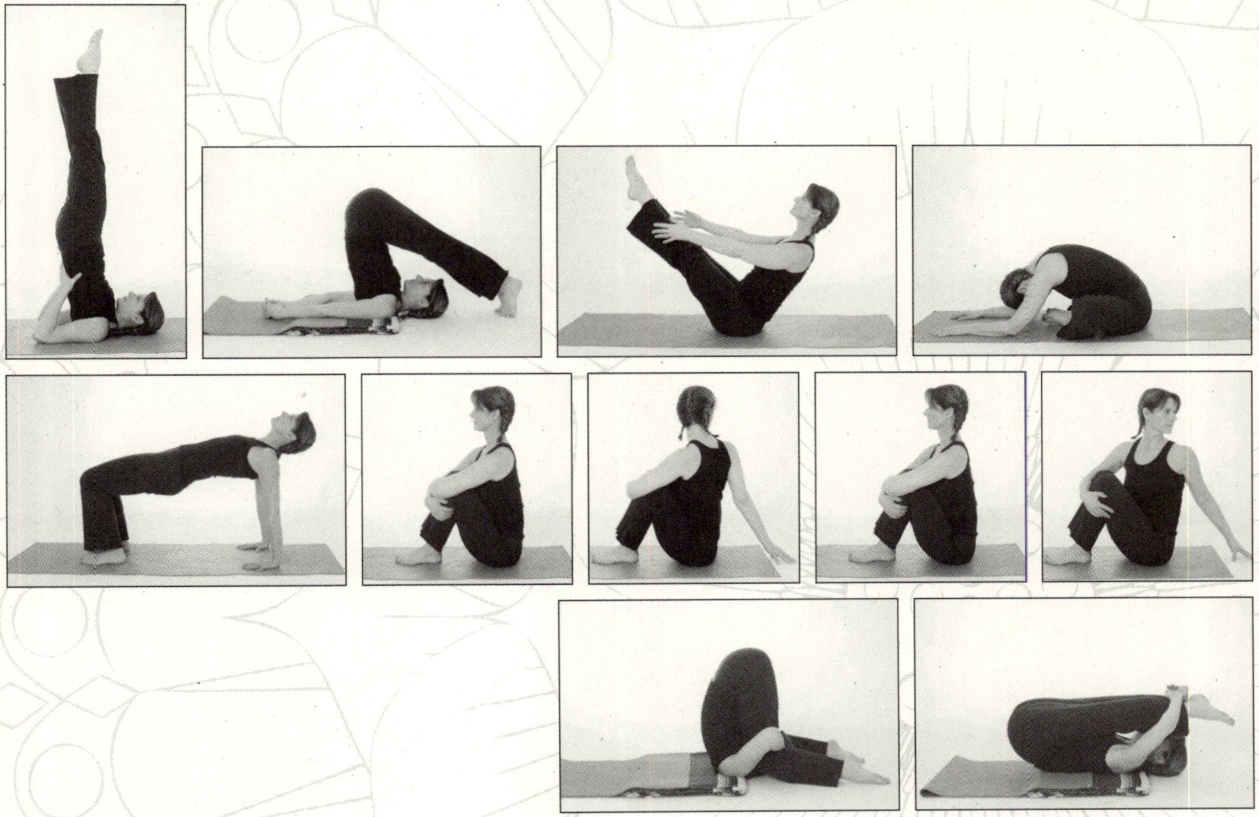

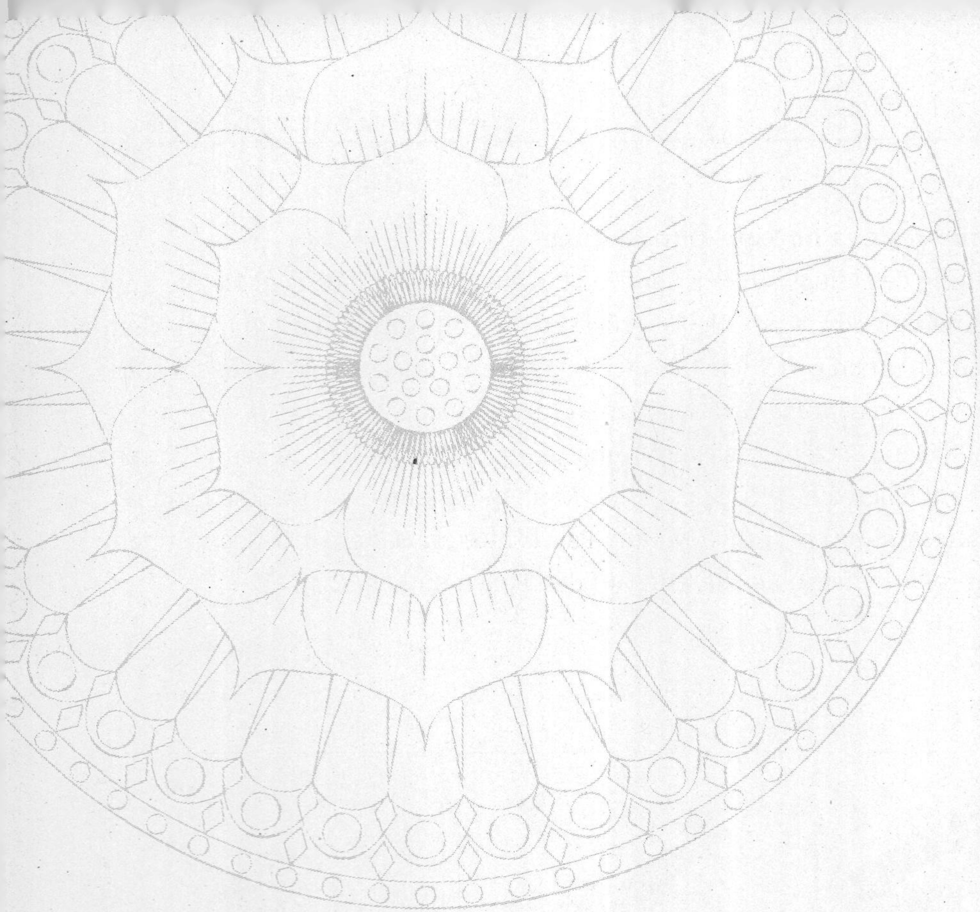

Elf
Entspannen
Yoga zur Regeneration

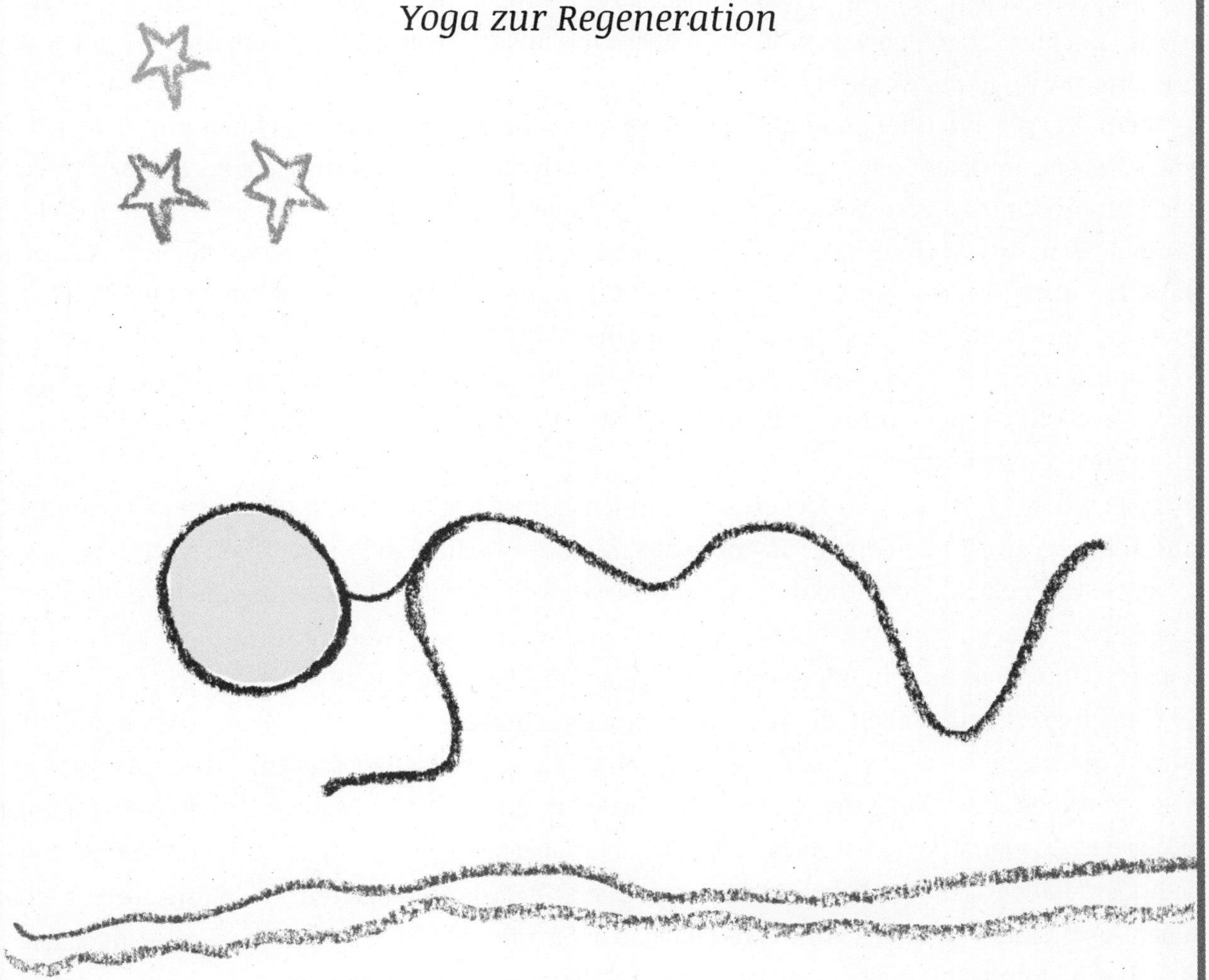

Buddha-Geist

Nur drei Wochen nach meinem Wechsel auf die Highschool fragte mich ein sehr beliebter Junge aus der Oberstufe, ob ich mit ihm ausgehen wolle – meine allererste Verabredung! Ich genoss zwar den Statusgewinn, den mir dies in der Schar meiner Freundinnen bescherte, doch insgeheim freute ich mich überhaupt nicht auf die Verabredung. Genau genommen hatte ich sogar panische Angst! Ich hatte absolut gar keine Erfahrung mit Jungen – keine Brüder, noch nicht einmal einen Spielgefährten aus der Nachbarschaft. Ich wusste einfach überhaupt nichts über Jungen, außer dass ich hoffte, dass ein netter Junge mich mögen würde.

Niemand, der mich heute kennt, würde es glauben, aber ich war so schüchtern, dass ich den ganzen Abend stocksteif mit eingezogenem Kopf dasaß und weder mit meinem Begleiter zu sprechen noch ihn anzusehen vermochte. Ich war völlig eingeschüchtert davon, dass er der „Star auf dem Campus" war. Am schlimmsten war der Augenblick, als er mich vollends verwirrte, indem er meine Hand berührte(!) und sagte: „Entspann dich!" Ich hatte gehofft, er würde meine Einsilbigkeit als Coolness interpretieren, doch ganz offensichtlich war für ihn erkennbar, dass ich uncool und verklemmt war. Jedes Mal wenn er mir vorschlug, ich solle mich entspannen, schauderte ich und verspannte mich noch mehr, bis mein ganzes Wesen sich in einem energetischen Knoten zusammengezogen hatte.

Trotz seiner sanften, freundlichen Art war mein armer Begleiter ebenso wenig wie ich imstande, eine Situation zu schaffen, in der ich mehr aus mir herausgehen und mich öffnen konnte. So wie wir nicht dadurch glücklich werden, dass wir uns verzweifelt nach Glück sehnen, oder dadurch zum Erwachen gelangen, dass wir unbedingt vom Anhaften frei sein wollen, so wenig können wir uns zwingen, entspannt zu sein, indem wir einfach sagen: „Entspann dich!"

Zum einen ist schon allein die Vorstellung, etwas dadurch erreichen zu wollen, dass man es nicht tut, für die meisten von uns nicht nachvollziehbar. Die Gesellschaft sagt uns, dass wir mit allem, was wir haben, nach vorn drängen sollen, um es in dieser Welt überhaupt zu etwas zu bringen. Infolgedessen werden wir gut darin, aktiv zu sein, aber weniger gut darin, uns sensibel zu zeigen. Wenn jemand den Finger ausstreckt und sagt: „Sieh hin!", dann reagieren wir häufig durch schnelle Augen- und Kopfbewegungen, um etwas zu lokalisieren, das sich unmittelbar vor uns befindet. Ebenso verhält es sich mit den meisten anderen Sinnen: Wir spannen den Kiefer an und strecken unser Kinn nach vorn, um eine Stecknadel fallen zu hören, essen zu viel und zu schnell, bevor wir überhaupt wahrnehmen, was wir schmecken, oder saugen mit geblähten Nasenflügeln Luft ein, um den Duft einer Blüte zu riechen. Wie könnte es anders sein? Heutzutage leben die meisten von uns in einem sogenannten „stressigen" Umfeld – laut, schnell, angespannt, gehetzt. Oft hat es den Anschein, als könnten wir nur dann überleben und mithalten, wenn wir ebenfalls laut, schnell und gehetzt wären. Und genau dieses zyklische Muster – Stress gebiert Stress – führt dazu, dass wir körperlich und geistig in Bedrängnis geraten.

Zwar scheint die Vorstellung merkwürdig, dass der Buddha schon vor so langer Zeit, als er die Erste Edle Wahrheit – Leiden existiert – lehrte, die pausenlose Intensität unserer heutigen Zeit verstanden haben soll, aber alles ist relativ. Buddha Shakyamuni lebte in Indien zu einer Zeit, als die Städte rasch anwuchsen und die Kultur sich zum Urbanen hin veränderte. Zeit und Raum schwanden zusehends, ebenso wie heute. Wenn unsere Situation schneller und angespannter wird und sich alles verkürzt und verdichtet, dann erschafft die klaustrophobische Natur des Ganzen eine unbehagliche Umgebung, einen Zustand des Un-Wohlseins und der Bedrängnis.

Als ich in den sechziger Jahren heranwuchs, sprachen meine Eltern, so erinnere ich mich, über diesen oder jenen, der diese oder jene Krankheit hatte, und stellten fest, dass all diese Probleme auf „Stress" zurückzuführen seien: „Oh, die Ärzte heutzutage sagen, alles kommt vom Stress", sagten sie. Nun, inzwischen wissen wir, dass chronischer Stress tiefgreifende körperliche Beeinträchtigungen verursacht, wie zum Beispiel beschleunigten Herzschlag, hohen Blutdruck und Muskelverspannungen. In vielen Fällen ist es tatsächlich Stress, der die Krankheit verursacht, und das wird täglich offenkundiger.

Als Yogalehrerin bin ich fasziniert vom Körper der Menschen – von ihrer Haltung und ihrer Anatomie; der Art, wie sie sich durch den Raum bewegen, und der Harmonie oder Disharmonie ihrer Energie. Es interessiert mich nicht, was in der Modeszene als Größe, Form und Proportionen des „perfekten Körpers" angesehen wird, sondern mich fasziniert, wie all das zusammenarbeitet. Sind Körper, Geist und Atem in einer anmutigen Balance? Hat der Körper einen Stakkato- oder Legato-Rhythmus, oder ist er eher allegro, andante oder moderato? Hat der Atem eine Stütze, oder sehen die Rippen aus, als hätte ein Kindergartenkind sie mit einer Tube Uhu an Taille und Hüften angeklebt? Yogalehrerin in New York zu sein macht besonders viel Spaß, weil ich sehr viele verschiedene Körper sehe, die sich ihren Weg durch die wimmelnden, lärmenden Straßen bahnen. Wir New Yorker sind vielleicht alle unterschiedlich fit, haben einen unterschiedlichen Hintergrund, eine unterschiedliche religiöse oder politische Ausrichtung, aber eines, das wir gemeinsam haben, ist die Erfahrung, jedes Mal, wenn ein City Bus eine Fehlzündung hat und laut knallt, zusammenzuzucken und körperlich zu verkrampfen.

Dezibel machen etwas aus. Ich habe meinen Mann, der Komponist ist, gebeten, mir zu demonstrieren, was ein Dezibel ist, und er sagte: „Ein Dezibel ist eine Maßeinheit, die mit einem Haar vergleichbar wäre." Er führte es weiter aus und erklärte, nur das sensible Ohr eines Musikprofis könne ein Dezibel hören; für die anderen sei es nicht hörbar, aber dennoch fühlbar. Wenn Sie zwei Stimmgabeln halten und eine davon anstoßen, die dann erklingt, dann schwingt auch die andere mit, ohne dass sie überhaupt berührt wurde – wussten Sie das? Dasselbe geschieht auch mit unseren Knochen, wenn wir uns in der Nähe eines Presslufthammers befinden. Selbst wenn Sie nicht in einer Großstadt wohnen, zeigt sich dieselbe Knochen-Anstoß-Reaktion bei Ihnen vielleicht noch beim Geräusch der Kaffeemühle in Ihrer Küche.

Viele von uns leben in dieser zeitweiligen Körperfaust. Innerlich springt auch unser Nervensystem jedes Mal eine Stufe nach oben, bis wir schließlich einen ziemlich kontinuierlichen Zustand erreicht haben, in dem wir mit Adrenalin vollgepumpt sind. Dieser Zustand wird als „Flucht-oder-Kampf" bezeichnet und ist sehr hilfreich, wenn Sie im Wald spazieren gehen und zum Beispiel einem Bären begegnen. Wenn wir angegriffen werden, sagt unser Geist dem Körper, er solle sich auf eine Notsituation einstellen, und unser Körper reagiert, indem er den Nebennieren einen Anstoß gibt, die unserem Herzen wiederum sagen, es solle schneller schlagen, den Blutdruck erhöhen, die Muskelspannung steigern und Schweiß produzieren. Unser Stoffwechsel ändert sich, damit er mehr Energie speichern kann, und bewirkt, dass die weniger vordringlichen Aufgaben, wie Verdauung, Wachstum und Fortpflanzung, den Laden vorübergehend dichtmachen. Dies trägt dazu bei, dass wir die nötige Energie und Geistesgegenwart aufbringen können, um mit einer bedrohlichen Situation fertigzuwerden.

Gemäß dem natürlichen Muster folgt auf eine Notsituation Erschöpfung, weil zusätzliche Energie verbraucht wurde. Hält der Zustand „Kampf oder Flucht" über einen längeren Zeitraum hinweg an, führt dies zu Unwohlsein, auch bekannt als Stress oder Bedrängnis. Mit der Zeit ermüden Sie leichter, haben ein höheres Diabetes-Risiko, Ihr Blutdruck steigt, und Sie laufen Gefahr, Magengeschwüre oder Fortpflanzungsstörungen zu bekommen. Wissen Sie noch, wie der Kampf-oder-Flucht-Zustand Ihr

Verdauungs-, Fortpflanzungs-, Wachstums- und Regenerationssystem dazu bringt, dass es sich verlangsamt? Wenn Sie auf dieser Ebene angelangt sind, führt das ganz offensichtlich zu Gesundheitsproblemen. Auch wenn wir uns selbst dann die Anweisung geben, uns zu entspannen, sind wir so überdreht, dass wir dazu nicht in der Lage sind. Die warme Zuflucht des Betts mag vielleicht einladend aussehen, unterstützt jedoch Ihre Nieren, den unteren Rücken, Herz, Lunge oder Gehirn nicht unbedingt solcherart, dass es Ihrer Regeneration förderlich ist. Der Anrufbeantworter, das Leuchten des Digitalweckers, der Hund in der Nachbarschaft, die Nachbarn – viele Lichter und Geräusche dringen in das ein, was einmal eine vollkommen ruhige „Blackout"-Zeit war. Also liegen wir schlaflos da, husten und drehen uns, schwitzen oder frieren, die Bettdecke beult sich unter unseren Nieren, und Alpträume quälen uns.

Leider brauchen wir unseren Vorrat an zusätzlicher Kampf-oder-Flucht-Energie jeden Tag und jede Nacht weiter auf, und aus keinem anderen Grund als dem, dass unser Körper uns vor dem Ansturm des Lärms, der Arbeitsüberlastung, der persönlichen Wechselfälle und allen möglichen Verkehrsstaus zu schützen versucht. Das ist der Grund, warum die meisten von uns bei der ersten sich bietenden Gelegenheit auf der Couch in sich zusammenfallen. Wir verstehen, was aktiv ist, und wir verstehen, was passiv ist, und verhalten uns entsprechend. Es ist aber entscheidend, dass wir lernen, in der Mitte dieser beiden dysfunktionalen Gegensätze zu leben.

Lernen, empfänglich zu sein

Das Großartige an der Yoga-Entspannungstechnik ist, dass sie miteinander kombiniert, was wir bereits wissen: die aktive Qualität von Tadasana, der Berghaltung, mit der passiven Qualität von Shavasana, der Totenstellung, was zum Weg der Mitte führt, der das Beste von beidem zusammenführt in der Fähigkeit, empfänglich zu sein.

Die Grundlage aller Standhaltungen ist Tadasana oder die Berghaltung. Sich über die Bein- und Armknochen zu strecken, während man die Muskeln in Richtung der eigenen Körpermitte hochzieht; den Beckenboden am Gespräch zwischen Schambein und Steißbein zu beteiligen und kontinuierlich die Innen- und Außenrotation der Glieder zu erkunden, um Becken, Wirbelsäule und Schultergürtel zu stützen: Das sind achtsame Handlungen, die bei jedem Asana angewandt werden können. Dies erfordert eine Lebendigkeit und Aufmerksamkeit, die stärkend und lehrreich sind. In Tadasana stehen ist so, als nähmen wir Haltung an – nicht im militärischen Sinne, sondern insofern, als wir Geist und Körper ausrichten und miteinander in Einklang bringen.

Shavasana heißt Totenstellung und ist eine Übung für jenen Moment, wenn wir tatsächlich sterben und unseren physischen Körper zurücklassen, unseres Geistesstroms jedoch weiterhin gewahr sind. Diese tiefe Ebene des Loslassens – sogar unserer körperlichen Identität – ist das, was durch die Shavasana-Praxis kultiviert wird. Shavasana ist die Basis aller Yogastellungen in der Rückenlage, einschließlich aller regenerativen Yogahaltungen.

Wenn wir die Tadasana-Qualität „Haltung annehmen" mit dem kompletten körperlichen Loslassen von Shavasana kombinieren, gelangen wir zu einem solchen Zur-Besinnung-Kommen des mittleren Weges, das sich einstellt, wenn wir empfänglich sind. Im Yoga ist das Gegenteil von aktiv nicht passiv, sondern rezeptiv: die Fähigkeit, des Reichtums eines jeden Augenblicks gewahrzuwerden, aber damit zufrieden zu sein, ihn zu erleben, ohne ihn verändern, kontrollieren oder „managen" zu wollen.

Auf einer tiefen Ebene bringt regenerativer Yoga die männlichen und weiblichen Aspekte dessen, was von uns ausgeht, und dessen, was hereinkommt, von Raum und Form, hell und dunkel, dominant und unterwürfig, aktiv und passiv ins Gleichgewicht. Die Erfahrung entspannter Wachsamkeit in Körper und Geist können Sie nur machen, wenn Sie empfänglich sind. Wenn Sie sie zu sehr erzwingen wollen, werden Sie sie verfehlen; wenn Sie einschlafen, ebenfalls.

Regenerativer Yoga ist weder eine extravagante Art, ein Nickerchen zu machen, noch ist es eine Stretching-Übung – die leicht zu einer weiteren Methode werden kann, unser Verlangen zu wecken, und das ist sicher nicht entspannend. Statt dass wir Yoga machen, macht diese Yogaform uns. Regenerative Asana-Praxis stellt ein Bezugssystem bereit, mit dem es im Lauf der Zeit ganz natürlich zur Öffnung von Körper, Atem und Geist kommen kann, ohne dass wir uns dazu anspannen, uns strecken oder in uns zusammenfallen. Durch das präzise Platzieren von Hilfsmitteln, wie Decken und Kissen, schafft man eine Umgebung, die körperlicher und geistiger Entspannung förderlich ist. Wenn Sie Ihren Körper in diese Stellungen bringen, ist das, als erschüfen Sie eine Landkarte, der die inneren Blut-, Atem-, Wasser- und Energieflüsse folgen können. Es nährt Ihre Unterleibsorgane, verschafft Ihren Muskeln Erholung und bringt die Hormone ins Gleichgewicht; außerdem wirkt es beruhigend auf das Nervensystem, was wiederum den Geist beruhigt.

Ist der Körper erst einmal wieder darauf programmiert, Erregung im Gehirn, Wasseransammlung, Burnout und Anhäufung toxischer Stoffe zu reduzieren, dann ist der Geist aufgefordert, den Prozess zu beobachten. Regenerativer Yoga ist kein magisches Bett, in dem Sie schlafen, um beim Aufwachen garantiert vollkommen gesund zu sein. Es ist eine Praxis, die eine hohe Wahrscheinlichkeit dafür schafft, dass eine bestimmte Reaktion eintritt, ohne jedoch zu versprechen, wann das geschieht oder auf welche Weise es sich zeigt. Darum müssen Sie aufmerksam bleiben. Das, was geschieht, ist subtil und tiefgreifend, doch wenn Sie einschlafen oder abdriften, werden Sie es versäumen.

Mitunter versuchen Praktizierende, ihren Geist insgesamt anzuhalten und „erstarren" infolgedessen, so wie ich, als mein Begleiter mir sagte, ich solle mich entspannen. Wenn wir aber versuchen, die Aktivitäten des Geistes zu unterdrücken und einen bestimmten Entspannungszustand herzustellen, ist das immer noch eine Aktivität. Demgegenüber wird im regenerativen Yoga empfohlen, dass wir sogar unsere Vorstellung von dem, was wir von dieser Übung erwarten, loslassen und einfach darauf achten, wie es sich anfühlt, in dieser Körperstellung man selbst zu sein. Das loslassen, was wir von dieser Praxis – oder von überhaupt allem, was wir tun – wollen, ist ein enormer Schritt in Richtung Entspannung, Erholung und Regeneration. Statt dass wir nur ein Ziel anstreben, stellt uns dieser Ansatz endlose Möglichkeiten bereit, wie wir uns auf jeder Ebene unseres Daseins öffnen können.

Beobachten Sie die Bewegungen Ihres Geistes mit einer gewissen Leichtigkeit und freundlichem Gewahrsein. Versuchen Sie nicht, den Gedanken Einhalt zu gebieten, und lassen Sie sich nicht in sie verwickeln. Vielleicht stellen Sie fest, dass schon die Körperstellungen der regenerativen Asanas ganz natürlich Ihre Gedanken verlangsamen, aber wenn nicht, ist es auch in Ordnung. Nehmen Sie Ihre Erfahrung wahr, ohne sie zu bewerten.

Zunächst mag es den Anschein haben, als seien diese regenerativen Stellungen nicht so nützlich und wertvoll wie aktivere Asana-Übungen, und es mag Ihnen schwerfallen, sich die Zeit für sie zu nehmen. Am OM Center dauerte es eine Weile, bis regenerativer Yoga sich durchsetzte. In Wahrheit ist es jedoch eine fortgeschrittene Praxis. Die Subtilität der Erfahrung, die erforderliche Achtsamkeit, die Geduld, so lange abzuwarten, bis Körper, Geist und Atem sich in ihrem jeweils eigenen Rhythmus entfalten, sind einem Yoga-Anfänger nicht immer zugänglich. Normalerweise muss sogar ein fortgeschrittener Übender erst energetisch auf einem Tiefpunkt anlangen, bevor er den Wert dieser anspruchsvollen Praxis versteht. Regenerativer Yoga war am 25. September 2001 willkommen, als ich einen ausverkauften Benefiz-Kurs abhielt, um Geld für die Feuerwehrleute von New York City zu beschaffen. Angesichts der Unbeständigkeit der Welt haben wir – was nicht überrascht – das Vertrauen verloren, dass die Erde uns hält. Im regenerativen Yoga versuchen wir, dieses Vertrauen zurückzugewinnen, indem wir die Erde mit kleinen Haufen aus Kissen und Decken auf unsere Höhe bringen, sodass sie uns entgegenkommt. Vergewissern Sie sich in jeder Haltung, dass jeder Teil Ihres Körpers sich gestützt fühlt und dass ein Kissen oder eine Decke unter Ihren Körperwölbungen liegt. Das ist entscheidend für das regenerative Arbeiten. Eine gewisse Beugung in den Gelenken gibt uns das Gefühl, dass wir gehalten werden, was schon zu einem großen Teil dazu beiträgt, dass wir auf einer tiefen, unbewussten Ebene loslassen können.

Die bekannte Lehrerin für regenerativen Yoga, Jane Fryer, nennt ihre Workshops „Körper-Ferien". Versuchen Sie Ihrem Körper, so oft Sie können, Mini-Ferien zu gönnen. Empfohlen wird:

- Schließen Sie einmal täglich zwanzig Minuten regenerativen Yoga in Ihre Praxis ein.
- Lassen Sie einmal in der Woche Ihre gesamte Praxis völlig regenerativ sein – Sonntag ist ein guter Tag dafür.
- Lassen Sie einmal im Jahr Ihre gesamte Praxis eine ganze Woche lang jeden Tag regenerativ sein – das ist schön im Winter, wenn auch die Erde zur Ruhe kommt.

Wenn schon allein der Gedanke daran Sie in Stress versetzt, dann denken Sie nicht daran. Tun Sie es nur, wenn Sie es können, und lassen Sie sich von den Gefühlen leiten, die aus der Praxis erwachsen. Mit der Zeit werden Sie feststellen, dass Sie sich auf diese zwanzig Minuten freuen, zumal es sich dabei nicht um noch eine weitere Sache handelt, die Sie in Ihren betriebsamen Zeitplan einpassen müssen, sondern in gewisser Weise dadurch in Ihrem Tag sogar noch mehr Zeit und Raum geschaffen wird. Wenn Sie die Voraussetzungen dafür schaffen, dass Ihr Körper sich öffnen kann, wird die Praxis die Voraussetzungen dafür schaffen, dass Ihr Leben sich öffnen kann.

Bewusstes Ruhen

Shavasana, bewusstes Ruhen, ist eine Übung, die nur dem Yoga zu eigen ist, und eines der Geheimnisse, warum diese Form körperlichen Trainings funktioniert. Zu den körperlichen positiven

Auswirkungen, wie zum Beispiel Senken des Blutdrucks, Stärkung des Immunsystems, Nervenberuhigung und Loslassen der Muskelanspannung, kommt die Lektion hinzu, wie man sich bewusst entspannt, ohne einzuschlafen oder ganz die Besinnung zu verlieren, und diese Lehre ist vielleicht das, was am tiefsten geht.

Als Teil des Lehrertrainingsprogramms am OM Yoga Center muss jeder Schüler mehrere Yogakurse beobachten, die immer gegen Ende Shavasana beinhalten. Die Lehrer-Trainees sind unweigerlich gerührt beim Anblick eines Raums voller Menschen – besonders dann, wenn es New Yorker sind –, die genug Vertrauen haben, um mit geschlossenen Augen unbeweglich mindestens zehn Minuten lang auf dem Rücken zu liegen. Die Fähigkeit, ruhig zu sein, in die Erde hinein loszulassen und sich so zu exponieren, erfordert Mut, Selbstvertrauen und die Fähigkeit loszulassen: Mut, in sich hineinzuschauen; Selbstvertrauen, dass das, was man über sich selbst erfährt, grundsätzlich gut ist; die Fähigkeit, alles, was auch immer aufkommt, loszulassen und dennoch offen, ruhig und geerdet zu bleiben. Das heißt Shavasana, Totenstellung, und dabei lernen wir, nicht zu tun, sondern zu sein.

Viele finden es schwierig, sich zu entspannen, langsamer zu werden, nicht mehr tätig zu sein. Für sie ist es eine größere Herausforderung, sich „gehen zu lassen" als einfach zu „gehen". Auch wenn Sie keinen Yogakurs mitgemacht haben, können Sie immer dann, wenn Sie sich umfassend und mit wacher Präsenz wieder regenerieren wollen, die Totenstellung einnehmen, statt ein Schläfchen zu halten. Vielleicht stellen Sie fest, dass Shavasana für Sie effektiver ist, als zu schlafen, um sich körperlich und geistig auszuruhen, weil diese Übung eine Struktur hat, die körperliches und geistiges Loslassen begünstigt.

Hier nun die Grundanleitung für die Totenstellung:

Shavasana (Totenstellung)

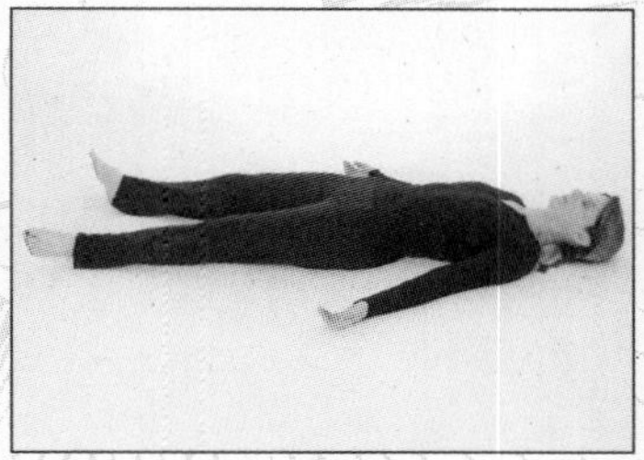

Legen Sie sich auf den Rücken. Wenn der Boden nicht warm ist, legen Sie sich eine Decke unter.

Lassen Sie die Beine ganz locker liegen, die Füße hüftbreit auseinander. Sind die Beine zu nah zusammen, lassen Ihre Bauchmuskeln nicht los; sind sie zu weit auseinander, lockern sich die Hüften nicht.

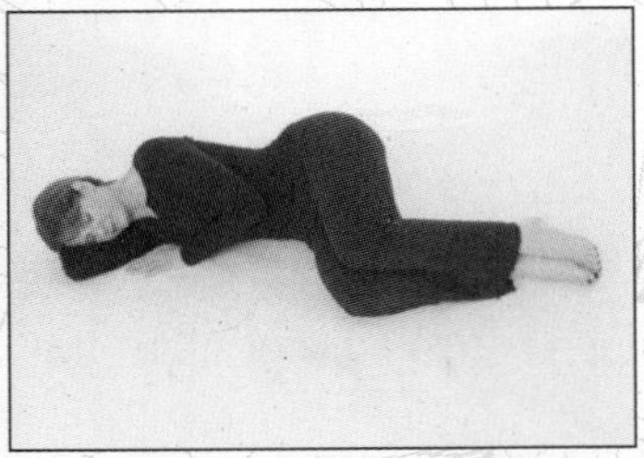

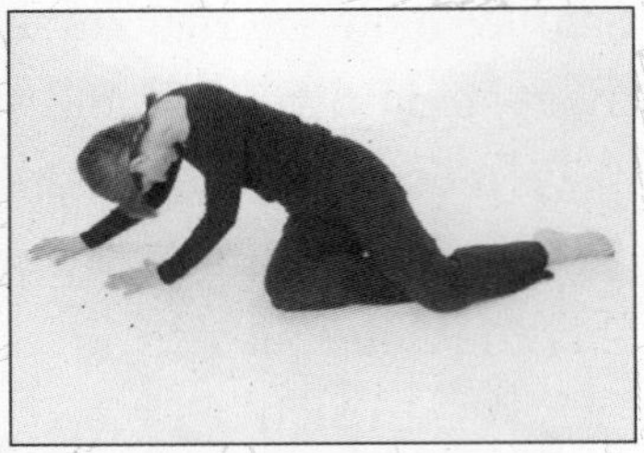

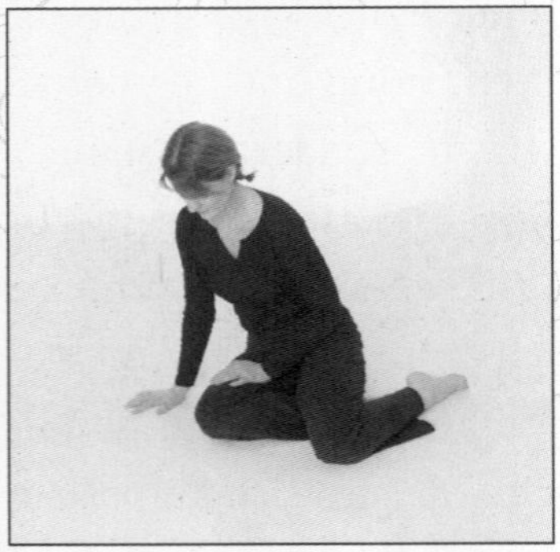

Legen Sie die Arme etwa 20 cm seitlich vom Körper ab. Wenn sie zu nahe am Körper liegen, sind die Schultern angespannt, sind sie zu weit außen, haben Sie unbewusst das Gefühl, verletzlich zu sein, und können sich deswegen nicht entspannen. Drehen Sie die Handflächen nach oben; das schafft eine Außenrotation in den Armen, um Herz und Lunge zu unterstützen.

Wenn Ihr unterer Rücken sich unbequem anfühlt, legen Sie eine aufgerollte Decke oder ein Handtuch unter die Knie. Ist das Kinn näher an der Decke als Ihre Stirn, legen Sie ein kleines Kissen oder eine Decke unter die Schädelbasis, um den hinteren Nacken zu lockern und zu verlängern.

Legen Sie eine Decke über sich, wenn Sie meinen, dass Ihnen kalt werden könnte.

Schließen Sie die Augen. Legen Sie ein Augenkissen auf, wenn Sie mögen.

Der Atem ist ganz natürlich. Beobachten Sie Ihre Gedanken, wie sie kommen und gehen wie Wolken, die über den Himmel ziehen. Erkennen Sie den Himmel als Ihren Geist.

Bleiben Sie fünf oder zehn Minuten lang so liegen.

Um die Totenstellung zu verlassen, lassen Sie den Atem tiefer werden. Können Sie das Gefühl des Atems, der durch den Körper strömt, genießen? Machen Sie kleine Bewegungen mit Ihren Zehen und Fingern.

Beugen Sie leicht die Knie, und rollen Sie sich auf die rechte Seite. (Die linke Körperseite ist der weibliche Aspekt, und wenn Sie nach rechts rollen, kann der Kanal der Empfänglichkeit, der Ruhe, des Kühlen sich weiter öffnen.) Verwenden Sie den rechten Arm als Kissen, und ruhen Sie so etwa eine Minute.

Wenn Sie bereit sind, wandern Sie langsam mit den Händen zurück, bis Sie aufrecht sitzen. Lassen Sie den Kopf baumeln; er sollte das Letzte sein, das sich aufrichtet, damit die Entspannung bestehen bleibt, während Sie wieder in die aufrechte Sitzhaltung kommen.

Egal wie lange oder wie kurz, sorgen Sie dafür, dass jede Asana-Praxis mit Shavasana abschließt. Ebenso wie wir lernen, Vorbeugen mit Rückbeugen auszugleichen, lernen wir auch, Anstrengung mit Nicht-Anstrengung, Handeln mit Nicht-Handeln auszugleichen.

Yoga-Körper

Regenerative Yogasequenz

1. Liegender festgehaltener Winkel mit Stütze

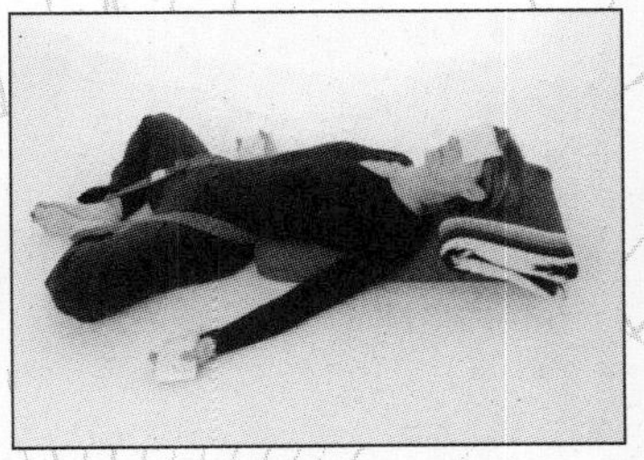

Diese Übung ist wundervoll, um Hüfte und Brust zu öffnen. Lassen Sie sich Zeit, sich richtig zurechtzulegen, damit Sie sich in dieser wirkungsvollen Haltung wirklich entspannen können. Das ist für jeden jederzeit gut, insbesondere jedoch während der Menstruation und in den Wechseljahren. Augenkissen können Sie jedes Mal, wenn Sie in einer liegenden regenerativen Haltung sind, nicht nur auf die Augen, sondern auch in die Handflächen legen. Das ist ein wohliges, beruhigendes Gefühl und trägt dazu bei, dass man sich noch leichter in den Schoß der Erde fallen lassen kann.

2. Beine an der Wand hochlegen

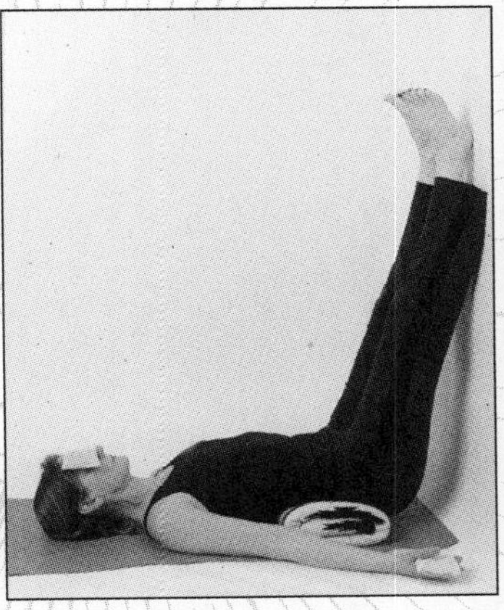

Falten Sie sorgfältig eine oder zwei Decken. Legen Sie den unteren Rücken auf die Decken, sodass die Gesäßknochen zwischen Decke und Wand zu liegen kommen. Sie können ausprobieren, wie nah das Gesäß an der Wand liegen soll. Legen Sie sich eine weitere kleine, aufgerollte

Decke unter den Nacken und leicht unter die Schultern. Ein Kissen unter dem Kopf kann verwendet werden, damit die Stirn höher ist als das Kinn. Die Kehle sollte jedoch nicht eingeschnürt werden.

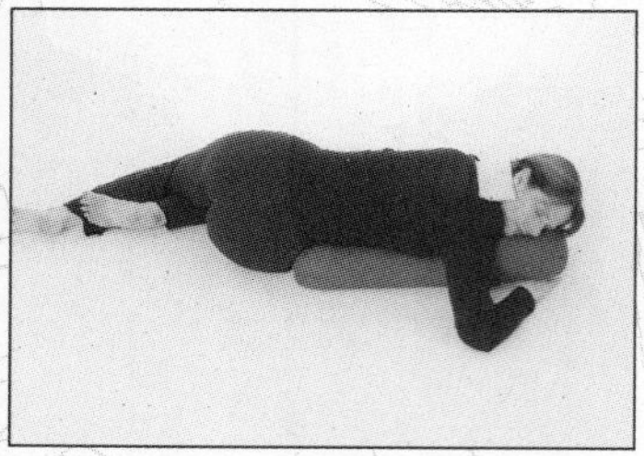

3. Drehung

Legen Sie die Decken oder Polster an Ihre rechte Hüfte. Drücken Sie das Polster nach unten, während Sie die Rippen vom Becken wegbewegen und in der Taille lang werden. Drehen Sie sich beim Ausatmen nach rechts, und legen Sie sich auf dem Polster hin. Sie können den Kopf in jede Richtung drehen. Um die Haltung zu verlassen, setzen Sie die Hände ein: Wandern Sie damit, um hoch zum Sitzen zu kommen. Verlagern Sie die Knie herüber nach links, und Sie sind bereit, sich auf die andere Seite zu drehen.

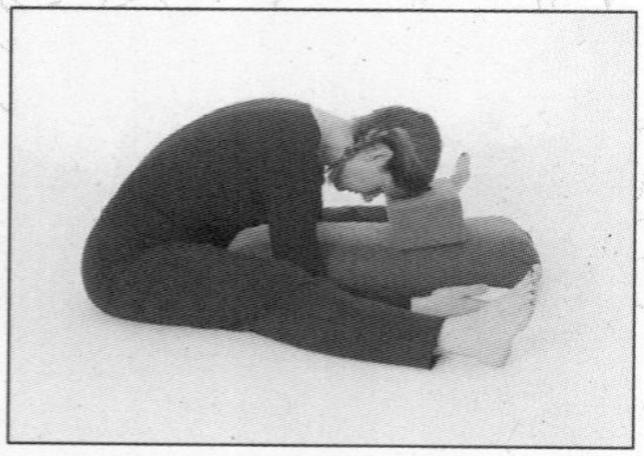

4. Vorbeuge mit Stütze

Vielleicht brauchen Sie mehrere Decken und Polster, um die nötige Unterstützung zu erhalten, die Sie für diese Haltung benötigen. Sie können es auch auf einem Hocker, der Sitzfläche eines Stuhls oder der Rückseite eines Stuhls versuchen. Angenehm ist es auch, Decken unter der Brust aufzuhäufen, sodass Sie, wenn Sie sich vorbeugen, voll gestützt werden und sich in dieser Haltung entspannen können. Sind unterer Rücken oder hintere Oberschenkelmuskeln angespannt, dann legen Sie eine kleine Decke oder ein Kissen unter die Gesäßknochen, wie Sie es bei jeder Vorbeuge im Sitzen täten. Beim regenerativen Yoga geht es nicht um Dehnung, sondern darum, loszulassen und sich zu öffnen. Wenn Ihre Erfahrung anders ist, ändern Sie die Anordnung, sodass Sie gestützt werden.

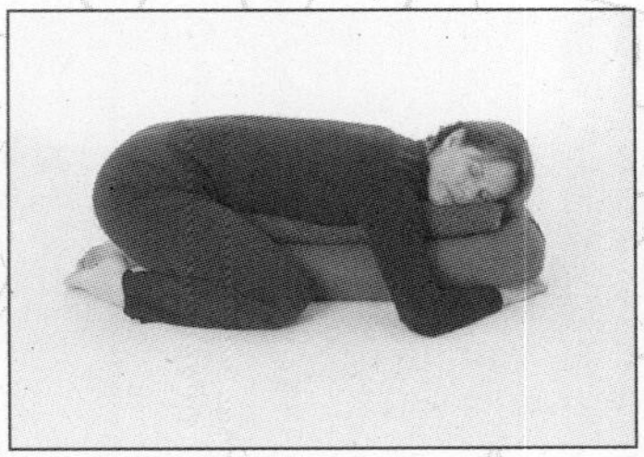

5. Gestützte Kindhaltung

Legen Sie zwei bis vier ordentlich gefaltete Decken der Länge nach unter sich, und beugen Sie den Körper darüber. Wenn Sie einen Teppich haben, brauchen Sie keine Decke unter den Schienbeinen. Ihr Rumpf sollte vollständig von den Decken und Oberschenkeln gestützt werden. Ist das nicht der Fall, brauchen Sie mehr Decken. Greifen Sie mit den Armen um die Decken, so wie Sie um die Kissen in Ihrem Bett greifen würden. Drehen Sie den Kopf zu einer Seite und nach einer Weile zur anderen Seite. Schön ist es auch, ein kleines Augenkissen auf den unteren Rücken zu legen, um diesen Bereich zu verlängern.

6. Totenstellung mit Stütze

Diese Stellung kennen Sie sicherlich schon: Es ist dieselbe, die man einnimmt, wenn man auf einer Luftmatratze im Swimmingpool oder auf dem Sofa liegt. Schon allein diese Erinnerung auf der Zellebene trägt vielleicht dazu bei, dass Sie sich allmählich entspannen. Diese Haltung ist besonders gut zur Verbesserung der Atmung und zum Öffnen des Herzzentrums. Legen Sie längs gefaltete Decken unter Ihre Taille, und legen Sie sich rücklings darauf. Auch hier sollte Ihre Stirn wieder etwas höher sein als das Kinn, mit einer lockeren, offenen Kehle und freier Atmung.

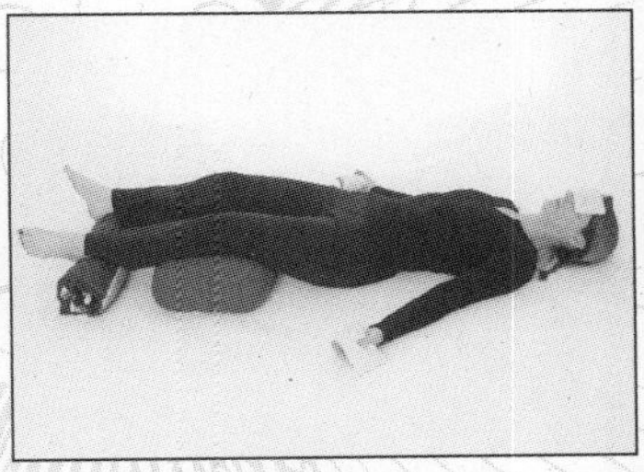

7. Totenstellung

Sie können die einfache Totenstellung einnehmen oder aber Decken unter Brust, Kopf und Knie legen.

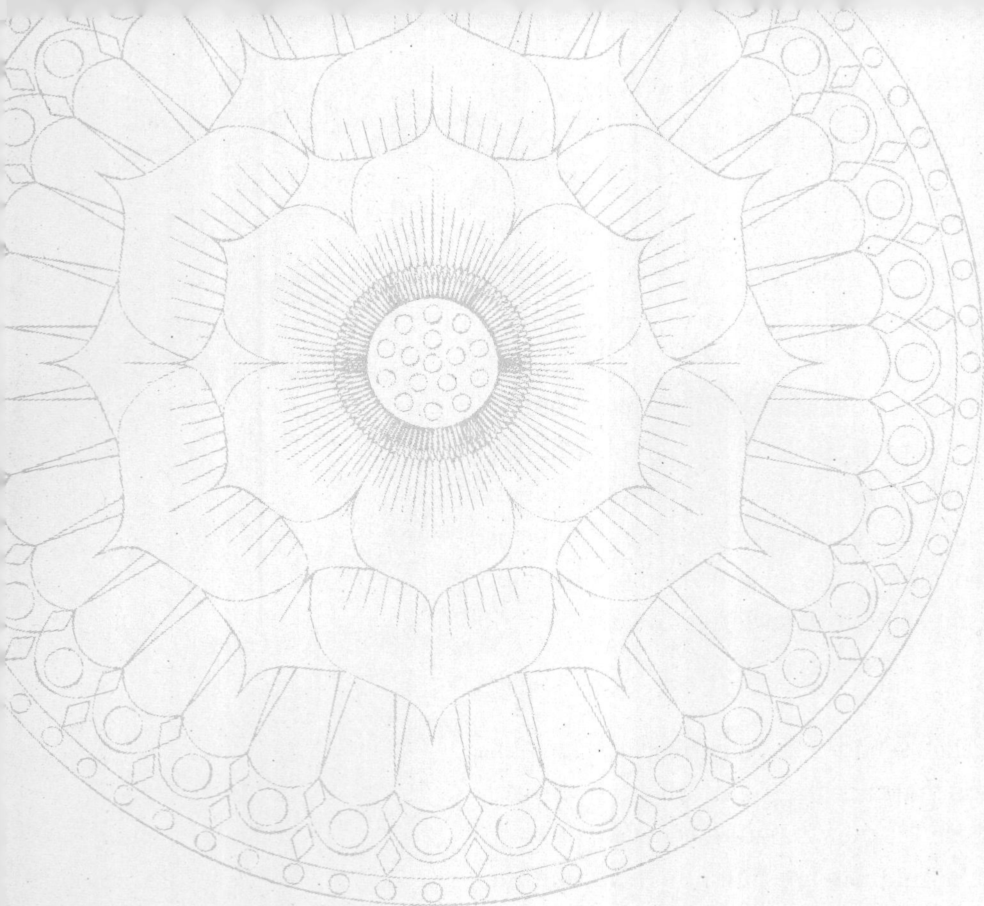

Zwölf

Ein Mandala erstellen

Der Praxis einen Rahmen geben

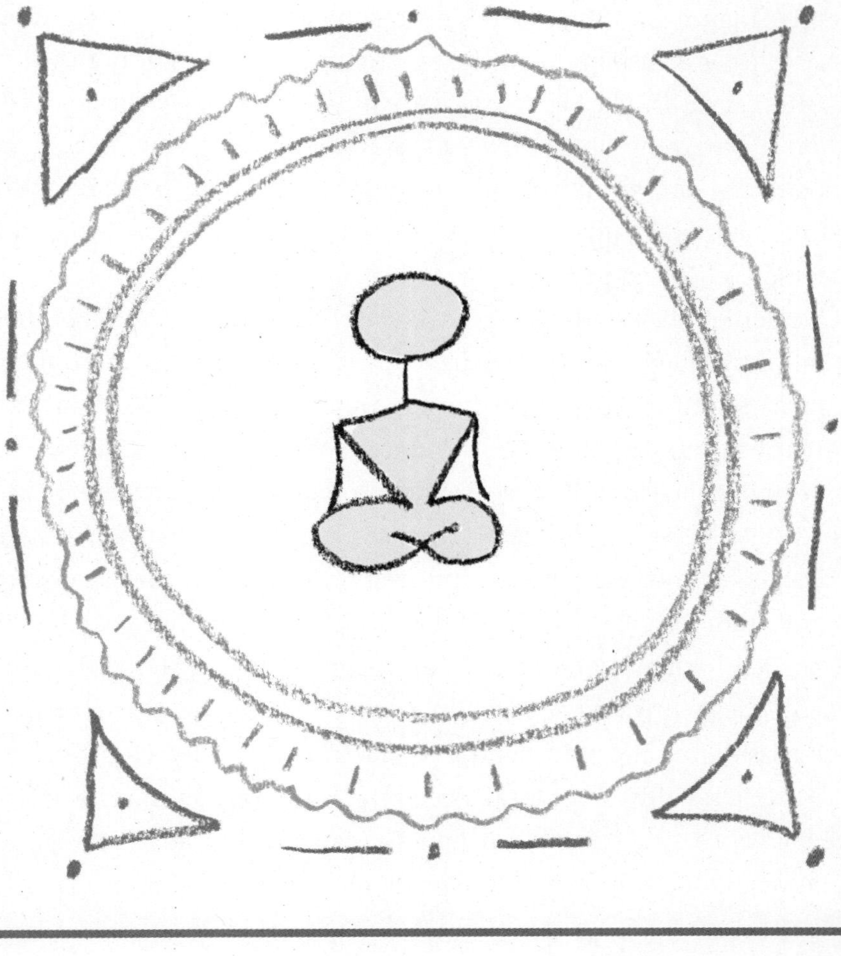

Genauigkeit, Grenzen – ohne großes Aufheben

Bevor Sie beginnen, ist es wichtig, eine Umgebung zu schaffen, die der Praxis förderlich ist. Das bezeichnet man als Erstellen eines Mandalas – das Schaffen von Zeit und Raum, die der Yogapraxis und der Meditation geweiht sind. Traditionell ist damit eine Energie-Anordnung mit einem Zentrum und Begrenzungen gemeint.

Richten Sie zunächst alles her. Heben Sie die wichtigsten Utensilien an einem Ort auf, sodass Sie den Raum nicht verlassen müssen – das würde Ihren Flow unterbrechen und Sie in Versuchung führen, etwas anderes zu tun. Holen Sie Ihre Yogamatte, eine oder zwei Decken, Augenkissen, Meditationskissen, Yogagurt oder -block und jegliche weiteren Gegenstände für die Praxis in den Übungsbereich. Bringen Sie Matte und Hilfsmittel ordentlich unter. Dadurch wird Ihnen vielleicht klar, wie Form Raum hervorbringt. Ebenso, wie Sie mit präziser Ausrichtung praktizieren, sollten Sie auch präzise darin sein, eine Umgebung zu gestalten, die eine offene, weiträumige Erfahrung ermöglicht. Sie möchten vielleicht natürliche Elemente, wie Blumen, Räucherstäbchen oder Feuer in Form von Kerzen miteinbeziehen, um die Energie im Raum zu verändern. Davon abgesehen brauchen Sie jedoch nicht viel Aufhebens zu machen.

Eines der Hauptelemente des Mandala ist das Prinzip des Beschützers, der die besondere Atmosphäre des Raumes und der Zeit für Sie bewahrt, während Sie sich dort aufhalten. In einigen japanischen Tempeln sind die Beschützer riesige, furchterregende Statuen dämonenähnlicher Gottheiten mit Fangzähnen und Klauen, die im Eingangsbereich stehen. In unserem Fall können die Beschützer ganz grundlegende Handlungen sein, mit denen wir Grenzen errichten. Dazu könnte gehören, dass wir den Boden wischen, das Mobiltelefon abschalten, Familienmitglieder bitten, jetzt nicht zu stören, und dass wir uns vornehmen, eine bestimmte festgesetzte Zeit der Praxis einzuhalten.

Mitunter haben wir das Gefühl, wir könnten überhaupt nicht anfangen, weil wir nicht die richtige Kleidung haben, uns kein ausreichend großer Raum zur Verfügung steht oder wir nicht genügend Zeit haben. Lassen Sie diese Dinge nicht zum Hindernis werden! Die Situation wird nie vollkommen sein, und dennoch ist sie immer genau richtig. Der Raum wird heilig, wenn Sie ihn mit der reinen Absicht betreten, mit sich selbst in Kontakt zu treten. Können Sie neugierig sein auf das, was geschieht? Können Sie aufrichtig sein? Versuchen Sie, die positiven Auswirkungen zu erkennen, die Sie entwickeln, und widmen Sie Ihre Bemühungen dem Wohl aller Lebewesen.

Om chanten

OM ist ein Mantra – oder eine Schwingung –, das traditionell zu Beginn und am Ende einer Yogasitzung gesungen wird. Es ist ein ursprünglicher Laut, von dem es heißt, er sei der Laut des Universums. Was bedeutet das? Irgendwie wussten die alten Yogis schon, was die Wissenschaftler uns heute sagen: dass das gesamte Universum in Bewegung ist. Nichts ist je fest oder im Stillstand. Alles Existierende pulsiert und erzeugt eine rhythmische Schwingung, die von den alten Yogis in dem Laut OM erkannt wurde. Im Alltag ist uns dieser Laut vielleicht nicht immer bewusst, aber wir können ihn im Rascheln der Blätter im Herbst hören, in der Brandung der Wellen, im Flügelflattern eines Vogels, im Inneren einer Muschel.

Durch das Chanten des OM können wir dem Rhythmus unseres Atems lauschen und erkennen, dass unsere Erfahrung eine Widerspiegelung des gesamten Universums ist: Sonnenuntergang, Mondaufgang, Ebbe und Flut, unser Herzschlag. Wir werden an die Unbeständigkeit aller Dinge erinnert und daran, wie kostbar jeder Augenblick unseres Lebens ist. Wenn wir OM singen, nimmt es uns mit zu einem Ritt auf dieser universalen Bewegung, durch unseren Atem, unser Gewahrsein und unsere physische Energie, und wir spüren nach und nach eine stärkere Verbindung, die gleichzeitig ermunternd und beruhigend ist. Darin liegt die wahre Bedeutung des Yoga.

OM besteht aus vier Teilen: A, U, M und der Stille am Ende. Wenn Sie diesen Laut tönen, werden Sie feststellen, wie das A sich zu U wandelt, damit der Laut O entsteht. Verweilen Sie am Ende der Ausatmung auf dem M. Lassen Sie den Geist auf dem Atem hinausreiten und sich mit dem stillen Raum, der Lücke am Ende des OM, vermischen.

Chanten Sie zu Beginn und am Ende Ihrer Praxis dreimal OM. Wenn Sie sich scheuen, es laut zu singen, tun Sie es ruhig im Geist.

Widmung der Verdienste

Wenn wir bewusst atmen, sind wir uns der Ein- und Ausatmung gewahr. Einer meiner Pranayama-Lehrer stellte fest, dass wir zwar mit dem angeborenen Wissen auf die Welt kämen, wie man einatmet, aber wie man ausatmet, loslässt, großzügig ist, das müssten wir erst lernen. Und wie dieser

Zyklus nur durch das Empfangen und Geben des Atems vollständig ist, so ist auch unsere Praxis nur komplett, wenn wir sie widmen. Das bedeutet, dass wir unsere heilsamen Bemühungen zwar als etwas Positives anerkennen; statt uns aber daran zu klammern, lassen wir zu, dass das Positive „gärt“, und bringen diese Energie weiter in Umlauf, indem wir sie an alle Lebewesen aussenden.

Diese Praxis ist sehr wirkungsvoll, weil sie die Verpflichtung beinhaltet, alle positiven Auswirkungen mit ALLEN WESEN ÜBERALL zu teilen, nicht nur mit den Menschen, die wir kennen und lieben. Dieses Widmungsgebet wird als „Die Vier Unermesslichen“ bezeichnet. Es ist eine großartige Praxis, bei der wir das Herz öffnen und unsere Verdienste an eine grenzenlose Zahl von Wesen aussenden: Menschen, Säugetiere, Fische, Vögel, sogar Kakerlaken – an alle Wesen, die wir mögen, die wir nicht mögen und sogar die vielen, vielen Wesen, denen wir nie begegnen werden.

Ich habe dieses Gebet von meinem Lehrer, Gelek Rinpoche, gelernt und festgestellt, dass es mein Leben sehr verändert hat. Es ist einfach, aber stark. Irgendwann habe ich es am Ende meiner Yogakurse laut gesprochen, mit keiner anderen Absicht als der, zu jenem Zeitpunkt meine Verdienste zu widmen. Eines Tages stimmte der gesamte Kurs mit ein. Es war ein unglaublicher spontaner Augenblick! Diese von Herzen kommende Darbringung aller Schüler setzte sich fort, und inzwischen sprechen wir diese Widmung am Ende jeder Yogastunde am OM Yoga Center.

Jeder kann diese Absicht in sich formen. Sie müssen kein Buddhist sein, um anderen Glück zu wünschen. Nehmen Sie sich daher, wenn Sie wollen, am Ende Ihrer Praxis einen Moment Zeit, um das folgende Gebet zu sprechen und Ihre wie auch immer gearteten Verdienste, die sich heute aus Ihren Bemühungen ergeben haben, dem Wohl aller Lebewesen zu widmen. Wie beim Ein- und Ausatmen, assimilieren wir die Wirkung unserer Meditations- und Yogapraxis – offener Körper, offener Geist, offenes Herz – und strahlen sie für andere aus. Auf diese Weise verbinden wir uns erneut mit dem Pulsieren von allem und allen überall.

Mögen alle Wesen Glück und die Ursachen für Glück haben.
Mögen alle Wesen frei sein von Leid und den Ursachen des Leids.
Mögen alle Wesen niemals von der wahren, leidfreien Freude getrennt sein.
Mögen alle Wesen in Gleichmut verweilen, frei von Anhaften und Ablehnung.

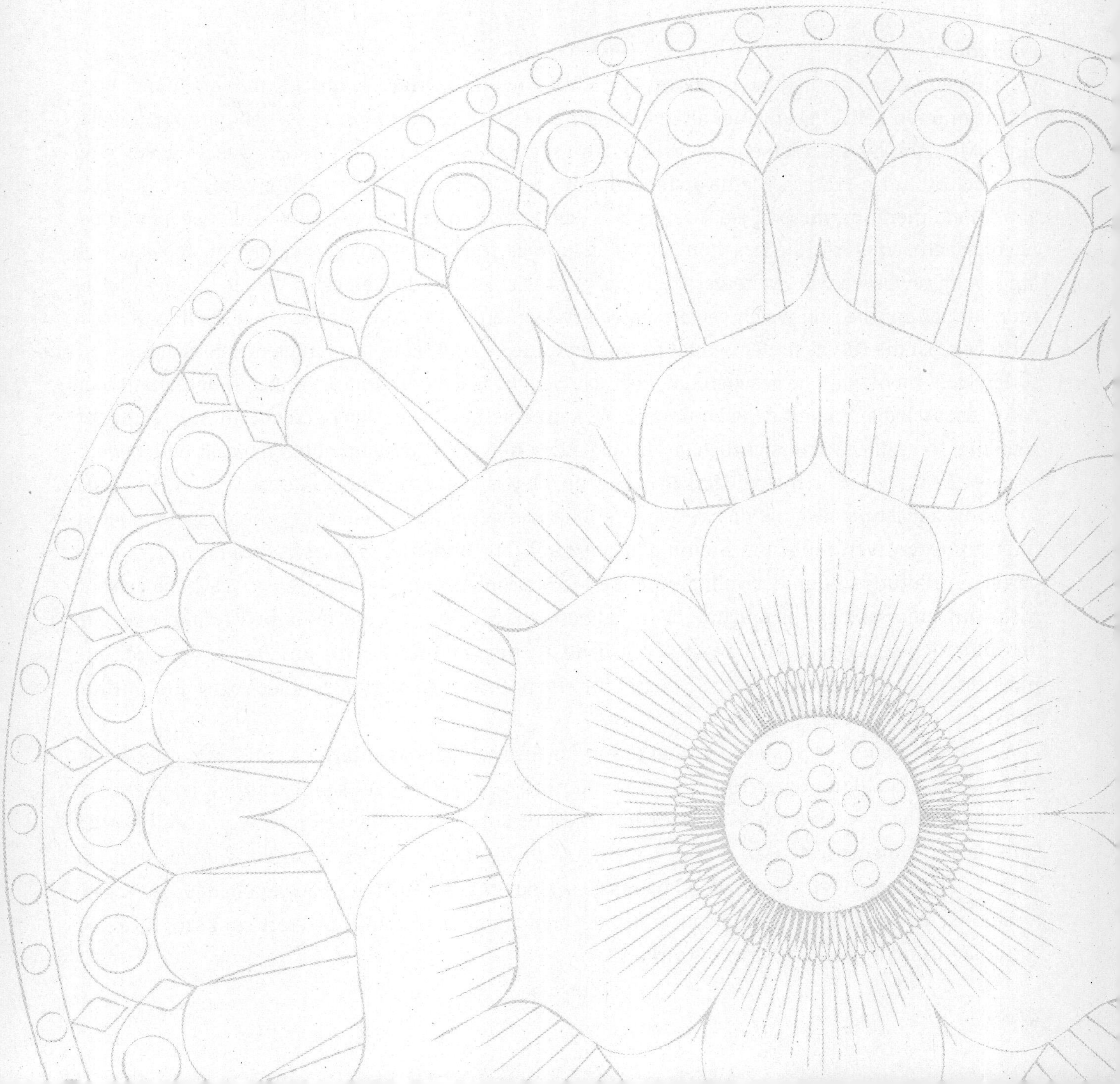

Zum Schluss

Der Prozess

Vor einigen Jahren schlich ich mich mit Verspätung in einen Dharma-Vortrag und fand einen Platz in der hinteren Reihe neben einer alten Freundin, die ich seit Jahren nicht gesehen hatte. Es dauerte einen Moment, bis sie mich erkannte, und dann sagte sie: „Oh! Du siehst anders aus. Du bist weiter fortgeschritten im Prozess. Meine erste Reaktion war: „Weiter fortgeschritten im Prozess? Quatsch! Bah." Die Bemerkung ging mir jedoch nicht aus dem Kopf, und seither habe ich immer wieder darüber nachgedacht. Was hat sie gesehen? Hat der Prozess mich „weiterverarbeitet", bin ich dadurch langweilig geworden wie „weiterverarbeiteter" Schmelzkäse? Ist das schlecht? Vielleicht ist es Gleichmut. Bin ich mürbe und weich geworden, oder verfeinert? Ist meine Begeisterung für den Dharma verflogen? Ist die Fähigkeit der Geduld hinzugekommen – und sei es nur ein kleines Bisschen?

Ich weiß nicht, was sie gesehen hat, aber ich weiß, was ich empfinde, nämlich tiefe Dankbarkeit dafür, dass ich die Yoga- und Meditationspraxis kennenlernen durfte. Ich bin nicht immer entspannt, geduldig, freundlich, zuversichtlich, großzügig oder offen, aber manchmal bin ich es, und ich weiß, dass solche klaren Momente wiederkehren, wenn ich weiterhin mit meiner Praxis verbunden bleibe.

An diesem Punkt ist mir das Verlangen abhandengekommen, jeden Tag die ausgefallensten, imposantesten, verdrehtesten Stellungen auszuführen, und mein Wunsch, eine Superfrau der perfekten Haltungen und der vollkommenen Meditation zu sein, hat sich gelegt. Ich habe gelernt, nicht auf eine spezielle Erfahrung oder Antwort aus zu sein, an die man sich halten oder auf die man sich sogar verlassen kann. Ich arbeite an meiner Hingabe für die Praxis, denn ich bin mir dessen ganz gewiss, dass der Schlüssel für alle positiven Auswirkungen der Yoga- und Meditationspraxis im Prozess liegt.

Wenn Sie sich so etwas vornehmen, dann ist Ihre tägliche Meditations- und Yogapraxis das, was man als Sadhana bezeichnet. Sadhana kommt von der Wurzel *sadh*, was „geradewegs auf ein Ziel zugehen, erfolgreich sein" bedeutet und mit Shraddha – Glaube, Vertrauen – einhergeht. Statt also irgendeine feste Garantie zu haben, an die wir unser Vertrauen heften können, sind wir aufgefordert, unser Vertrauen in den Prozess zu setzen. Wir lernen, darauf zu bauen, dass die Ergebnisse unseres Engagements – obwohl mitunter unsichtbar oder nicht mit Worten auszudrücken – vorhanden sind und sich positiv auswirken.

Einer meiner Schüler hatte mit Anfang vierzig einen Herzinfarkt. Nach einem Jahr der Genesung und Erholung in Verbindung mit Herz-Kreislauf-Aktivitäten nahm er in meinem OM Yoga Center am Yogakurs für Anfänger teil. Am 11. September 2001 war er gerade bei seiner morgendlichen Jogging-Tour im New Yorker Riverside Park unterwegs, als er eine laute Explosion hörte und sofort glaubte, es sei ein weiterer Herzanfall. Sofort kam ihm die Technik zur Beruhigung des Atems wieder in den Sinn, die er im Yogaunterricht gelernt hatte, und so konnte er seine Fassung wieder etwas zurückgewinnen. Bei einem Blick den Fluss hinunter sah er dann den Rauch und erkannte, dass das laute Geräusch vom Einsturz des ersten World-Trade-Center-Turms herrührte. Er hatte das Gefühl, Yoga habe ihm an diesem Tag das Leben gerettet. Er war zwar noch nicht stark oder beweglich, aber als positives Ergebnis seines Yogaunterrichts verfügte er nun über die Fähigkeit, den Atem zu kontrollieren – und somit seinen Geist und sein Nervensystem. Dies wiederum verringerte seine Angst und Panik, die unter Umständen seinem Herzen erneut hätten schaden können.

Manche Auswirkungen der Praxis sind unmittelbarer erkennbar und greifbarer als andere. Ich stelle mir einen Yoga-Körper als stark, gut funktionierend und innerlich wie äußerlich sauber vor. Buddha-Geist steht für einen aufmerksamen, offenen, freundlichen Geist – und ein ebensolches Herz. Genau das kultivieren wir zwar durch unsere Praxis, aber dennoch kann ich Ihnen noch nicht einmal das garantieren.

Obwohl ich weiß, dass ich einen starken, biegsamen Körper habe, fühle ich mich bisweilen schwach, müde, ausgetrocknet, angespannt und gelangweilt. Ich bin bekannt dafür, dass ich launenhaft und selbstsüchtig sein kann. In solchen Zeiten habe ich gewiss keine Lust zum Meditieren – wer will schon in seinen Geist schauen, wenn er sich so fühlt? Und wie kann ich mich für Yoga begeistern, wenn ich das Gefühl habe, ich sei aufgedunsen? Ich tue es trotzdem. Begeisterung ist keine notwendige Voraussetzung dafür. Es zu tun – das ist die Voraussetzung!

Und hier kommt die Hingabe an den Prozess ins Spiel. Ob ich sehr engagiert bin oder nicht, ist unwichtig. So fühle ich mich nur heute. Oder genau in diesem Augenblick. Das kann sich in den nächsten fünf Minuten ändern. Ich bin sogar ziemlich sicher, dass ich mich nach fünf Atemzügen auf dem Kissen und drei Sonnengrüßen anders fühlen werde. Dies und die Tatsache, dass ich mir dessen bewusst bin, halten mein Interesse aufrecht; deswegen kehre ich zur Praxis zurück – nicht wegen einer speziellen Vorstellung oder Erwartung, welche Vorteile sie mir bringen könnte. Ich habe gelernt, dass ich an manchen Tagen auf dem Wasser des Lebens treibe, darin schwimme oder sogar ein bisschen versinke, doch meine Praxis hat mir den Mut und die Zuversicht verliehen, dass ich noch tiefer in den Fluss des Lebens fallen kann, ohne zu ertrinken oder die Luft anzuhalten.

So hat die Tatsache, dass ich gelernt habe, mich für den Prozess meines Lebens zu interessieren, zu einer tieferen Neugier auf andere geführt, dazu, dass ich mehr Anteil an ihnen nehme. Die Wissenschaft sagt uns: Wenn ein Schmetterling heute mit den Flügeln schlägt, kann daraus morgen am anderen Ende der Welt ein Regensturm entstehen. Aus der Medizin wissen wir, dass schon bei einem winzigen Kratzer am Ellenbogen unserer ganzer Körper daran arbeitet, ihn zu heilen. Alle Energie steht wechselseitig in Beziehung, alles wirkt zusammen. Wir mögen zwar außerstande sein zu kontrollieren, wie die Dinge letztendlich ausgehen, aber wir können darauf achten, welchen Einfluss unsere Gedanken, Worte und Taten auf andere haben. Wir praktizieren nicht nur für uns und unser eigenes Wohlergehen, sondern für das der ganzen Welt – das zu verstehen ist für uns die positive Wirkung unserer Praxis, die uns am tiefsten beeinflusst.

Der Yoga-Philosophie zufolge ist unser Körper eine Landkarte des gesamten Universums. Pema Chödrön sagt, wenn wir meditieren, studieren wir die Menschheit in Form unserer selbst. Wenn wir verstehen, dass unser Körper Teil des Weltkörpers und unser Geist Teil des Weltgeistes ist, dann verstehen wir auch die wahre Bedeutung von Yoga-Körper, Buddha-Geist – stark, unermesslich weit und allumfassend.

Das klingt zwar sehr hochfliegend, doch wir brauchen gar nicht heldenhaft zu sein. Wir können ganz gewöhnliche Mütter und Väter, Lehrer, Buchhalter, Klempner, Rechtsanwälte, Lebensmittelhändler, Dekorateure, Musiker, Pfarrer und Töpfer sein, die alle lernen, sich für ihre eigene Entfaltung zu interessieren. Wir spüren immer besser, was in unserem Herzen aufkommt, und können dies schließlich als Schlüssel nehmen, um unseren Geist und unsere Absichten mit unserem Körper und unseren Taten in Einklang zu bringen. Große Gesten sind nicht erforderlich – es genügt, einfach jeden Augenblick gegenwärtig zu sein.

Viel Glück!

1) Julia Butterfly Hill **Die Botschaft der Baumfrau.**
Übers. von Gisela Kretzschmar.
Goldmann TB, München 2002, S. 123 f.
(1. Aufl. München: C. Bertelsmann 2000; Orig.: *The Legacy of Luna*)

2) Pema Chödrön **Die Weisheit der Ausweglosigkeit.**
Aus dem amerikanischen Englisch von Stephan Schuhmacher.
Freiamt im Schwarzwald: Arbor Verlag, 2002, S. 28.
(Orig.: *The Wisdom of No Escape and the Path of Loving-Kindness*)

3) Chögyam Trungpa **Das Buch vom meditativen Leben.**
Shambhala und der Pfad des inneren Kriegers.
München: Knaur 2012. S. 43.
(Orig.: *Shambhala. The Sacred Path of the Warrior*)

4) Pema Chödrön **Geh an die Orte, die du fürchtest.**
Buddhas Weg zu Furchtlosigkeit in schwierigen Zeiten.
Übers. von Stephan Schuhmacher.
Freiamt: Arbor Verlag 2001, S. 23.
(Orig.: *The Places that Scare You*)

Über den Verlag

Thich Nhat Hanh
Tiefe Lebensbewältigung Grenzüberschreitende
Integrität Spiritualität
Tradition THESEUS Buddhismus
Dalai Lama
Weisheit Zen Yoga
östliche Philosophie Tai Chi/
Hinduismus Qi Gong

Mit Liebe fürs Detail und für die Umwelt

Bei der Auswahl der Inhalte, die wir präsentieren, achten wir auf Originalität, Kompetenz, Praxisrelevanz und Qualität. So können wir mit Herz und Seele hinter unseren Büchern, Hörbüchern, Filmen und den anderen Produkten stehen, die wir mit viel Liebe und Aufmerksamkeit bis ins letzte Detail fertigen.

Wir leisten einen aktiven Beitrag zum Umweltschutz und verbrauchen nur wirklich notwendige Ressourcen – so sparsam wie möglich. Wir arbeiten ausschließlich mit 100% Recyclingpapieren und setzen auf kurze Transportwege (u.a. Fertigung unserer Produkte in Deutschland).

Inspirationen, interessante und wertvolle Neuigkeiten, Wahres, Schönes & Gutes sowie wichtige Termine können Sie regelmäßig in unserem Newsletter erfahren oder hier: **www.facebook.com/weltinnenraum**

weltinnenraum.de
J.Kamphausen | Mediengruppe

und fließende Yogapraxis

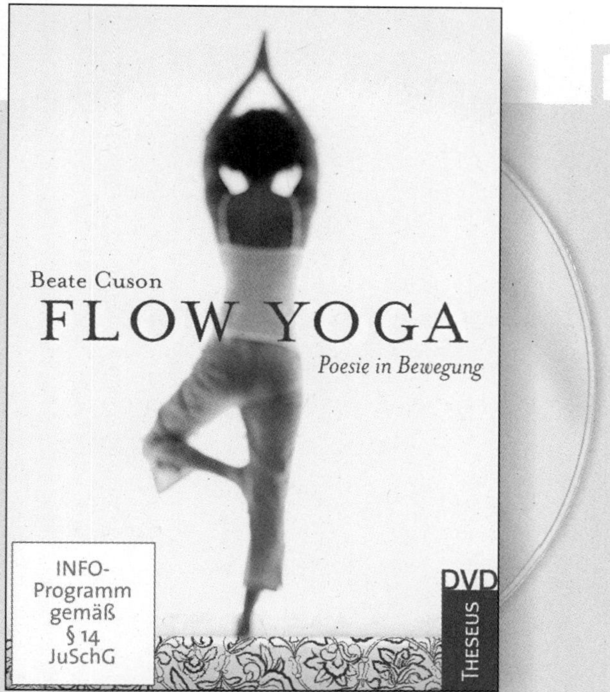

DVD

Auf dieser stimmungsvollen DVD zu ihrem erfolgreichen Buch verbindet die bekannte Yogalehrerin Beate Cuson die fließenden und kraftvoll-dynamischen Bewegungsabfolgen der Yoga-Flows mit der Weisheit des Yoga. Im Fokus dieser wunderschön gefilmten DVD steht die Harmonie der Bewegung. Die kraftvolle Stille und die Klarheit im Fluss der Asanas, des Atems und der Bewegung kommen zum Ausdruck.

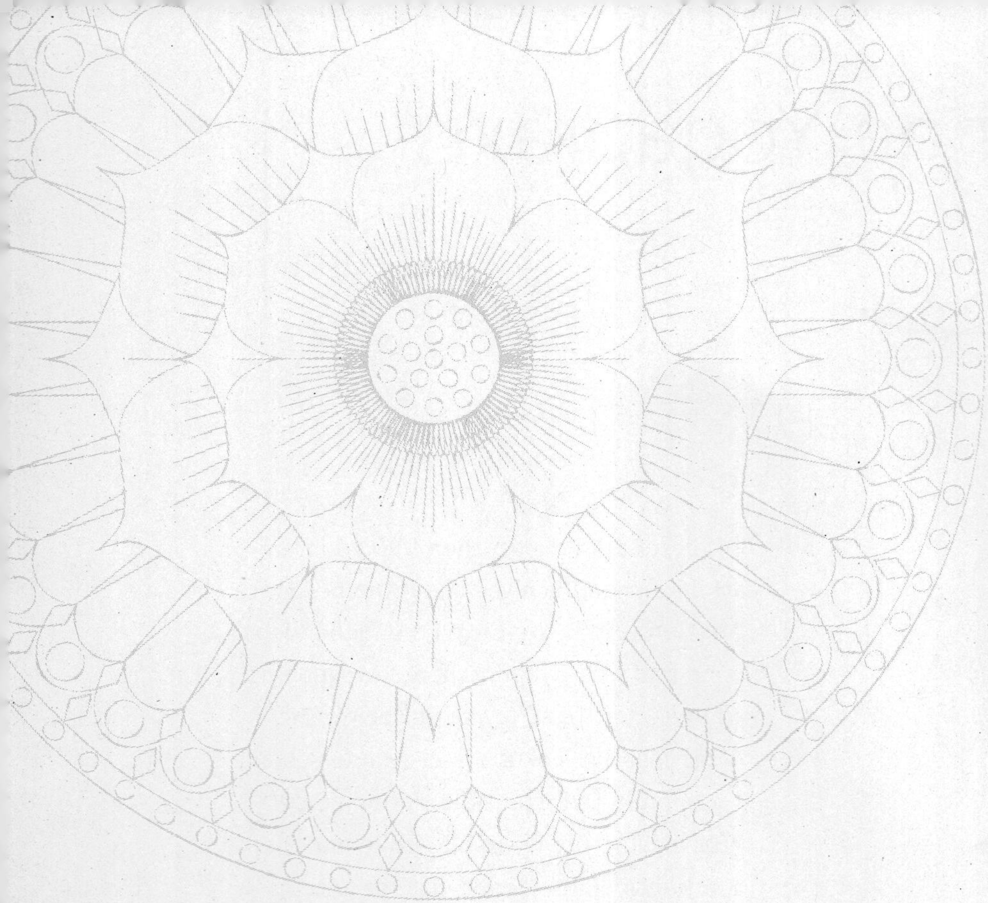